"十三五"江苏省高等学校重点教材（编号：2019-2-031）

临床实践导引

U0298375

主　编　王晓伟　黄　华

副主编　曹晓建　武晓泓　孟殿怀　王宁宁

编　者（以姓氏笔画为序）

丁霞芬	王　哲	王　琳	王　嫱	王　巍	王宁宁	王骁智
王艳丽	王晓伟	王彬彬	王淦楠	牛一民	左祥荣	卢　姗
叶扬帆	冯明明	冯慧敏	邢　燕	朱倩男	刘　冲	刘　梅
刘力嘉	刘京萍	许　彬	孙　峰	孙国珍	孙培莉	严　瑾
李　伟	李　萍	杨安琪	吴　昊	何小菁	张　弛	张华忠
张智泓	陈　辉	陈　鹏	陈铭霞	武晓泓	罗滨林	季学丽
周　正	周　浩	周　蕾	孟殿怀	胡筱蓉	姜柳琴	娄　爽
祝因苏	袁　琳	徐　建	徐华娥	殷婷婷	高　梅	高　雯
唐　健	堵俊杰	黄　华	黄　琳	曹　燕	曹晓建	辅　容
康　健	谌　璐	葛子济	葛敏静	蒋金娣	谢晓峰	虞海平
管亚飞						

人民卫生出版社

·北　京·

图书在版编目（CIP）数据

临床实践导引 / 王晓伟，黄华主编 . —北京：人
民卫生出版社，2020.9（2024.2 重印）
  ISBN 978-7-117-30606-5

  Ⅰ.①临…　Ⅱ.①王…　②黄…　Ⅲ.①临床医学-医
学院校-教材　Ⅳ.①R4

  中国版本图书馆 CIP 数据核字（2020）第 185753 号

人卫智网	**www.ipmph.com**	医学教育、学术、考试、健康， 购书智慧智能综合服务平台
人卫官网	**www.pmph.com**	人卫官方资讯发布平台

临床实践导引
Linchuang Shijian Daoyin

主　　编：王晓伟　黄　华
出版发行：人民卫生出版社（中继线 010-59780011）
地　　址：北京市朝阳区潘家园南里 19 号
邮　　编：100021
E - mail：pmph @ pmph.com
购书热线：010-59787592　010-59787584　010-65264830
印　　刷：河北新华第一印刷有限责任公司
经　　销：新华书店
开　　本：850×1168　1/16　印张：15
字　　数：444 千字
版　　次：2020 年 9 月第 1 版
印　　次：2024 年 2 月第 2 次印刷
标准书号：ISBN 978-7-117-30606-5
定　　价：79.00 元

打击盗版举报电话：**010-59787491**　E-mail：**WQ @ pmph.com**
质量问题联系电话：**010-59787234**　E-mail：**zhiliang @ pmph.com**

专家指导委员会

顾　问（以姓氏笔画为序）

　　丁义涛（南京鼓楼医院）

　　王　虹（首都医科大学附属北京同仁医院）

　　王维民（北京大学医学部）

　　陈　炯（中国科学技术大学附属第一医院）

　　徐晓璐（海军医科大学附属长海医院）

　　赖雁妮（复旦大学上海医学院）

委　员（以姓氏笔画为序）

　　孔祥清（南京医科大学第一附属医院）

　　刘嘉茵（南京医科大学第一附属医院）

　　许　迪（南京医科大学第一附属医院）

　　苏荣健（南京医科大学第一临床医学院）

　　吴文溪（南京医科大学第一附属医院）

　　张劲松（南京医科大学第一附属医院）

　　苗　毅（南京医科大学第一附属医院）

　　林　晖（南京医科大学）

　　林　琳（南京医科大学第一附属医院）

　　胡毓华（南京医科大学第一附属医院）

　　顾则娟（南京医科大学第一附属医院）

　　高兴亚（南京医科大学）

　　唐金海（南京医科大学第一附属医院）

　　戴令娟（南京鼓楼医院）

序

医学教育应该如何培养医学人才，培养怎样的医学人才，这一直是医学教育面临的主要问题。

党的十九大提出：没有全民健康，就没有全面的小康。健康问题已成为国家战略，由此对医学教育提出了更高的要求。

《中国本科医学教育标准——临床医学专业》在教育计划中对医学生早期接触临床提出了具体要求。因此，作为教育环节之一的了解医院、熟悉医疗环境显得尤其重要。

近年来，我们一直提倡医学生胜任力的培养，希望在医学生培养的全程中，强化临床实践教学，帮助医学生更好地将医学基础与理论知识融入临床实践，促进其临床综合能力的提高，提升应对临床状况的能力。

《临床实践导引》一书着眼于处于医学学习早期的医学生的临床实践，帮助医学生了解医院、认识临床、熟悉临床医疗体系及各医疗单元功能，从而使医学生在接受基础医学教学时和进入临床学习前充分了解临床医疗的流程与规律，促进其更好地、有的放矢地学习基础知识和临床知识与技能，并在临床工作场景中灵活运用。

本书由一线教师和教学管理人员编写，以场景介绍和人物对话的形式，展现了医院的基本场景，可供初期接触医学的学生浏览阅读，迅速了解医院概况，也可作为健康科普读物，为广大群众提供了解医院和医疗的资料。

我乐于推荐此书。

王松民

2020 年 5 月

前言

　　《临床实践导引》是为处于医学学习早期的医学生参与早期接触临床学习提供的教材，主要向医学入门者介绍医学的特点、功能、历史与未来，让学生尽早了解医疗机构的布局、设施、运营等情况，旨在让医学生对医院临床医疗环境、诊疗流程、医学模式等有一定的了解、认知和接触。

　　本教材共分为医院、门急诊医疗、专科医疗三篇，包含医疗概述、门诊诊疗单元、急诊诊疗单元、内科诊疗单元、外科诊疗单元、妇产科诊疗单元等10章内容。让医学生通过对本课程的学习，充分了解临床诊疗环境、诊疗过程，早期接触临床，体验医生角色，理解医患关系，了解医学的基本方法和面临的挑战，正确领会医学的真谛，激发对临床医学的学习热情和探究精神，增强学习医学及医学相关课程的兴趣。

　　本教材是一本创新型教材，在编写内容、体例设计等方面均无范例可参考，教材呈现采用多媒体与纸质内容交互的形式，以三维空间流程视频辅助学生学习。为帮助医学生更好地体验临床，我们塑造了一个医学生"小萌"的角色，由小萌同学以医学生的视角提出疑问，并在虚拟空间里与大家互动，从而，让医学生有更好的参与和互动感。希望本教材以务实的内容、新颖的呈现方式，激发学生的好奇心，成为学生步入医院、熟悉临床的良好助手。

　　教材付梓之际，感谢在编写过程中给予我们指导与帮助的各位专家，感谢付出辛勤劳动的各位编委。由于编者的经验和知识水平有限，本教材内容难免存在不足之处，敬请广大读者批评指正。

王晓伟　黄　华

2020 年 5 月

目录

第一篇 医 院

第二篇 门急诊医疗

第三篇 专 科 医 疗

第 一 篇
医　　院

第一章 医院概述

视频：医院导引

第一节 医院功能与类型

一、医院的定义

小萌的疑问

> **Q：医院就是看病的地方吗？**
>
> **A：**医院的英文"hospital"一词，源自拉丁文"hosptialia"，原指"客人"；中文"医院"来源于"医疗院落"的概念。医院设立之初，主要是提供避难场所，兼有休息间，有招待意图，后来才逐渐成为收容和治疗患者的专门机构。
>
> 医院是以促进健康为主要目的，运用现代医学科学理论和技术，备有一定数量的病床设施、医疗设备和专业化的医务人员，通过医务人员的集体协作，在患者、特定人群或健康人群的全生命周期中，提供诊疗、预防、保健、康复、安宁疗护等医疗服务的机构。

医院是经历生老病死生命全过程及维护健康、抵抗疾病的特殊场所，也是能够使患者感受温情、感受服务、获得尊严的场所。"凿户牖以为室，当其无，有室之用。"用围墙、楼板分隔的空间是医院建筑的价值所在。医院不仅能够使患者获得生理健康，而且能够使其得到精神层面的满足与慰藉。医院的功能决定了医院空间的逻辑关系。社会的进步、医学的发展以及医学模式的演进，都会给医院带来极大的影响。"以患者为中心"的理念，促使医院更加关注医疗效能的发挥和对病患的关注。

二、医院的功能

"医院"提供住院、门诊和急诊等多种组织功能。医院的组织结构本质上是为实现医院各个组织功能的一种分工协作体系。医院各部门、各组织分工协作，共同完成整体组织功能。医院管理需要依靠特定的组织结构，将医院中的各类资源配置到相应的临床科室、医技科室和职能部门中。现代医院的功能从医疗型向预防保健、医疗、康复型转移，具体表现在：

1. 医疗服务 是医院的首要功能，以诊断、治疗与护理业务为主体，医疗与辅助业务密切配合，形成一个有机整体,为患者提供服务。医院开展医疗服务主要有门诊医疗、住院医疗、康复医疗和急救医疗等。

2. 教育培训 医院,尤其是大学附属教学医院是临床医学专业学生实习、见习,住院医生规范化培训和专科医生培养的重要基地。三级医院还接受下级医院医生的进修培训。

3. 科学研究 规范的诊疗行为需要不断的医学研究。集中开展医疗服务的医院,也是医学科学家开展医学研究的重要场所。医疗临床上的难题也是科学研究的课题,专业人员通过新技术、新方法的应用研究解决医疗服务中的难题,并推动医学科学的发展。

4. 预防保健 各级医院都要发挥预防保健功能,二三级医院还要担负指导基层医疗机构开展社区医疗和家庭医生服务,进行健康教育和疾病筛查及流行病学调查,增强居民自我健康意识。

5. 康复功能 医院的康复功能主要包括:让每一位患者能在生理上完全康复,心理上完全摆脱创伤,消除疾病阴影;使患者能早日回归社会,发挥其原来的角色功能,提升国家生产力;预防患者因同一伤病再次入院。基层医疗机构是进行康复活动的主要场所。

三、医院的性质

1. 公益性 医院的公益性是指各级各类医院不以营利为主要经营目的,其向社会所提供的各类医疗产品或医疗服务能为各阶层全体社会成员所享受或从中受益的行为属性。

无论是公立医院还是民营医院,无论是营利性医院还是非营利性医院,都应具有公益性质,只是体现的程度不同而已。公益性医院还体现在建立健全绩效考核指标体系,围绕办院方向、社会效益、医疗服务、经济管理、人才培养培训、可持续发展等方面,突出岗位职责履行、工作量、服务质量、行为规范、医疗质量安全、医疗费用控制、医德医风和患者满意度等指标。

2. 生产性 医学科学技术属于生产力的范畴,医务劳动以医学科学技术为手段来防治疾病,并在此过程中不断发展这一科学技术,丰富和提高科学技术这一生产力。同时,医院的教学活动培养了大量合格的卫生技术人员。

3. 经营性 医疗活动需要人力、物力、财力的投入,需要明确投入产出关系,建立健全全面预算管理、成本管理、财务报告、第三方审计和信息公开机制,确保经济活动合法合规,提高资金资产使用效益。医疗服务中存在着社会供求关系,医院是具有经济性质的经营单位,除了遵循医疗工作的内在规律和要求外,还要遵循市场规律。因此,医院为了生存和发展,必须重视经营管理。

四、医院的类型

> #### 医疗机构的含义
>
> 医疗机构是依据《医疗机构管理条例》和《医疗机构管理条例实施细则》的规定,经登记取得《医疗机构执业许可证》的机构,是依法定程序设立的从事疾病诊断、治疗活动的卫生机构的总称。这一概念的含义:第一,医疗机构是依法成立的卫生机构。第二,医疗机构是从事疾病诊断、治疗活动的卫生机构。第三,医疗机构是从事疾病诊断、治疗活动的卫生机构的总称。医院、卫生院是我国医疗机构的主要形式。医疗机构的类别主要包括:
>
> 1. 综合医院、中医医院、民办医院、专科医院、康复医院、妇幼保健院。
> 2. 乡(镇)卫生院、街道卫生院、社区卫生院。
> 3. 疗养院、专科疾病防治所、卫生保健所。
> 4. 综合门诊部、专科门诊部、中医门诊部。

5. 内科诊所、牙科诊所、中医诊所。

6. 急救中心（站）、临床检验中心。

7. 学校（幼儿园）医务室。

8. 药店、眼镜店等其他基层诊疗机构。

国际上一般把医院按照所有制形式分为政府医院、非政府非营利性医院和营利性医院。依据不同的划分标准，可以对医院进行不同的分类。我国依据举办主体、所有制形式、经营性质、提供的医疗服务专业、行政管辖等对医院进行分类（表 1-1）。

表 1-1　我国医院的类型

划分标准	类　　型
按举办主体	政府办医院、社会办医院、个人办医院
按所有制形式	公立医院、非公立医院（私立医院、民营医院）
按照经营性质或分类管理	非营利性医院、营利性医院
按提供的医疗服务专业	综合医院、中医院、中西医结合医院、民族医院、各类专科医院（口腔医院、眼科医院、耳鼻喉科医院、肿瘤医院、心血管病医院、胸科医院、血液病医院、妇产（科）医院、儿童医院、精神病医院、传染病医院、皮肤病医院、结核病医院、麻风病医院、职业病医院、骨科医院、康复医院、整形外科医院、美容医院）和护理院等
按行政管辖	省级医院、市级医院、县级医院、乡（镇）卫生院等

此外，根据其在医学教育中的职能，医院还可以分为几种类型，如：附属医院，是指高等学校附设的承担医学教育和科学研究任务的医院；临床医学院，是医学院校下设的分学院，一般挂牌在医院，主要承担医学院校的学生临床见习与实习、专业教学、研究生带教、医学研究与学科建设等工作；教学医院，是指具有教学用途，提供在学的医学院学生见习、实习和做临床研究的医院。

五、医院不同级别的划分

1994 年国务院颁布的《医疗机构管理条例》明确规定，地方卫生行政部门根据本行政区域内的人口、医疗资源、医疗需求和现有医疗机构的分布状况，制订本行政区域的医疗机构设置规划。卫生行政部门在设置审批医院时，应当按照医院承担的功能、任务确定医院的级别，即一级、二级和三级。

1. 一级综合医院　是向一个社区（人口一般在十万以下）提供基本医疗、预防、保健和康复服务的基层医疗机构。目前，大部分一级综合医院已转为社区卫生服务中心。

2. 二级综合医院　是向含有多个社区的地区（人口一般在数十万）以提供医疗服务为主，并开展预防、保健和康复医疗服务，同时承担一定教学培训和科研任务的地区性机构。

3. 三级综合医院　是向含有多个地区的区域（人口一般在百万以上）以提供高水平专科医疗服务为主，并开展预防、保健和康复服务，同时承担相应的高等医学院校临床教学、培训和科研任务的区域性医疗机构；是省或全国的医疗、预防、教学和科研相结合的技术中心，是省或国家高层次的医疗机构。

《医疗机构基本标准》中对各级各类医院床位均有要求。例如，一级综合医院床位为 20~99 张，二级综合医院床位为 100~499 张，三级综合医院为 500 张以上。在实际工作中，如果一级、二级医院的功能任务没有改变，即使床位超过规定上限，也不会因为床位的增加改变其级别。此外，对各级各类医院人员也有要求，如一级综合医院每床至少配备 0.7 名卫生技术人员，至少有 3 名医生、5 名护士和相应的药剂、检验、放射等卫生技术人员，至少有 1 名具有主治医师以上职称的医师；二级综合医院每床至少配备 0.88 名卫生技术人员、0.4 名护士，至少有 3 名具有副主任医师以上职称的医师，各专业科室至少有 1 名具有主治医师以上职称的医师；三级综合医院每床至少配备 1.03 名卫生技术人员、0.4 名护士，各专业科室的主任应具有副主任医师以上职称，临床营养师不少于 2 人，工程技术人员（技师、助理工程师及以上人员）占卫生技术人员总数的比例不低于 1%。

按照《医疗机构管理条例》《医院评审暂行办法》《三级综合医院评审标准（2011 年版）》，围绕"以患者为中心"，并结合"医疗质量持续改进"要求，对医院进行每 4 年一个周期的评审。医院评审结果的等次包括甲等、乙等和不合格。

（何小菁　黄　华）

第二节　医院的导医服务

一、医院就诊流程

一般医院都设有门诊大厅和急诊大厅，大厅内配有导医服务台（导医台）。患者就诊的流程大致可分为 3 种类型：门诊就诊流程、急诊就诊流程和入出院流程。以门诊就诊流程为例，初次就诊的门诊患者要填写基本社会信息，如出生年月、家庭住址、职业状况等。门诊患者在分诊后完成挂号、就诊、检验、检查、收费、取药等流程。如果患者病情复杂、危重，需要作进一步住院诊治，那么还需要办理住院流程。随着医学信息技术应用不断推进，互联网医院取得了较快发展，预约就诊已经成为常态。

二、导医台的功能

导医是患者就诊的第一步，导医台的功能常被忽视。导医台工作人员负责预检分诊工作，帮助患者正确选科，使非传染病与传染病患者能够分开就诊，防止患者在门诊范围内的交叉感染，从而提高门诊工作效率和质量。导医台的预检分诊功能，作为医院优质医疗服务的一个组成部分，越来越受到医院管理者重视。

小萌的疑问

Q：什么是导医台？导医台的具体作用是干什么的？

A：导医台，也称导诊台，一般设在医院门诊大厅入口处。

门诊导医台是医院的重要服务窗口。导诊台的人员，一般以护士为主，有些医院也会让经过培训的志愿者或社会工作者参与辅助工作。导诊人员让患者进入医院便产生一种亲切感，减少因不适应医院陌生环境而产生的紧张感。更重要的是，门诊导诊人员可以准确地为患者提供初步诊断、判别就诊科室的帮助，减少患者由于不熟悉就诊流程而浪费的宝贵诊疗时间。随着医院加强精神文明建设和人民群众对高质量医疗服务的需求，导诊台的服务范围早已突破单一的导诊概念，已经成为医院健康教育、便民服务和排忧解难的综合性服务窗口。

1. 形象功能　导医台工作人员（简称导医人员或导诊人员）作为患者进入医院时第一时间接触的医护人员，其服务态度和仪容形象展示了医院的管理水平与工作质量。导医人员应对来院看病的每一位患者做到热情相迎、礼貌相送，营造一种温馨、舒适氛围；要勤于和善于观察候诊患者；对年老体弱、行动不便以及就医没有家人陪同的患者,都要主动、热情提供帮助。

2. 专业职能 导医人员在接待患者过程中提供诊疗建议时所表现出的知识、能力等也展示了医院的专业服务水平。对预约候诊的患者应主动问明情况,妥善、优先安排病情较重者就诊。导医人员必须熟练掌握全院每个科室所处的位置,每位专家的特长、特色,以及全院诊疗项目开展情况,适时介绍医院概况、科室构成、医疗设备、科室特色及医生特长等,以便于做好咨询、引导和分诊工作。

未来,随着互联网医院建设进程加速,医院实体的导医服务将移植到互联网医院中,其会以更加智能、交互、个性化的形式得以体现,更好地为患者提供导诊服务。

(何小菁　李　萍)

第三节　医院的历史

一、国内医院的发展

我国是世界上最早设置医院的国家。远在西汉年间,黄河一带瘟疫流行,汉武帝刘彻就在各地设置医治场所,配备医生、药物等免费给百姓治病。据记载,在汉平帝元始二年(公元 2 年),"民疾疫者,舍空邸第,为置医药",似如今的隔离医院。

北魏太和二十一年(公元 497 年),孝文帝曾在洛阳设"别坊",供百姓就医用。隋代有"患者坊",收容麻风患者。唐开元二十二年(公元 734 年),设有"患坊",布及长安、洛阳等地,还有悲日院,将理院等机构,收容贫穷的残疾人和乞丐等。到了宋明年代,医院组织渐趋周密,当时官方办的医院叫作"安济坊",私人办的有"养济院""寿安院",慈善机构办的"慈幼局",分门别类招收和诊疗患者。南宋理宗宝祐年间(公元 1253—1258 年),有个叫刘震孙的人,在广东建立过一所"寿安院","对辟十室"可容 10 人,男东女西,界限有别,"诊必工,药必良,烹煎责两童"。此外,在"寿安院"的患者治好了则资助其归家,死亡了则予以掩埋。

元代,西医传入我国,对我国的医药卫生事业发展起了推动作用。当时阿拉伯医学传入我国,1270 年在北京设立"广惠司",1292 年又建立"回回药物院",为阿拉伯式医院,也是我国最早的西医院和西药房。鸦片战争以后,教会医院猛增,至 1949 年共达 340 余所,遍布全国各地。

中华人民共和国成立后,随着人类社会的进步和科学的发展,我国的医药卫生事业也得到了迅速发展。1992 年,确立建立社会主义市场经济体制的改革目标后,公立医院开始尝试现代企业制度的改革模式。2009 年《中共中央、国务院关于深化医药卫生体制改革的意见》正式颁布。在该意见中指出,要求坚持公共医疗卫生的公益性质,坚持预防为主、以农村为重点、中西医并重的方针,实行政事分开、管办分开、医药分开、营利性和非营利性分开。医药改革要坚持以人为本,把维护人民健康权益放在第一位。

2016 年 12 月,国务院印发《"十三五"深化医药卫生体制改革规划》。部署加快建立符合国情的基本医疗卫生制度,推进医药卫生治理体系和治理能力现代化。坚持以人民健康为中心;坚持保基本、强基层、建机制;坚持政府主导与发挥市场机制作用相结合;坚持推进供给侧结构性改革;坚持医疗、医保、医药联动改革;坚持突出重点、试点示范、循序推进。加快推进现代医院管理制度,普遍建立比较科学的医疗卫生机构管理体制和运行机制。并将建立科学合理的分级诊疗制度、建立科学有效的现代医院管理制度、建立高效运行的全民医疗保障制度、建立规范有序的药品供应保障制度、建立严格规范的综合监管制度、统筹推进相关领域改革作为医药卫生体制改革的重点任务。

2017 年 7 月 14 日国务院办公厅印发《关于建立现代医院管理制度的指导意见》。2018 年 8 月 8 日国家卫生健康委员会办公厅、国家中医药管理局办公室印发《关于开展制定医院章程试点工作的指导意见》，明确指出现代医院的建设方向必须以人民健康为中心。把人民健康放在优先发展的战略地位，将公平可及、群众受益作为出发点和立足点，全方位、全周期保障人民健康，增进人民健康福祉，增强群众改革获得感。坚持公立医院的公益性。落实政府和党委对公立医院的领导责任、保障责任、管理责任、监督责任，把社会效益放在首位，注重健康公平，增强普惠性。坚持政府主导与发挥市场机制作用相结合，满足多样化、差异化、个性化健康需求。

二、国外医院的发展

国外最早的医院于 2 000 年前罗马军占领时代建在苏格兰中部的伊持图塞尔。医院建筑物长 100m、宽 70m，地下有完善的下水道系统，一间间病房以走廊相连，表明当时的医院建筑师已知道隔离传染病患者的重要性。欧洲最早的医院组织是在公元 5 世纪初，由基督教圣徒 Saint Sampson 建于君士坦丁堡的医疗院（Sampson the Hospitable），晚于我国 5 个多世纪。法国的里昂和巴黎两地分别于公元 6 世纪和公元 8 世纪建立医院，英国伦敦建立医院是在公元 7 世纪。中世纪后，中东与欧洲都大量修建医院。18 世纪末叶的资产阶级革命，使医院组织从宗教中有所解脱，获得新发展。1828 年，英国传教士高立支在澳门开设了第一个教会医院。1834 年 11 月，美国传教士伯驾又在广州创办了眼科医院，后改称博济医院。至此，国内外医院相互影响，从传统医院向现代化医院不断发展。

三、医院发展的 4 个阶段

医院的发展史可分为 4 个阶段：医院萌芽阶段、医院形成阶段、近代医院阶段和现代医院阶段（表 1-2）。

表 1-2　医院发展阶段简表

医院发展的阶段	具体表现	特　征
古代医院萌芽阶段	这一阶段相应的医学发展时期为古代经验医学时期。西医通常认为，医学的鼻祖是古希腊医学的代表人物希波克拉底和古罗马医学的代表人物盖伦。医院的雏形在公元前约 600 年出现于古印度。在我国，据记载秦汉已出现宫廷医疗组织，其医事制度随着朝代更换而变化。医院的萌芽时期发展与宗教密切相关，最早见于修道院中附设的"病院"（sick-wings）	该阶段的医院形式基本上可分为：宫廷医院组织、寺院医疗组织、军事医疗组织、传染病收容所、社会救济医疗组织、旅行者的安息所等。主要特征有：①医院不是社会医疗的主要形式，多为临时收容和隔离传染病、麻风病患者，收治军队受伤者以及慈善救治社会残疾人员、贫困人员等；②条件十分简陋，多是大房间、共用大通铺，多数设置在简陋破旧的建筑物或寺庙中；③没有定型的管理制度，个体独立行医是主要的医疗形式；④中世纪欧洲的医院具有明显的宗教色彩
医院初期形成阶段	欧洲文艺复兴运动促使近代科学形成和发展，医学科学从经验医学逐步转为实验医学，从宗教与神学中分离出来。随着显微镜的发明、人体解剖学的问世、血液循环理论的提出，医学进入了大发展时期。至 18 世纪末叶，资本主义工业革命再次推动医院的发展	这个阶段的医学，主要特征有：①医院逐步发展，欧洲资本主义国家的大中城市医院发展迅速，其他封建半封建社会的国家或殖民地国家医院大多处于萌芽阶段；②医疗技术手段呈多样化发展，如物理诊断、临床试验、药物疗法及麻醉技术等；③医院组织逐渐形成，开始注重提高医疗质量和护理质量，形成了一定的管理办法和制度，同时，医院也有了初步的内科、外科、妇科等分科

续表

医院发展的阶段	具体表现	特 征
近代医院形成阶段	从 19 世纪 70 年代开始,社会经济文化和医学科学技术的发展为近代医院发展奠定了基础。随着基础医学的全面发展,临床医学也发展到多学科专业化协作阶段,特别是以南丁格尔为代表的现代护理学的创建,从而形成了比较完整和系统化的医院服务系统,促进了分科化、标准化、整体协调的医院管理的发展和进步	近代医院的主要特征有:①分科化。医院出现了诸多临床科室和医疗辅助部门,有明显的医护分工、医技分工。②正规化。医疗业务和各项管理制度化,各级各类人员与病床之间构成一定的比例关系;在各项医疗业务活动中,逐步建立了操作规程和工作制度;医院的建筑设施、支持保障供应、卫生学管理方面也形成规范。③普及化。医疗活动方式由辅助的、非主要的转化为占主要地位的医疗方式
现代医院发展阶段	20 世纪 70 年代以来,社会生产力的空前解放,带来了医学科学和医疗诊疗技术的迅猛发展	医院现代化的主要特征有:①诊疗技术的现代化。高水平、高质量的检查技术、诊断技术、治疗技术和保健康复技术的运用;②医院专科的细分与整合。专科高度细分,又高度整合,综合协作;③医院功能的综合化。医院的功能已拓展为医疗、预防、保健和康复等综合功能,在医疗服务体系和公共卫生安全中充分发挥医院的社会保障功能;④医院管理的现代化。运用系统工程的理论、技术和方法,以及信息技术的应用,建立形成现代医院管理制度,医院的社会效益和服务效能显著提升

（何小菁 黄 华）

第四节 医院的部门与空间分布

一、医院的部门

医院主要设置的职能部门分为诊疗部门、医技部门、护理部门和行政部门等。

1. 诊疗部门 是直接为患者提供包括门、急诊及住院诊疗服务的部门,是医院的主要业务部门,其科室设置依照医疗服务需求和医院规模而定。诊疗部门包括门诊和住院的各个科室。

2. 医技部门 又称辅助诊疗部门,是指以专门技术和设备为诊疗部门提供具有辅助诊断和治疗的部门,包括检验科、病理科、药剂科、放射科、核医学科等。

3. 护理部门 为患者提供辅助医疗性质的护理服务。护理人员分布在医疗和医技部门的各岗位,接受所在区域护士长和职能科室护理部两级行政管理。

4. 行政部门 是对医院的人、财、物进行管理的职能部门,它既包括对医疗、护理工作进行管理的业务管理机构,如医务科、护理部、门诊部等,还包括对医院整体进行管理的其他职能部门,如院长办公室、人事科、财务科、科教科等。归属各行政管理职能部门管辖的辅助性科室,如病案室、统计室、图书室、住院处、计算机中心等亦应归入行政管理部门。此外,作为我国医院特有的党群组织机构,通常也归入行政管理部门。

二、医院的空间分布

知识窗

医院的空间分布

医院建筑除了行政职能科室之外,还需要注意患者流与医务人员流活动所需的空间。医院建筑中,公共区域、就诊区域、医务人员工作区域等不同空间具有不同功能。医院的物理结构对于开展医疗服务具有非常重要的影响。医院空间构成图主要分为垂直型和平面型两类。

医学不断发展进步,信息技术日新月异,医院各类应用系统复杂共存。医院建筑有其自身的逻辑、流程和规律。医院建筑是一个包含急诊系统、门诊系统、医技系统、住院系统、预防保健管理系统、后勤保障系统、教学科研空间系统、院内生活系统和公共空间系统等多重系统相互关联的系统。

医院系统的基本要素包括医院工作、患者、患者探视访问、医疗设备、建筑设施、物资流通、资金和信息等。现代医院的功能组成和医疗保健服务与时俱进,功能不断拓展且呈现集成化趋势。医院建筑也是一个复杂的"交通建筑",根本任务是处理人、物、信息"三大流",理顺并整合好各种关系,发挥"交通枢纽"作用,实现流程短捷、安全高效、分区分流。

我国20世纪中叶至21世纪初建设的医院,以布鲁塞尔塔台式、格林尼治板块式和纽约单栋高层集中的医院建筑样式为主。沿用至今的医院,有些已经呈现出公共空间污糟、室内气味混浊、室内走道复杂、院内交通不便、诊疗环境嘈杂、候诊排队时间长等不足。一些医院的负面印象与不良体验,使人们在不到万不得已时,主观上不愿意去医院。

医院空间布局关乎患者生命与安全,也关系着医疗业务是否可以高效运转。因此,现代医院诊疗环境优美,空气清新,流程优化,体现现代医院的人文医学温度。不仅注重空间功能区隔,同时注重医院环境设计。医院人文要素已经成为医院装修中的一个重要内容。医院装修不仅能赋予室内空间生机与精神,使整体环境更加艺术化、人性化、现代化,还能营造良好的人文氛围。例如,入院门厅的设计,会考虑到医院是人流密集区,患者流动性大,为了避免交叉感染,保证患者安全,配有先进的新风系统。医院空间中的各类清晰易辨的标识等,给人安全感、舒适感和信任感,力求通过营造恰当的医院环境带给患者安全温馨、和谐亲切的就医体验。

在功能流线复杂、体量规模庞大,服务人群多样的情况下,如何让医院摆脱疏离冷漠的"医院神态",成为"令人敬畏的建筑"?医院建筑有着复杂的医疗工艺与医疗流程要求,需要平衡、协调医院功能与空间院落的关系。1921年北京协和医院采用的建筑样式是中国庭院式建筑。现代医院中仍有采用中国庭院式建筑元素,如融合传统院落的苏派别墅居住理念,同时传承中国院落文化精髓,构筑幽静古朴的院落庭院。庭院式医院为患者提供别样体验,让患者切实感受到家中有院,院中是家的理念。在功能设计上,庭院式医院配有景观大道、门诊大厅、病区走廊、护士站、体检中心等,且均采用安全无故障的人性化设计,满足绿色和智慧化的医院需求。

（何小菁　李　萍）

第五节　医院信息化

一、医院信息与医院信息化

知识窗

医 院 信 息

医院信息主要包括外源信息和内源信息。

外源信息主要包括：医院发展相关社会经济信息、医疗卫生事业发展信息、有关的新理论与新技术、新成果以及有关医院改革与发展的新政策等。

内源信息主要包括：

（1）医学科技信息：是医院在业务技术建设与发展方面所收集的信息。

（2）医疗业务信息：是医院各项业务活动的有关信息，包括各类诊疗、护理以及与诊疗护理相关业务信息。

（3）医院管理信息：可分为两个层次。一是业务管理层次，它是以业务信息为基础的专业管理信息，如门诊管理信息、护理管理信息、院内感染管理信息等；二是综合管理信息，它是以业务管理信息为基础，结合医院的外源信息而形成的，为医院的综合决策服务，如质量管理信息、经济管理信息等。

医院管理过程中所需的临床信息、财务信息、管理信息等，都可以通过信息化手段获取。医院管理者为了有效地开发和利用医院信息资源，以现代信息技术为手段，对医院信息资源进行计划、组织、领导和控制，为医院开展诊断、治疗、护理、检验检查等医疗业务，以及为教育教学、科学研究和社会事务等服务的过程。云计算、大数据、物联网、人工智能和区块链等技术已经在医院各类信息系统中得到深入应用，"互联网＋医院"不断成熟。

二、医院信息系统

知识窗

医院信息系统

医院信息管理系统（hospital information system, HIS）是医院管理和医疗活动中进行信息管理和联机操作的计算机应用系统。HIS是覆盖医院所有业务和业务全过程的信息管理系统。

1998年，著名美籍学者Morris F. Collen给出了HIS的定义：利用电子计算机和通讯设备，为医院所属各部门提供患者诊疗信息（patient care information）和行政管理信息（administration information）的收集（collect）、存储（store）、处理（process）、提取（retrieve）和数据交换（communicate）的能力并满足授权用户（authorized users）的功能需求的平台。

2002年，我国卫生部对HIS做了定义：HIS是指利用计算机软硬件技术，网络通信技术等现代手段，对医院及其所属部门的人流、物流、财流进行综合管理，对在医疗活动各阶段中产生的数据进行采集、存储、处理、提取传输、汇总、加工生成各种信息，从而为医院的整体运行提供全面的、自动化的管理及各种服务的信息系统。

医院信息管理系统也经历了一个发展过程。20世纪60年代初美国、日本、欧洲各国开始建立以护理信息系统为主的医院信息系统,到70年代医院信息系统已经初具规模,不断向区域医院信息系统发展。例如,瑞典首都斯德哥尔摩建立的市区范围内的区域医院信息系统,实现并发用户超过75 000人。我国医院信息系统总体上可划分成以下6个阶段(表1-3)。

表1-3 我国医院信息系统发展阶段

HIS发展阶段	起始时间	代表性技术	主要特点
启蒙阶段	20世纪70年代末	小型机	价格高、速度慢、容量小、体积大;无汉字处理功能,应用受到限制;穿孔纸带输入很麻烦、效率很低;开发应用极为困难
初级应用阶段	20世纪80年代初	微型计算机	速度慢、内存和硬盘容量小、稳定性差;无网络是该时期的最大缺陷,尽管后期出现NOVELL网络,但规模小,功能非常局限
系统大发展阶段	20世纪90年代初中期	微机服务器	无统一组织和规划,各医院独立建设;标准化程度差,信息"孤岛"产生;医院对软件开发的艰巨性和软件价值认识不足,投入少
探索区域协同阶段	2004年~2008年	系统集成技术	多项新技术快速发展。除了原来的"孤岛",又新增了一批条线业务领域的"烟囱"系统,直上直下,与周围系统无法沟通
区域信息平台阶段	2009年~2014年	电子病历信息平台	信息建模采用HL7模型,EMR文档借鉴HL7的CDA;采用"松耦合"的SOA技术架构;多媒体、物联网等IT新技术的大集成
人口健康信息化阶段	2014年~	四级卫生信息平台	逐步实现智慧医院,院内院外信息共享,居民健康档案全生命周期管理

三、病案管理系统

知识窗

病历和病案概念

病历质量是医疗质量的真实反映。《病历书写基本规范》规定,病历是指医务人员在医疗活动过程中形成的文字、符号、图表、影像、切片等资料的总和,包括门(急)诊病历和住院病历。病历归档以后形成病案。由此可见,病历强调形成的过程,而病案是病历档案之简称,是病历的终结,强调其档案属性。

现在,病案的称谓不仅指医疗记录(medical records),而是指更为广义的健康记录(health records)。这种改变首先出现在发达的国家,他们在20世纪90年代初开始使用健康记录这一名称。这与家庭医生、社区医疗体系的建立关系密切。通过家庭医生或诊所的初步诊疗、健康检查、记录个人健康历史,补充了医院接诊前和医疗后患者的健康信息,形成完整的个人健康档案。病案信息管理也涉及这些资料的收集与管理,这也是医疗记录定义为健康记录的原因。

医疗机构使用电子病历系统书写病历。病历书写应当遵循客观、真实、准确、及时、完整、规范的原则。门(急)诊电子病历内容包括门(急)诊病历首页、病历记录、化验报告、医学影像检查资料等。

住院电子病历内容包括住院病案首页、入院记录、病程记录、手术同意书、麻醉同意书、输血治疗知情同意书、特殊检查(特殊治疗)同意书、病危(重)通知单、医嘱单、辅助检查报告单、体温单、医学影像检查报告、病理报告单等。

医疗机构应当为患者电子病历赋予唯一患者身份标识。电子病历系统应当使用电子签名技术,对操作人员进行身份识别,并保存历次操作印痕,标记操作时间和操作人员信息,并保证历次操作印痕,标记操作时间和操作人员信息可查询、可追溯。电子病历系统应当设置医务人员书写、审阅、修改的权限和时限。实习医务人员、试用期医务人员记录的病历,应当由具有本医疗机构具有执业资格的上级医务人员审阅、修改并予确认。电子病历系统应当设置归档状态,医疗机构应当按照病历管理相关规定,在患者门(急)诊就诊结束或出院后,适时将电子病历转为归档状态。电子病历归档后原则上不得修改,特殊情况下确需修改的,经医疗机构医务部门批准后进行修改并保留修改痕迹。

知识窗

病 案 管 理

由于病案独特的原始记录性,使其与图书、老专家成为医院的三宝。病案管理是指对病案物理性质的管理,即对病案资料的回收、整理、装订、编号、归档和提供等工作程序。病案信息管理除了对病案的物理性质管理外,还包括对病案记录内容的深加工,从病案资料中提炼出有价值的信息,并进行科学的管理,如建立较为完善的索引系统,对病案中的有关资料分类加工、分析统计,对收集资料的质量进行监控,向医务人员、医院管理人员及其他信息的使用人员提供高质量的卫生信息服务。病案信息管理是病案管理的更高阶段,是病案管理本质上的飞跃,它需要更高的技能、更好的工具和更复杂的加工方法。

我国病案管理已经从实体管理阶段向信息管理与知识管理阶段过渡。病案管理的对象是病案信息,病案信息的作用主要包括:

1. 医疗作用　病案的医疗作用主要是备忘。病案的备忘功能使医务人员在短时间内回顾患者的健康史、家族史、既往病史、近期用药史、医疗史以及药物过敏史等重要的信息,它对于当前患者的病情判断和制订诊疗计划至关重要。

2. 临床研究与临床流行病学研究作用　临床研究与临床流行病学研究利用了病案的备考功能。临床研究主要是对案例的研究,即1个病例或多个案例的研究。临床流行病学研究则是对案例的相关性研究,对疾病在家族和人群中流行、分布的研究。上述研究通过统计分类,比较、观察病例之间的特殊性和关联性,以获得对疾病发生、发展规律的解释,找出最佳的预防、治疗方案。如果要充分发挥病案的备考作用,单靠病案本身还不够,必须为不同目标建立完善的索引系统。

3. 教学作用　利用病案进行临床教学同样是利用病案的备考作用。没有一种疾病的临床表现是完全相同的,不同体质、不同年龄的人对疾病会有不同的反应。教科书中的典型病例,典型症状、体征,只能有典型的诊疗方案。病案的多样性使病案被誉为活的教材,病案作为教材的优点在于它的实践性,它记录了人们对疾病的认识、辨析和治疗的成败过程。

4. 医院管理作用　医院管理也应用了病案的备考作用。病案中包含大量的人、财、病症和手术操作信息,通过对病案资料的统计加工,可以了解医疗水平、管理水平和绩效水平,从而提高医院的效率管理和医疗质量管理水平。门诊量的增减、住院病种的变化、住院天数变化、医疗费用多少、医疗质量高低都是医院管理者感兴趣的内容。统计、分析这些变化的原因,对医院制订管理目标、评价管理质量有极其重要的意义。

5. 医疗付款作用　医疗付款作用应用的是病案的凭证功能。随着我国医疗改革的深入,以及基本医疗保险制度、商业医疗保险制度逐步开展,病案在医疗付款中的凭证功能日益显现。病案一旦丢失,在医疗付款中将失去凭据,将会遭到拒付。如果医院收了抢救费,在病案记录中则必须有抢救记录证实抢救的存在;如果医院收了计算机断层扫描(computer tomography,CT)检查费,则病案中必须有 CT 检查报告。否则医疗保障行政管理部门将视为未执行而拒付相应费用。这就对于病案记录的完整性以及保管的完好性等提出了严格的要求。

在美国,1983 年就开始了以"相关疾病诊断分组(diagnosis related groups,DRGs)"为标准的"预付收费(prepaid service,PPs)体制",它是按病案中记录的疾病进行国际疾病分类编码,再归入 DRGs 的相关级别,并根据它计算出收费指数。近年来,DRGs 在国际上相当流行,欧美国家、一些亚洲国家和地区,包括我国香港和台湾地区,都采用了类似的收费体制。在这种收费制度下,规定了各种疾病的收费标准。因此,病案记录中的疾病诊断和疾病编码都成了收费的关键。

6. 医疗纠纷和法律证据作用 病案中有一系列患者或家属的签字文件,如住院须知、手术同意书、危重病情通知书等,这些文件赋予医院某种权力,具有法律作用。除了患者及家属的签字文件外,病案记录本身也是具有法律意义的文件,它记录了医务人员的诊治过程,在新的法律条文"举证倒置"的要求下,一旦患者向法庭起诉医院并涉及病案时,医院必须向法院提供病案记录,提供医院"无过错"的证据。如果病案记录不恰当、不完整、不准确、有修改等,在法庭上都将是不利的证据。

7. 历史作用 病案的历史作用是利用病案的备忘和备考作用。病案记录了人的健康历史,也记录人类对疾病的抗争史,同时病案记录也可以反映某一历史时期的特殊历史事件。例如,2003 年严重急性呼吸综合征(severe acute respiratory syndrome,SARS)、2009 年 H1N1、2019 年新型冠状病毒肺炎等公共卫生事件形成的病案,可以反映当时全国抗击传染病疫情的历史。

四、电子病历

《电子病历应用管理规范(试行)》规定,电子病历(electronic medical record,EMR)是指医务人员在医疗活动过程中使用信息系统生成的医疗记录,是病历的一种记录形式,包括门(急)诊病历和住院病历。EMR 既包括应用于门(急)诊、病房的临床信息系统,也包括检查检验、病理、影像、心电、超声等医技科室的信息系统。

在电子病历环境下,院内医务人员利用电子病历,可以通过设置病历查阅权限,保证医务人员查阅病历的合理需要,及时获取电子病历内容。呈现的电子病历显示患者个人信息、诊疗记录、记录时间及记录人员、上级审核人员的姓名等。院外相关人员利用电子病历档案,医疗机构应当为申请人提供电子病历档案的复制服务。医疗机构可以提供电子版或打印版病历。复制的电子病历文档应当可供独立读取,打印的电子病历档案纸质版应当加盖医疗机构病历管理专用章。有关具体内容详见 2017 年颁布的《电子病历应用管理规范(试行)》。

五、医院信息化发展趋势

1. 互联网医院 党中央、国务院高度重视"互联网 + 医疗健康"工作。习近平总书记指出,要推进"互联网 + 医疗"建设,让百姓少跑腿、数据多跑路,不断提升公共服务均等化、普惠化、便捷化水平。李克强总理强调,要加快医联体建设,发展"互联网 + 医疗",让群众在家门口能享受优质医疗服务。互联网医院建设是我国卫生健康事业的重要组成部分。我国已经建立的区域卫生信息平台,为互联网医院奠定了建设的数据基础。区域卫生信息平台以居民为中心,将公共卫生、医疗服务、疾病控制甚至包括社区自助健康服务的内容相互联系起来。医院内部,应用最新的科学技术和信息技术,居民在医院中的各类数据实现无缝对接,将医院变成一个数据集成平台。互联网医院的医疗业务数据、财务数据和管理数据等进行相互关联、交叉、融合,使医院对人流、物流、信息流等数据标准化处理、智能化运算,将互联网医院的各类资源整合为一个智慧型医疗服务系统协同作业。

互联网医院可以作为实体医疗机构的第二名称,也可以独立设置。独立设置的互联网医院,必须依托实体医疗机构,并签订合作协议,合作方发生变更或出现其他合作协议失效的情况时,需要重新申请设置互联网医院。因此,独立设置的主要含义是互联网医院可以作为一类医疗机构申请设置,并按规定获得《医疗机构执业许可证》,其依托实体医疗机构的要求不变。

互联网医院可以按照医疗机构设置程序申请设置。互联网医院作为实体医疗机构的第二名称,由实体医疗机构申请设置并按规定进行执业登记;已经取得《医疗机构执业许可证》的医疗机构拟建立互联网医院,由其发证机关按照《医疗机构管理条例》《医疗机构管理条例实施细则》的有关规定办理执业登记。为保证互联网医疗服务新业态的医疗质量和安全底线,要求开展互联网医院准入前必须建立全省的统一监管平台;所有医疗机构开展互联网诊疗活动必须全程留痕、可追溯,并向监管部门开放数据接口。

医疗领域应用互联网开展的业务可以分为两类:一类涉及诊断、治疗的医疗核心业务;另一类以健康咨询、信息服务为主,不涉及医疗核心业务,属于医疗服务的辅助、支持范畴。

互联网医院主要有两种建设模式:第一种模式是互联网医院自建模式,以医疗机构为主体,即线下医院的互联网化,可以帮助医院提升优质医疗资源的使用效率,扩大医院的社会影响力,以在线服务的方式获取更多的患者以提高收入,典型案例是浙江大学医学院附属第一医院互联网医院、深圳市宝安中医院(集团)网上医院;第二种模式是以平安好医生、微医为代表的单家或整合多家医疗机构的在线医疗服务平台模式,该平台可整合多家医疗机构的资源,满足患者不同层次的医疗需求,典型例子有好大夫的银川智慧互联网医院、微医的宁夏互联网医院、银川丁香互联网医院、春雨的银川春雨互联网医院等 17 家互联网医院。

2. 智慧医疗服务模式 现代信息技术是推进公立医院改革的重要手段,对于优化服务流程、改善患者体验等方面有重要意义。智慧医疗服务提供智能化医疗业务。一方面智能化流程服务,如患者无线定位、患者智能输液、智能导医等,为患者智能输液的业务流程,自动化药品配发、输液耗材配发、人药匹配等;另一方面智能化设备服务,如防盗、视频监控、射频识别(radio frequency identification, RFID)、一卡通、无线巡更、手术示教、护理呼叫等。此外,医院之间的远程会诊也是智慧医疗服务的重要组成部分。最后,云计算、大数据、物联网、移动通信和人工智能等信息技术提供疾病预防、诊断治疗、健康教育、用药咨询等服务的智慧医疗服务模式。

智慧医疗服务模式将会充分发挥医疗服务主体、技术、设备等优势,利用现有信息网络,在区域范围内开展慢性病筛查和疾病防控,为患者建立居民健康档案库、电子病历库等诊疗档案库。基于诊疗档案库的智能临床诊疗模式,实时跟踪居民健康,为其提供细致、详尽的疾病预防、诊断治疗、健康教育、用药咨询等全生命周期健康管理。医院与医院之间,通过区域卫生信息平台连接,包括医院在内的区域范围内的医疗卫生机构,各个业务信息系统的数据实现实时共享和交换。届时,医院将成为该平台中的一个组成部分,参与以居民健康档案信息的采集、存储为基础,自动产生、分发、推送工作任务清单,为区域内其他各类卫生机构开展医疗卫生服务活动提供支撑。

智慧医疗服务模式为医疗服务、流程整合、资源配置等方面提供了有力保障。在智慧医疗服务模式下,患者可以通过电脑、手机应用程序(application, App)、门诊自助挂号系统自主选择时段、专家进行预约挂号、诊疗,完善门诊排队叫号系统,在各诊区设置了分诊叫号系统,对患者候诊时间进行提醒,实现患者合理分流,提高服务效率。例如,一些地区区域范围内已经实现在地区内统一身份认证、统一视频、统一支付、统一医疗信息、统一电子认证的网上医疗服务。互联网医院已经实现通过大数据技术实现全民健康一体化的信息协同服务、个性化的准确服务、互联网化的智慧医疗服务。

智慧医疗服务模式下,医务人员可以通过门诊医生工作站和住院医生工作站与各个临床信息系统的流程进行整合,最大限度地汇集患者的基本信息、检验检查报告以及影像学资料,使医生尽可能完整地掌握患者信息,做出尽可能客观、准确的临床诊断。

智慧医疗服务模式,通过加强医联体内医疗资源配置,利用互联网、大数据等手段,构建健康档案、医学影像、检验报告、电子病历等跨医院医疗信息共享服务平台,实现区域内检查结果互认。面向基层县市医院和乡(镇)卫生院开展远程医疗服务,构建与基层医疗机构联网的医疗信息共享平台,实现医疗机构之间、医生之间、医患之间的互联互通,为大型公立医院管理模式和服务模式创新奠定基础。医院通过智慧医疗服务模式真正实现让"信息多跑路""群众少跑腿",为全面小康、健康中国助力。

（何小菁　高　雯）

第 二 篇
门急诊医疗

第二章　门诊诊疗单元

第一节　门诊概述

医院的门诊是患者就诊时推开的第一扇门,是为患者提供服务的第一站,也是医院向社会展示整体形象的重要平台。门诊运行的情况如何,能一定程度上反映医院的医疗质量、服务能力以及管理水平,成为衡量医院综合竞争力的一项重要指标。

一、门诊地理位置

小萌的疑问

Q:医院的门诊一般都在什么地方啊?

A:门诊楼通常是独立的建筑区域,与住院楼相互区分;也有医院设计成综合大楼,将门诊区域与住院病区有机结合。

一般情况下,医院的门诊区域会临近交通干道,方便患者及车辆进出;距离交通干道较远的,配备电瓶车在院内运送患者。部分医院为了工作需要,会在建筑物顶部建设专用停机坪,为救治重病患赢得宝贵时间。

二、科室及部门设置

小萌的疑问

Q:医院的门诊里面都有什么呢?

A:医院的门诊工作内容还是很复杂的,有众多的科室和部门,还有一些其他配置设施。

(一)临床诊疗科室

各级医院所设置的科室不尽相同,主要包括内科、外科、妇科、产科、儿科、眼科、耳鼻咽喉科、口腔科、皮肤科等,以及一些专病门诊和多学科联合门诊。

根据医院感染管理相关规定,儿科门诊、感染病科门诊、肠道门诊、发热门诊等要与门诊主体区域相对隔离,独立设置,防止交叉感染。

(二)医技相关科室

医技相关科室主要包括门诊药房、放射科、检验科、超声科、病理科、内镜中心、门诊手术室等;部分专科由于专业特点,也配有单独的检查治疗区域,如心脏功能检查区、肺功能检查区、泌尿外科检查治疗区等。

(三)管理服务部门

医院通常会设置门诊部或者门诊办公室来负责门诊日常工作的运行管理,其职责主要包括门诊医疗质量监管、各科出诊医生排班、服务流程优化提升、突发事件应急管理等。除此之外,门诊区域内还有财务部门设立的挂号收费窗口,医保管理部门设立的医保审核窗口,行风管理部门设立的投诉接待室,安保部门设立的警务室等。

(四)院内商业区域

一些医院为了给患者及其家属提供更好的服务,让他们有一个舒适的就餐、休息场所,会在指定位置设立餐饮零售区,提供相关的商业服务。

三、诊区功能单元

小萌的疑问

> Q:通常患者看病的地方都是什么布局啊?
>
> A:主要是分诊、候诊、就诊以及后续的检查和治疗等区域,我们依次来看看吧。

(一)服务台或分诊台

进入医院的门诊大厅,一般会设有服务台或导医台,有的医院叫"一站式服务中心"(图2-1),主要提供导医导诊、健康咨询、诊断证明审核、公费医保审批、医务项目审批、物品租借、血压测量等服务。

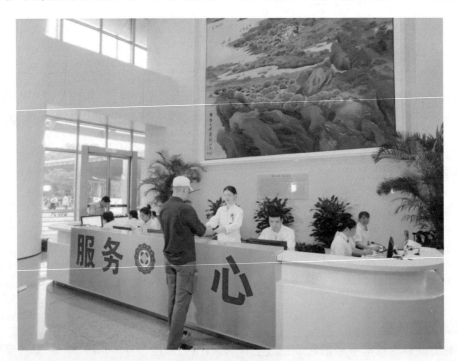

图2-1 门诊服务台

到了各个诊区后,会设立分诊台,主要负责患者的导医分诊、登记报到、协调管理、应急处置等工作,一般配备护理人员或专业导医服务人员。

（二）诊区的划分

门诊诊区可按照不同诊疗系统划分,如内科诊区、外科诊区、妇产科诊区、中医诊区等,也可按照人体器官和疾病划分,如以头颅为中心的诊区,包括眼科、口腔科、耳鼻咽喉科、神经内科、神经外科;以胸部为中心的诊区,包括呼吸内科、胸外科等;以心脏为中心的诊区,包括心血管内科、心脏大血管外科等。

（三）诊区内部的组成

门诊诊区内部一般分为诊室和候诊区,普通的诊室配备电脑、诊察床、血压计等,一些特殊专科配备专业的诊疗设施,如口腔科牙椅、耳鼻咽喉科操作台、妇科检查床等。候诊区是患者集中等候的地方,可分为一次候诊区和二次候诊区,主要以诊区的分诊台为界限,患者来到诊区就诊首先应去分诊台登记报到,进入候诊序列,在分诊台外面的一次候诊区等候,然后依照次序进入诊室门口的二次候诊区等候,这样做目的是达到"一医一患一诊室"的要求,让就诊患者有一个良好、具备隐私保护的诊疗环境(图2-2)。

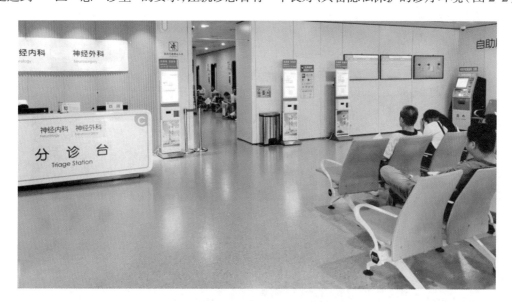

图 2-2 门诊诊区分诊台及候诊区

此外,部分医院还在诊区建立"医患双通道",即医务人员专用通道和病员通道分离,医务人员通过专用路线进出诊区,这样可以有效避免院内交叉感染的发生。

（四）检查、治疗区的设置

一些大的医技科室是独立设置的,如放射科、检验科等,但也有一些专科的检查、治疗区域是与门诊诊区相连的,这样患者拿到医生开立的医嘱后,直接在本区域内就可完成专科的相关检查和治疗,也能让出诊医生与检查、治疗区域的工作人员随时联系,及时掌握患者出现的病情变化。例如,神经内科诊区旁设有肌电图、脑电图等检查,内分泌科诊区旁设有糖尿病监测治疗,呼吸内科诊区旁设有肺功能检查,消化内科诊区旁设有胃肠动力检查等。

四、信息导视管理

小萌的疑问

Q: 现在的医院都很大,进入门诊怎样快速找到目的地呢?

A: 这就需要发挥门诊导视管理系统的作用了。与住院病区相比,医院的门诊区域呈现科室众多、人流密集、交通复杂等特点,门诊患者所需要的诊疗服务信息不但量大而且急迫,因此,门诊需要有规范及时的信息发布渠道和清晰流畅的标识引导系统,这样可以有效提升门诊整体的服务效果,营造有序的就诊环境。

标识引导是患者进入门诊区域的第一信息来源,门诊可以建立全方位空间标识系统,在地面、墙壁、厅柱、灯箱等处设置色彩不同、大小不等的标识字体(图2-3),主要内容一般是科室分布、楼层号牌、安全标志、功能标识、消防路线等。各种类型的电子屏幕是门诊信息发布的主要手段,在公共区域可以利用大屏幕播出专家出诊排班、重要通知、更新动态、专家介绍、特色医疗等内容,在各个候诊区可以利用小型屏幕播出健康教育、卫生知识、医学资讯等。当前人们的手机使用量在不断攀升,部分医院也推出了专门的室内三维导航地图应用程序(App)供患者就医使用,利用三维室内效果和放大图片,配以语言、文字等提醒方式,让患者找寻目的地更加方便快捷。

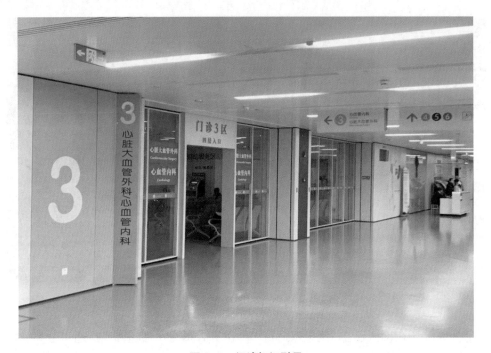

图2-3　门诊标识引导

（王　哲　黄　琳　武晓泓）

第二节　门诊服务流程

说到门诊服务流程,需要从两方面来考虑:一是患者就诊流程;二是医务人员工作流程。同样一件事,不同身份的人从不同角度看待,往往有截然不同的感受。门诊作为医院的第一窗口,承载相当大的就医患者流量,需要制订好医务人员的门诊工作流程。只有将各项流程梳理清楚、安排顺畅,才能保证门诊的平稳运行。

一、患者就医流程

首先了解一下患者看诊的一般流程(图2-4)。

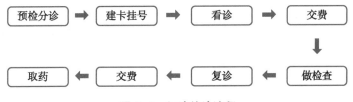

图 2-4 门诊就诊流程

（一）预检分诊

传统的患者就医模式下,患者到达医院门诊后,进入大厅首先可以看到医院的导医台,或称一站式服务中心。在就诊过程中,患者可向工作人员咨询就诊相关的问题,如什么病看什么科,哪个科在几楼、何处等。随着综合医院规模逐渐扩大,医院不断趋于网络化、智能化,许多问题可以在网站或手机上解决,如网上挂号、智能分诊、检查病历资料查询等,就诊前先到导医台咨询的门诊患者越来越少。当然,许多操作目前还需在线下完成,如疾病诊断书及病假条的审核盖章等。除此以外,多数医院在一站式服务中心向患者提供各项便民综合服务。

（二）建卡挂号

1. 建卡 一般情况下,患者首次到医院就诊,需要在该院建立就诊账户。2007 年开始,在卫生部的要求下,全国各家医院开始先后推行实名制就诊,也就是说要求患者使用本人身份证建立就诊账户看诊。推行实名制就诊,使得患者的病历资料、检查检验结果等形成规范的健康档案,方便医生追溯患者的既往病情、做出更科学的诊断,同时不给号贩子留可乘之机。

当前,国家推进电子健康卡,患者在已加入平台的医疗机构看诊的,无需重复建卡,只需要用身份证在系统里匹配个人信息,该医疗机构即可获取患者身份信息及既往存档的就诊资料。电子健康卡的推行不但为患者带来便利,也为医疗机构带来了信息平台的提升,具有跨时代的意义。

2. 挂号 到医院看病的患者要先挂号后就诊,一般包括上午号、中午号、下午号,部分医疗机构开设夜门诊。挂什么时间的号就在什么时间段看病,一般过期无效。

当然,不管形式怎么多样,时间怎么分配,我们都必须遵循一个原则:预约挂号和就诊时患者必须使用本人的身份证等有效证件实名办理。

一般患者挂号,分当天号和预约号,当天号即挂当天的号,预约号是指可预约周期内任意号源。各家医院可预约周期不同,许多医院的预约周期为 7d,根据卫生健康委员会的要求,医院应为出院患者提供中长期预约服务,也有很多医院已经做到了 15d 甚至 30d 的预约周期。

不论预约号还是当天号,确认挂号成功时会自动分配给患者一个序号,即为患者就诊序号。如果患者挂的是预约号,一般医院会在挂号单或线上提示界面告知患者建议到院的时间段,一般精确至 1h 或 0.5h,不要小看这个"分时段预约",这个小小提示可以大大节约看病的等候时间。试想,某患者到医院后,先到挂号处排队挂号,此时挂的号一定排在预约挂号的患者之后,等候看病的时间一定会比提前预约当天号源的患者长。

（三）看诊、复诊

1. 看诊 挂号成功的患者就诊时,一般先到候诊区报到,待叫号系统或人工呼叫时,就可以进入诊间就诊了。在就诊前的等候环节十分重要,要确保医生接诊时诊间内只有一位患者,即"一医一患一诊间",绝对保护患者的隐私。如果医生需对异性患者进行身体隐私部位检查,需安排一名患者家属或与患者同性的工作人员陪同,确保患者隐私保护,同时避免尴尬与纠纷。

医生在诊室对患者进行问诊、书写病历、开立医嘱,将导诊单或病历打印给患者、并交代病情,患者离开诊室,医生再呼叫下一位患者进入诊室。

2. 复诊 患者做完检查、治疗,根据医生交代需要再次看诊的,应根据诊区的秩序重新报到,等待叫号系统或人工呼叫,再进入诊室就诊。一般情况下,当天挂号的患者无需再次挂号,直接根据叫号系统的安排进入诊室复诊,如需隔天复诊的,则需要重新挂号。

（四）交费

患者拿到医生开立的医嘱后,要先交费,后去相关科室检查或拿药。现在的交费方式也是多元化的,患者可以选择人工窗口交费也可以选择自助机交费或者用微信、支付宝交费,有的医院甚至做到交费后系统会直接推送检查预约时间信息到患者挂号时预留的手机上,不需要患者往返预约奔波。

（五）做检查

医生为患者开立的相关检查,患者应尽快执行,并带着检查结果到医生处复诊,随着病情的变化,部分检查的结果将产生变化,及时有效的检查结果对医生制订治疗方案起到至关重要的作用。

（六）取药

医生为患者开立的药品,患者可根据自身情况选择医院或药店取药,并按医嘱要求的剂量和用药方法服药。

二、智慧就医

小萌的疑问

> Q: 现在的医院都很大,患者怎样花最短的时间、最少的精力看好病呢?
>
> A: 医生看病和做检查的时间是很难缩短的,那么只有在预约、挂号、交费等环节上做文章了。

传统意义下的看病,患者都是到医院排队挂号、排队等看病,看完病再排队交费、排队取药。对于三级综合医院来说,人流量大是造成患者排队等候的重要原因,但医院也不是每天、每个时间段患者都多,我们经常发现周一、周二的上午患者非常多,挂号、看病、做检查、取药的排队等待时间很长,而周五、周六的下午患者不太多,各种等待时间都不需要太久。如果能把周一、周二上午的部分患者安排到周五、周六的下午来医院,不但患者不需要等太长时间,医务人员的工作也能更合理的安排,这也是医院推行预约诊疗服务的根本原因。如果大家都提前预约挂号,并在预约的时间到达医院,那么医院里人群聚集排队的现象将不再出现,患者也可以花最少的时间、最少的精力看好病。

当前大多数医院都向患者提供线上预约服务,包括个人计算机(personal computer, PC)端医院官方网站、手机端医院 App、微信公众号、支付宝生活号、电话、短信、电视及各类第三方平台等,方式可谓多种多样,老百姓可以选择自己方便的途径。但是在选择第三方平台时需要注意,有些机构在收取挂号费时还会收取部分服务费。一般情况下,推荐使用医院的官方平台进行预约,避免额外的经济损失。

通常在官方平台上,除了挂号,还可以进行线上交费。除此之外,很多医院都支持诊间结算、扫码付费、刷脸支付、自助机交费、脱卡支付等方式,目的就是减少患者在人工窗口的排队等候。

网络医院的诞生也是时下热门的话题,顾名思义就是医生在网上与患者交流,一般适合慢性病复诊患者和一些初次就诊不明确就诊科室的患者咨询。2020 年春节,新型冠状病毒感染的肺炎蔓延全国,为了减少人员聚集、降低病毒传染的风险,许多医院顺势推出了网络医院问诊服务,患者使用手机登录医院网站按序操作,便可以与医生面对面、点对点的沟通,既符合疫情防控的要求,也满足了患者问诊的需求。部分网络医院还支持线上开药、物流送药上门的服务,切实为患者提供了便利。

三、医务人员服务管理

前面说到了医院的网络化、智能化,但归根结底,看病还是医务人员与患者之间面对面的交互,作为院方,想要向患者提供优质的医疗服务,如何管理好医务人员的服务质量是永恒的话题。

（一）建立规章制度，完善培训与考核机制

如同学生按教科书学习一样，医务人员工作也要按章办事，这里说的并不是医疗操作本身，而是门诊相关的工作制度。比如上班时间按时到岗、医生看病使用叫号系统、协助护士做好候诊患者秩序管理，不同年资医生开立不同时长的病假、各岗位医务人员必须熟知应急处置流程等。良好的规章制度是门诊平稳运行的基础，对新员工进行详尽的培训，对工作中出现差错的员工进行处罚，能确保制度的有效落实。

（二）持续改进、不断优化

社会在进步，科学在发展，门诊人也要顺应形势与时俱进。对于患者在门诊就诊过程中遇到的问题，要追查原因、分析应对措施，尽量减少问题的发生。只有不断优化、持续改进，才能向患者提供真正的优质医疗服务。

（严　瑾　张　弛　武晓泓）

第三节　门诊服务理念

社会在进步与发展，各行各业的竞争都在加剧。医疗市场当然也不例外。所以医疗市场竞争的加剧，患者健康需求的增加都对医院的服务管理提出了新的挑战。医院不禁要思考：如何吸引患者来就诊？毫无疑问，必然是我们先进的医疗技术、良好的服务理念和优质的门诊服务。

走进医院的大门，良好的环境设施固然可以提高人的舒适感，但是能不能让人舒心地完成整个就医过程，那可能就要靠我们流畅、方便的就诊过程和一站式导医服务中心护理人员的本领了。导医护理人员的一言一行、一举一动都直接影响着患者的满意度和信任度。

小萌的疑问

> Q：那怎么做到让患者信任我们呢？
>
> A：首先我们要重视"第一印象"。其次，我们要做的就是简化流程。

一、提高患者的信任度

首先，要给患者留下良好的第一印象。想一想我们在与其他人交流的时候，能否感觉良好的、顺畅地交流下去，第一次见面的印象是不是起着重要的作用？你会注意观察这个交流对象的仪表、行为、语言、态度等。所以大家想象一下，走进医院，接触到的导医人员如果都是态度和蔼、面带微笑、说话温柔、回答问题详细，是不是可以让自己因为疾病带来的小情绪有所缓解，从而觉得今天的就诊很顺利，会对医院产生好感？所以每一个导医人员在岗位上必然要注意自己的一言一行，提高自己的专业水平，把自己的良好素质最大限度发挥出来，为患者提供热情周到的服务。

其次，简化流程。医院会在保证服务质量的前提下，尽量减少看病的相关步骤。比如，现在的门诊智慧系统可以让患者通过微信、支付宝、医院官网、医院 App、电话、短信等多种方式进行线上挂号交费等操作，这样患者在去相关检查科室的路上就完成了原本要去窗口排长队才能完成的事，不用排队，节省时间。现在已经有线上诊疗服务了，可以通过互联网开展远程专科门诊工作，实现在网上咨询、病史采集、慢病管理等，实现三甲医院专家与基层医务人员的实时沟通和指导，提高医院合作单位专科医生业务水平。这更意味着那些病情严重又不能耐受长途就医路程的患者也可以及时得到大医院专家的治疗，使一切变得容易起来。

二、提高患者的就医感受度

小萌的疑问

> Q：要怎么做才能使患者满意呢？
>
> A：首先我们要知道什么是患者满意。患者满意是指患者在医院看病以后感觉到的效果与其期望的效果相比较后形成的愉悦状态。如果这个效果低于患者期望值，患者就会不满意；反之患者就会满意，如果超过期望，患者就会高度满意或欣喜。所以能不能及时了解患者的意见和要求，找到我们服务中存在的问题，能不能提前发现患者的潜在需求并提供服务，是让患者满意的根本保证。

在临床工作中，我们会重点从以下几个方面来提高患者的就医感受度。

（一）保障患者看病的质量和安全

1. 门诊排班与停诊变更管理 门诊部负责排班，各科室应提前将科室门诊排班报送门诊部，如有不可抗事件需临时停诊变更的，应按院部流程办理门诊停诊手续，并妥善处理所有预约号的患者，切实保障患者权益。

2. 门诊医生工作管理 定期进行门诊医生的准入、培训、考核和监督，如发生不良事件，门诊会对科室进行反馈后予以医生定期考核扣分和津贴扣款等处罚。定期将临床科室门诊运行情况形成书面报告发给科主任，有助于科室进行持续质量改进。

3. 细化疾病种类，联合多学科会诊 为了更好地为患者提供医疗服务，医院一方面不断细化疾病的种类，开设很多专症、专病门诊；另一方面又在整合多学科资源，开设多学科联合门诊，为肿瘤、疑难症、重症患者提供一站式诊疗服务。让患者看病一步到位，不再东奔西走。

4. 组织演练突发事件的及时处理能力 来医院就诊的患者甚至陪同家属都存在着突发疾病的风险，这也是对门诊人员的一个考验。患者发生突然的病情变化，比如晕倒等，遇见的医务人员必须及时提供服务，做出判断，抢救生命。还有信息系统故障、火灾应急预案等，通过定期对突发事件进行培训和演练，通过集中培训、突击抽查等方式保证培训质量。

5. 建立门诊流量预警体系 门诊部具有各区域监控权限，实时监测门诊各区域人流动态情况，建立候诊人流预警系统，诊区科室报到人数达到阈值，系统将进行实时预警，门诊部采取有效措施予以干预，保证患者的就诊质量和安全。

6. 不良事件处置 在门诊工作中，如遇不良事件发生，我们会在保证现场工作正常运转、保障患者和医务人员权益的基础上进行处理，并及时报告管理部门与临床科室。

（二）提升门诊服务质量

1. 门诊服务同质化管理理念 所谓的同质化就是指同一个标准。门诊科室众多，专科性也不同，所以管理起来会有一定的难度。各科室根据自己的工作特点制订服务制度和工作流程，然后制订统一的管理标准进行管理，包括对各服务窗口进行巡查与监管，对发现的问题及时督促整改。同时，对科室的突发事件处理能力进行培训和抽查，以保障关键时刻患者的安全。最终目的是希望门诊每一个科室、每一个窗口、每一位工作人员向每一位患者提供相同质量的优质服务。

2. 门诊巡查制度 在各科室按序工作的基础上，主管部门应有重点地进行巡查，目的是从宏观角度观察各科室制定标准的合理性与标准执行的程度。巡查时应围绕楼层重点、关键点、风险点，制订每个区域的巡查方案，内容包括门诊秩序、信息系统、自助设备、公共区域设施、门诊基础环境、公共服务人员工作情况、门诊医生工作情况、窗口单元服务情况、门诊不良事件等。客观、全面的巡查方案能带来服务的持续改善，这正是门诊管理最需要的。

3. 患者满意度调研　院方主动收集患者对于各项服务的意见,包括满意度问卷调查、意见箱收集、投诉与建议的内容追踪等,并将存在的问题交由主管部门改进。患者满意度调研是一项长期工作,医院可以通过患者意见直观看到提升服务的道路上还需要解决哪些问题。

（张　弛　武晓泓）

第四节　门诊医患沟通

门诊是医院服务窗口,是患者到医院的第一站,门诊工作的优劣直接影响医院的形象,反映医院的整体水平,更关系着医院的整体效益。然而,门诊也是医患纠纷的高发区域,门诊医护人员掌握医患沟通技巧对于营造良好的就医环境,维持良好的就诊秩序,保障诊疗工作的顺利实施,提高门诊工作效率以及预防医患纠纷等具有至关重要的作用。

一、医患沟通的定义

沟通是心理学上常用的一种治疗工具。它是一种技巧,目的是帮助患者应对与适应不能改变的环境和现状,克服心理上的障碍以及学会如何有效地与患者相处,医护人员要认识到沟通能起到治疗作用,能增进与患者的关系,帮助患者解决健康问题,以达到最佳的治疗效果。

医患沟通(doctor-patient communication),指在医疗卫生和保健工作中,医患双方围绕诊疗、服务、健康及心理和社会等相关因素,以患者为中心,以医方为主导,将医学与人文结合,通过医患双方各有特征的全方位信息的多途径交流,使医患双方达成共识并建立信任合作关系,指引医护人员为患者提供优质的医疗服务,达到维护健康、促进医学发展的目的。

小萌的疑问

> Q: 门诊患者这么多,我们需要怎样做才能确保与患者有效沟通呢?
>
> A: 医务人员必须以心换心,以情换真,站在病患的立场上思考和处理问题。

医患之间的沟通不同于一般的人际沟通,患者就诊时,特别渴望医护人员的关爱、温馨和体贴,因而对医护人员的语言、表情、动作姿态、行为方式更为关注,更加敏感。因此,医患沟通中,一定要注意患者是否如实地表达了自己的真实情况。

举例:采集病史时,开放式问题是用来得到更多的信息或探索预料之外的发现;"你每次吃完饭后的感觉怎样?""这种问题影响你日常的活动吗?"使用延伸性的话,如"关于……,你还能告诉我更多东西吗?"如果患者停顿或说话减慢,不要显得不耐烦。如果医务人员显得匆匆忙忙,就算诊治再正确,患者也不太可能对你满意。鼓励患者告知他/她所有。

二、医患沟通的技巧

小萌的疑问

> Q: 我们在门诊与患者沟通,有没有什么技巧呢?
>
> A: 可以简单的概括为:一个要求、两个技巧、三个掌握、四个留意、五个避免、六个方式。

1. **一个要求** 诚信、尊重、同情、耐心。

2. **两个技巧** 倾听——多听患者说几句；介绍——多对患者讲几句。

3. **三个掌握** 掌握患者的病情、治疗情况和检查结果；掌握医疗费用情况；掌握患者及家属社会心理状况。

4. **四个留意**

（1）留意沟通对象的情绪状态。

（2）留意沟通对象的受教育程度及对沟通的感受。

（3）留意沟通对象对疾病的认知程度和对交流的期望值。

（4）留意自己的情绪反应，学会自我控制。

5. **五个避免**

（1）避免强求沟通对象马上接受事实。

（2）避免使用易刺激对方情绪的语气和语言。

（3）避免过多使用对方不易听懂的专业词汇。

（4）避免刻意改变对方的观点。

（5）避免压抑对方情绪。

6. **六个方式**

（1）预防为主的针对性沟通：主动发现可能出现问题的苗头。并把这类患者及家属作为沟通的重点对象，有针对性进行沟通。还应将门诊诊疗过程中发现的、可能出现问题的患者和事件作为重要内容进行交班，使下一班医护人员做到心中有数、有的放矢地做好沟通与交流工作。

（2）交换对象沟通：当某医生与患者家属沟通困难时，可换另一位医生或护士或主任与其沟通，当都不能与其直接沟通时，可在患者家属中换一位文化水平高一点的或能通情达理的亲属沟通，让其去影响或说服其他亲属。

（3）集体沟通：即召开患同种疾病的病员座谈会，讲解疾病的起因、治疗及预防知识等，实现集体沟通。

（4）书面沟通：为弥补语言沟通的不足，采取书面沟通方式，如发放健康教育资料、各种知情同意书、告知书等；对丧失语言能力或需进行某些特殊检查、治疗、重大手术的患者，患者或家属不配合或不理解医疗行为的，或一些特殊患者，应当采用书面形式进行沟通。

（5）实物对照讲解沟通：医护人员可以利用人体解剖图谱或实物标本对照讲解沟通，增加患者或家属的感官认识，便于患者或家属对诊疗过程的理解与支持。

（6）协调统一沟通：当下级医生对某疾病的解释拿不准时，先请示上级医生，然后按统一的意见进行沟通；对诊断尚不明确或疾病恶化的情况，在沟通前，医生之间、医护之间、护士之间先讨论，统一认识后由上级医生与患者家属进行沟通，避免解释自相矛盾，导致家属的不信任和疑虑。

举例：就诊时，患者言语滔滔不绝、反复询问、追根究底，拿着许多不同医院的检查单，反复诉说各种不适。医务人员需要一边耐心、仔细聆听，一边逐张翻阅既往的检查单及治疗情况，不时与患者进行眼神的交流，以期达到共情的目的，消除患者紧张、焦虑情绪。尊重患者、态度诚恳、平易近人是医患沟通的基础，医务人员要真正树立以患者为中心的服务理念，富有同情心，换位思考，从患者角度体会他所受的痛苦。

总之，良好的医患沟通可使医生和患者获得益处，医生可以更准确地判断患者存在的问题。患者会对他们所接受的治疗感到满意，同时对他们自己的病情及检查治疗有更好的了解，更容易接受治疗和行为改变上的建议。患者担忧焦虑和消沉的心理压力会得到减轻，同时医生的自信心也会不断增加，这样就可以大大降低医疗风险，确保医疗安全。

（陈铭霞　武晓泓）

第五节 医院健康促进

> Q: 门诊区域张贴了很多健康宣传标语还有健康教育宣传栏,这对患者有什么作用呢?
>
> A: 这是健康促进医院的建设要求,有助于患者提高健康素养,提升健康素质。

门诊是医院服务窗口,也是医院人流量最大的地方,是健康教育宣传的良好阵地,在候诊时间充分利用时间与空间的优势,对患者进行健康教育宣传及健康促进工作,可提高患者的就医感受,提高患者满意度,全面提升和谐的医患关系。

一、健康促进的含义

健康促进是指运用行政的或组织的手段,广泛协调社会各相关部门以及社区、家庭和个人,使其履行各自对健康的责任,共同维护和促进健康的一种社会行为和社会战略。健康促进对个体而言是提高人们控制和改善自身及他人健康能力的过程。

建设健康促进医院即推动医院管理者将健康促进理念、策略融入医院建设管理和服务的全过程中,通过制定实施有利于健康的政策、创造有益于医患身心健康的环境、强化社区健康行动、开展健康教育、优化健康服务等举措,进一步提高患者及其家属、社区居民和医务人员的疾病防治、健康生活方式等方面的知识和技能,提升他们的健康素养和健康水平。国内外的实践证明,医院开展健康促进和健康教育,有利于提升医护质量,改善患者愈后及提升患者生命质量;有利于促进医患和谐,提高患者满意度;在医院内部开展健康促进和健康教育,有利于推进医院文化建设,提升医务人员职业素养水平。

二、医院健康教育与健康促进的目的

医院健康教育与健康促进的目的是促进医院结构及功能适应医学模式的改变而发生深刻变革,提高医务人员尤其是医院领导卫生观念的转变;调整医院单纯以疾病治疗为中心向以健康为中心转化,以个体服务向群体服务方面转化;通过与患者、亲属和社区共同采取一些措施,鼓励健康的行为,增强人们自我保健能力,改进和维护自己的健康。从而有利于在改进健康的生活和工作条件下,通过教育和调动积极因素来增强内在力量。

三、医院健康促进形式

1. 以健康议题为主的健康促进 这是最常见的实施方式,比如药瘾及酒瘾的问题、获得性免疫缺陷综合征(acquired immune deficiency syndrome, AIDS)、戒烟或肥胖问题等,门诊通过此议题开展各种形式的宣教活动,比如讲座、义诊等。

2. 以群体为主的健康促进 其服务的对象大多为年长者(多为慢性病患者)、青少年、妇女等,比如小丑医生为缓解少儿就医恐惧心理开展各种形式的陪伴就诊,或是走进校园开展各种科普志愿服务活动。

3. 以场所性为主的健康促进 主要是生态性观点的健康促进,强调人类的健康与所处的环境有着密不可分的关系,由此概念进而发展出健康城市、健康小区、健康学校和健康职场等。

健康促进的对象,包括患者及家属、医院职工、所有社区居民。

举例:"小丑医生"志愿者服务

小丑医生们利用各种小丑表演中常用的手段和其他一些技能,如魔术、跳舞等种种方式安慰小患者、抚慰小患者,旨在通过欢笑缓解患儿对医院的不适和恐惧,减轻疾病痛苦,同时为患者及家属提供精神支持,从总体上改善患儿治疗效果。有了小丑医生的陪伴,疾病显得不再那么难以战胜,检查和操作也显得不那么令孩子们恐惧和陌生。

小丑医生走进校园为学生做科普,提升他们的健康素养。干预内容主要包括常见疾病的防治知识和自救互救技能培训。小丑医生们用情景剧式的授课方式、通俗易懂的语言,结合特意制造的欢快的现场氛围,让孩子们在快乐中学到医疗科普知识。

小丑医生们根据不同的季节、不同学校的需求以及不同年龄孩子的特点开展不同类型的送科普主题活动。其中"小丑医生彩虹伞青少年自护教育"系列活动就是小丑医生针对孩子们在暑假、寒假期间容易发生的危险而开展的自护教育,受到了众多学校师生的欢迎,每年的寒暑假前都是档期满满。

四、医院健康促进的内容

1. **协调机制** 在全院范围提供注重于发展健康的观点、目标和机构的机会。在医院内发展一个包含健康促进医院目标的共同合作实体。

2. **健康环境** 提高医院环境对患者、工作人员和社会影响的认识,医院建筑的自然环境应支持、维护和改善治疗过程。在医院内创造有利的、人道的和有活力的生活环境,特别是为长期住院者和慢性病患者。为医院工作人员创造舒适舒心的工作环境。努力将医院建设成为健康服务和工作场所健康促进的典型。宣传,倡导与履行文明、礼貌、温馨、关爱的医疗行为规范,营造良好的医患关系;在院内环境和候诊区域,利用橱窗、内部电视/视频、宣传手册、电子显示屏和网络等形式,在不影响正常诊疗秩序、患者就医和住院治疗的情况下,开展健康保健和疾病防治知识传播。

3. **健康教育** 确定和承认医院内特定人群(如不同年龄、病期的患者)及其特定的健康需求,承认个体和不同人群间的价值、需求、文化状况的不同。为患者及其家属提供高质量的信息、交流、教育和技能培训。根据其特殊的健康潜力,鼓励患者积极参加活动。为工作人员加强健康教育,提供高质量的技能培训。在患者接诊、入院、出院、随访等诊疗过程中,结合患者所患疾病,通过评估与咨询,提供个性化的、易理解的、适宜的疾病影响因素与健康指导信息,向患者及家属传授疾病预防、治疗、康复、保健和健康生活方式知识和技能,并确保患者出院后健康促进服务能延伸到社区其他机构或组织。

4. **服务社区** 改善社区与健康服务的流程与合作;维护和促进以健康促进为目标的社区和地方政府间的合作。通过社区和/或志愿者群体及相关组织,改善医院和对患者及其家属的服务。医院定期组织向社会开放的健康课堂和专题健康讲座;通过大众传媒对公众开展健康知识和技能传播;积极开展与社区其他机构的合作,拓展健康促进活动。

通过健康促进医院的建设,使患者一进医院就感受到健康的环境,并且健康讯息无处不在,在医院的每个角落都充满健康提示。在此基础上不断延伸至患者的专题健康宣教,从义诊到讲座再到居家精准健康管理,在提高患者健康素养的同时也提高患者的依从性,从而全面提高患者健康素养水平,提升和谐医患关系。

(卢 姗 武晓泓)

第三章 急诊诊疗单元

视频：急诊导引

第一节 急诊概述

一、急诊的定义

急诊科（emergency department，ED）也是医院直接接待患者的就诊的部门，和门诊不同的地方在于，急诊的主要任务是承担急危重症患者的救治。急诊 24h 开放，为患者及时获得后续专科诊疗提供支持和保障。

小萌的疑问

Q：什么样的患者应该去急诊就诊呢？是不是只要在门诊不开放的时间患者都可以到急诊去就诊呢？

A：这是个好问题。这样说吧，是否该去急诊就诊是以疾病情况来衡量的，而不是患者的主观意愿。医院急诊科确实是 24h 开放，患者需要可以随时就诊。但医护人员的精力和医疗资源都是有限的，试想一下，如果急诊接待了大量的非急诊患者，必然会对那些真正需要立即救治和处理的危重患者造成影响。举个例子，如果急诊检查和检验严格用于急诊患者的话，那么患者得到检验结果的时间就会大大缩短，相应地对病情的评估和处理也会更高效。

二、急救医疗服务体系

急救医疗服务体系（emergency medical service system，EMSS）是包括院前急救、急诊科、重症监护病房（intensive care unit，ICU）多个单元的医疗体系。EMSS 的主要目的和任务是对危重患者进行快速高效救治。EMSS 流程：120 接警→救护车出动→现场救护→运送至医院并监护→生命绿色通道→就医。

院前急救主要任务是现场急救、转运及途中监护；急诊科负责快速病情评估和医院内初期综合救治，ICU 则是危重患者器官功能支持和后续综合治疗的场所。三者既分工明确，又密切联系，构成的急救医疗服务体系为危急重症患者提供及时、连续的急救医疗服务。

急诊就诊的绿色通道是指医院对危急重症患者在救治过程中一律实行优先抢救、优先检查、优先住院的原则,医疗相关手续可以酌情后续补办。院前分诊、专科生命绿色通道以及目前大力推行的"胸痛中心、创伤中心、卒中中心"都属于绿色通道的范畴。

三、急诊的特点

(一)急诊的"急"体现在哪些方面?

1. **疾病复杂性** 急性症状和创伤通常是突发的,病情危重程度及进展常难以预料。急诊患者急性期可出现强烈应激反应,相继出现全身炎症反应综合征、多器官功能障碍综合征,甚至多器官功能衰竭。急性器官功能衰竭因机体代偿能力有限,短时间内病情发展迅速。复杂的急危重症和伤情是急诊诊疗的重点。

2. **时间紧迫性** 由于急诊患者病情、伤情发展迅速,易出现多器官功能障碍,并危及患者生命。为尽可能阻止病、伤情进一步恶化,早期及时有效地救治效果更好、代价更低。因此,急诊救治强调"时间窗"的概念,在时间窗内实施早期目标治疗,可获得更好的临床预后,提高急诊危重病患者抢救的成功率,降低伤残率。例如,感染性休克治疗中强调的早期目标治疗等。

3. **处置简洁性** 急诊对危重症和创伤患者的处理原则上要求及时、简洁、有效,对大多数临床急症,特别是可能快速发展并危及生命的急症,应制订相对固定的抢救流程,作为急诊诊疗实践可遵循的最基本标准。例如,心肺复苏流程、胸痛处理流程、多发伤处理流程等。"最简单的往往是最有效的",急诊处置的简洁性有利于早期救治的规范开展,程序化也方便记忆和实施相关操作。

4. **病情可逆性** 急症和创伤导致急性器官功能障碍的损伤机制不同于慢性疾病器官功能障碍。纠正器官功能失代偿状态,遏制致病、致伤因素的持续影响,阻断病情进一步恶化的病理生理机制,是急诊早期有效救治的关键。在病理生理变化的可逆阶段,尽可能使器官功能障碍和组织结构损伤得到控制,最终使器官功能逐步恢复正常。

5. **综合协作性** 急诊患者所表现的临床症状错综复杂,急性多器官功能障碍变化规律也不同于单个器官。因此,需要从复杂的急诊表现、危重病、伤情评估入手,结合跨专科的知识进行综合分析判断,寻找影响生命体征稳定的病因,并采取有效的治疗。必要时,还需要各专科参与急诊会诊和救治。此外,急诊患者常涉及交通、治安等法律事宜,应及时与交通管理部门、公安部门等取得联系。对无亲属或相关人员护送者,应及时向医院有关部门报告,并设法尽快通知患者家属。

(二)急诊患者的处理原则

由于急诊就诊患者疾病谱上的每类患者病情各有特点,在急诊处理原则上都应该有各自的重点,总结如表3-1。

表3-1 急诊患者处理原则

类 型	处理原则
涉及多个专科、病情复杂的患者	尽早明确病情、制订详细合理的诊疗计划,使患者康复出院
病因不明、难以明确归属科室的患者	建立急诊疑难杂症快速诊疗机制,避免延误患者病情
病情复杂危重的患者	如脓毒性休克,转至重症监护病房(ICU)进一步治疗
无手术指征的患者	最常见于外科疾病,对于无手术适应证或存在手术禁忌证,或已经丧失手术时机,但还存在内科保守治疗意义的患者,根据急诊诊治的空间来决定治疗地点
临终关怀的患者	临终关怀

(三)急诊患者病种构成分布

尽管急诊就诊的疾病种类繁多而复杂(表3-2),但根据研究显示疾病谱的分布有一定规律性,并且随着时间及社会地域的属性变化而变化。

表 3-2　我国急诊常见疾病

类　型	举　例
心脑血管疾病	冠心病、卒中等
呼吸系统疾病	慢性阻塞性肺疾病急性加重期等
消化系统疾病	消化道出血等
伤害和中毒疾病	车祸、急性乙醇中毒、农药中毒；急性有机磷中毒，急性百草枯中毒等

我国排在前四位的急诊死亡病因病种是循环系统疾病、呼吸系统疾病、创伤、消化系统疾病，且随着年龄的增长，循环系统、呼吸系统疾病在急诊死亡的病种逐渐增多。

此外，随着工业、建筑业以及交通事业的迅猛发展，意外伤害事故与日俱增，在我国现今的"死因顺位"中创伤已从 1957 年的第 9 位上升至目前的第 4 位因素，而创伤死亡的原因多见于车祸伤以及施工事故，其中造成的多发伤是急诊目前需要研究和攻克的重要课题。每个医院都应该根据本地区的急救病患的构成，优化急诊病患的救治流程，提高急诊医生快速诊断处理的能力，合理统筹分配急诊医疗资源。

（王淦楠　杨安琪　李　伟）

第二节　急诊医学的发展历程

一、急诊医学的历史

急诊医学的前身是战地医学。19 世纪下半叶的克里米亚战争中著名的南丁格尔女士接受政府委托，带领 38 名修女参与战地伤员救护，开启了战地救护的先河，战地救护自此得以发展。19 世纪 60 年代，美国在南北战争中建立了军用医院制度，使战地救护发生了里程碑式的转变。

第一次世界大战期间的伤员救护模式——由担架兵送至最近的战地救护站进行处置，救护站无法处理的重伤员再转运至后方医院。虽然在这种模式下，有一些伤员没来得及送至救护站，在转运过程中就死亡了，但也将战伤死亡率空前的降低至 10% 左右。

第二次世界大战期间，美国军方在此救护模式的基础上配备了医护兵——加强对伤员的现场处置，进一步将战伤死亡率降至 6% 左右。

加强现场处理的战地救护模式在第二次世界大战期间获得的巨大成功引起了医学界的重视，第二次世界大战之后美国开始发展急救医学，可以说美国是现代急诊医学的发源地（图 3-1）。

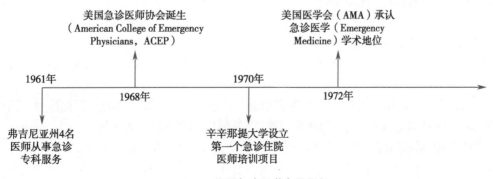

图 3-1　美国急诊医学发展历程

二、中国的急诊医学发展

中华人民共和国成立后,我国的医疗体系主要包括乡(镇)的基层卫生院、卫生所和县市级的大中型医院。1989年11月,卫生部颁布了《医院分级管理办法(试行)》将医院按照规模、技术能力和服务范围进行分级管理,同时期的急救医疗服务并不完整,仅在某些大中城市出现了承担院前医疗急救的结构——救护站。1980年,卫生部发文"关于加强城市急救工作的意见",标志着我国的急诊医学建设和发展在国家层面上得到重视和支持(图3-2)。经过20多年的发展,到21世纪初,我国基本建成了以"120"系统为主体的院前急救网络和以各级医院急诊科为主体的院内急救系统,急救医疗服务体系得以完善。

2003年发生的SARS疫情和2008年的汶川地震,可以说是对我国急救医疗服务体系的巨大考验。中国政府自此更加重视应急救援建设,我国的急诊医学也得以快速发展。

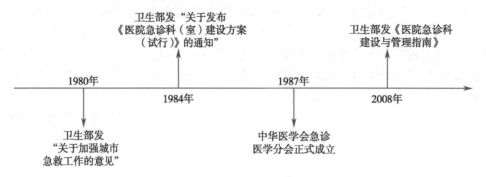

图3-2　我国急诊医学发展历程

（周　浩　吴　昊　康　健）

第三节　走 进 急 诊

一、预检分诊与急诊就诊流程

一进急诊大门,小萌就看到了急诊就诊流程的导引图(图3-3),还有明显的地标"就诊请先到预诊台"。

预检分诊台(预诊台)是由有资质的急诊科高年资护士驻守的,主要的工作就是根据患者的症状和体征,迅速进行评估,区分病情的轻、重、缓、急及隶属专科,并安排救治。预检分诊还要尽快识别出那些可能有生命危险的患者,必要时启动绿色通道立即实施抢救。急诊预检分诊的工作直接关系到急诊服务的质量和危重患者的救治速度。

经过预检的患者就有了一个病情的"级别"和一个去就诊的"区域",这也是目前国内急诊普遍实行的"三区四级"分区、分级就诊模式。

1.**"四级"**　指根据患者病情的严重程度将其分为四个级别:一级濒危、二级危重、三级急症、四级非急症。

（1）一级濒危:指病情可能随时危及患者生命,需立即采取挽救生命的干预措施,如心搏呼吸骤停、剧烈胸痛、持续严重心律失常、严重呼吸困难、严重创伤、大出血、急性中毒等。

（2）二级危重:指病情有可能在短时间内加重或进展至一级,或可能导致严重致残的情况,需要尽快进行医疗处置。二级患者来诊时呼吸循环状况尚稳定,但症状比较严重,如心、脑血管意外;严重骨折、突发剧烈头痛、腹痛持续36h以上、开放性创伤、儿童高热等。罹患严重疼痛的患者也属于二级。

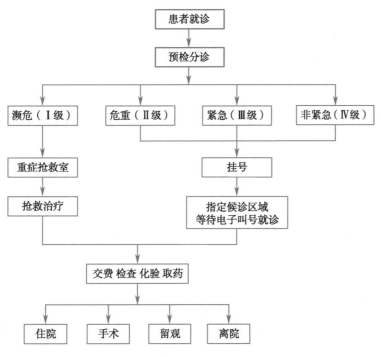

图 3-3 急诊患者分诊流程

（3）三级急症：指患者目前生命体征尚稳定，有急性症状持续不能缓解，如高热、呕吐、轻度外伤、轻度腹痛等。患者病情进展为严重疾病和出现严重并发症的可能性很低，也无严重影响患者舒适性的不适，但确实需要急诊处理。

（4）四级非急症：指病情不会转差的非急诊患者。可以继续等候诊治或去门诊就诊。

2. **"三区"** 指急诊诊疗区域分为三大区域：红区、黄区和绿区（图 3-4）。

（1）红区即抢救室：又称重症抢救。承担一级和二级患者的救治。

（2）黄区即密切观察诊疗区：又称急诊诊疗区。承担三级患者的诊治。原则上按照就诊先后顺序处置患者，当出现病情变化或分诊护士认为有必要时可考虑提前应诊，病情恶化的患者应被立即送入红区。

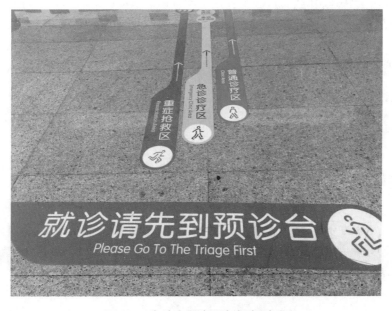

图 3-4 急诊大厅地面路线引导标识

（3）绿区即普通诊疗区：四级患者在此区域按挂号顺序就诊。

红、黄、绿三个区域，各自配备医护人员，处置不同级别的患者，医护人员互相协作支援，患者病情发生变化也随时可以转往相应区域。此种模式可以最大程度地利用医疗资源，保证危重患者的及时救治。

二、绿色通道

情景导入

> 小萌在预诊台默默观察了20min，见到预诊的护士姐姐嘴上问着病情，手上不停歇地打印着分诊单，动作很是麻利。有一次她听到分诊的护士姐姐说这个患者要进卒中绿色通道，然后患者号都没挂就由护工师傅直接推着轮椅送进了红区。小萌心里觉得奇怪，暗自寻思什么绿色通道啊？在哪儿啊？没看见啊？也跟着进了红区去找带教老师问清楚。

急诊绿色通道其实是一个虚拟的通道，是一个概念，是为了使危重患者能在最短时间内得到有效的救治，对常规的诊疗流程进行优化而采取的一系列措施，以便最终达到挽救患者生命、争取最佳预后，降低疾病致残、致死率的目的。急诊绿色通道具有优先、快速、多学科协作和全方位支持的特点，是救治急危重症患者最有效的机制，这已经成为全国各地医院急诊界的共识。

绿色通道是以患者为中心的，主要内容有：先救治后挂号，先救治后缴费；先救治，后完善医疗文书记录；相关专科快速协作。

带教老师拿刚才进入卒中绿色通道的患者举例，这个患者没挂号直接进入红区，医生接诊后会快速进行评估，不管患者有没有交费，30min内采血、头颅CT等检查就会完成，如果符合缺血性脑卒中的溶栓指征，马上医生就会和患者家属进行知情谈话，告知相关的风险。获得同意后就对患者进行静脉溶栓，溶栓药物都是医院事先准备的。这样的一整套措施就是卒中绿色通道，缺血性卒中的患者经过这样处理会获得最大的收益，最大程度地减轻原本可能发生的神经和肢体功能障碍，原本偏瘫的患者就可能完全康复回家，家庭和社会都有莫大的受益。

当然，各种疾病经过绿色通道的去向是不一样的。创伤绿色通道的患者会快速收住院或者手术；胸痛绿色通道的患者会快速明确诊断，甚至直接手术开通冠状动脉。可以这么理解，当前国家卫生与健康委员会经试点后在全国范围内推广的加强"五大中心"建设的工作，在某种程度上就是强化疾病的绿色通道建设，这"五大中心"是胸痛中心、卒中中心、创伤中心、危重孕产妇救治中心和危重儿童和新生儿救治中心。

三、急诊科单元设置

小萌的疑问

> Q：急诊科都有哪些单元？
>
> A：急诊科整体可分为直接发生诊疗活动的诊疗区域和协助诊疗过程运作的支持区域。急诊诊疗区域一般可分为分诊台、急诊诊间、急诊抢救室、急诊手术室、观察室、输液室、急诊病区和急诊监护病区。支持区域包括挂号收费处、医技科室、药房、行政审批部门、保卫科、后勤服务部门、后备空置区域。

为了便于患者就诊，急诊科设置了醒目的引导标志，患者可在急诊大厅及各个通道的地面看到引导路线的标识,指导患者前往相应窗口。通常以不同颜色进行分类。

急诊的各个诊疗区域集中分布在相近的平面或立体区域内,挂号、化验、X线检查、超声检查、药房、收费等尽可能集中在急诊区范围内,形成独立单元,以免患者往返,缩短患者处置时间,从而保证有效的抢救与安全及急诊工作的顺利进行。最大限度地方便患者,提高医护人员的工作效率,提高医技设备的使用效率。

1. 急诊抢救室(红区) 是救治急危重症患者的一线核心场所,也是医院最繁忙的区域之一。一个医院抢救室的规模及其配套设施的完善程度是该医院急救能力的缩影。抢救室需要配置足够数量仪器和设备,如心电监护仪、除颤仪、呼吸机等抢救及重症治疗设备。

大型综合医院的急诊科应设立手术室,其功能主要是就近及时施行急诊手术以挽救患者生命。有条件的医院可设置杂交手术室,即在急诊手术室内设置X线透视设备,便于急诊创伤患者手术,并可进行急诊介入手术治疗。

2. 急诊观察室 收治的患者多不符合住院条件,但根据病情尚需观察,有可能出现病情变化,多数为病情略重的急诊患者。急诊观察室可与急诊抢救室双向输送患者,功能流程与布局较紧密,属于急诊科必备的单元。

3. 急诊病房 用来收治病情复杂,涉及多个系统难以收入专科治疗的急诊患者,或需要住院治疗、不需要特殊专科治疗的普通患者。

4. 急诊监护病房 用于收治病情危重复杂、需多专科综合处理的急性起病或慢性疾病急性加重的患者,是危重患者的主要救治场所。

四、急诊医患沟通

小萌跟着带教老师在急诊工作的一天就要结束了,她觉得带教老师和患者或家属谈话的时候沟通得特别顺利,也不知道老师是如何做到的,有时候只是花2~3min和患者的家属交谈后,之前还不知所措的家属就很快做了决定。小萌决定去问问秘诀。

小萌的疑问

　　Q:听说急诊科是医患矛盾的重灾区,都是来医院看病,为什么急诊更容易出现医患纠纷?

　　A:由于面对的病患种类复杂,学科覆盖面广,病情危急且变化快,患者及家属情绪极易紧张和焦虑,急诊工作具有高难度、高强度、高风险的特点,急诊专业确实属于医疗纠纷高发的专业,急诊专业的医护人员既要在短时间内处置好患者,又要同时做好和患者及家属的沟通、安抚工作。

(一)在急诊出现医患矛盾的主要原因

1. 医患双方的认知差异 在患者及家属的认知中,急诊可以最快时间得到诊治、迅速获得诊断、立刻接受治疗并缓解病情,这是他们就诊急诊的主要原因,有这一认知的患者及家属覆盖了急诊全部四级患者。然而,病情分级为四级的患者严格说来并不是急诊医疗服务的对象。换句话说,在急诊医生看来,这部分患者是不需要立即进行处置的。

在医务人员的角度,立即采取措施稳定生命体征是急诊患者诊治的首要目标。患方更为重视的一些主观感受,诸如发热、疼痛、呕吐、心悸等症状的缓解,通常会被排在相对次要的位置。换句话说,这些患者或者家属认为亟待解决的问题,与医生的判断并不一致。

急诊诊疗的第二部分是应用各种检查检验方法对可能的疾病进行诊断和鉴别诊断。在这一过程中,排除危重疾病比明确诊断更重要。例如,对于胸痛患者,应该排除急性心肌梗死、急性肺栓塞、主动脉夹层、张力性气胸这几类如不能及时诊断治疗可能导致患者随时猝死的疾病。这种排查必然会带来一些花费较多但却是阴性结果的检查项目以及对同一指标的反复复查,如需要行肺动脉计算机体层血管成像（computed tomography angiography，CTA）排除肺栓塞、反复监测心肌标志物、心电图排除急性冠脉综合征等。而对于患方来说，最少的花费、最简单直接的检查方法获得疾病的明确诊断才更符合他们的期待。这些认知或者说心理需求上的差异，是导致患方不满的原因之一。

2. 病情的诊疗情况、并发症、转归未能充分识别或告知　急诊患者病情复杂，涉及内外妇儿各个学科的急危重症，部分患者就诊时仅为疾病的起始阶段，症状及体征不典型，误诊、漏诊风险大。例如，最简单常见的急性上呼吸道感染患者，可以诱发暴发性心肌炎，导致患者猝死；又如因"腹痛"就诊的老年患者，最终的诊断可能是急性心肌梗死。初起时症状轻微最终却付出巨大代价甚至生命，这种巨大的反差往往会造成医患纠纷。

急危重症患者病情可能会在短时间内迅速恶化，与此同时，所需要的许多诊治措施都有相应的并发症发生的可能性。例如，病毒性肺炎可能迅速进展为急性呼吸窘迫综合征；蛛网膜下腔出血起病时神志清楚的患者，可能再次出血发生脑疝；呼吸衰竭的患者进行气管插管，有诱发心律失常甚至心搏骤停的可能性；怀疑主动脉夹层的患者行胸主动脉CTA，有发生过敏性休克的可能性。如何在危重患者抢救过程中，在时间紧迫的限制下清楚准确地判断疾病的转归、详细有效地向患方解释可能出现的并发症并获得理解，对急诊医务人员来说是巨大挑战。

3. 医疗资源限制带来的患者分流不足　抢救室的危重患者在基本生命体征稳定后应尽快收入重症监护病房。有住院指征的急症患者，如脑梗死、支气管扩张伴咯血、急性左心衰竭、消化道出血等应收入各专科病房进一步诊治，不需住院的部分急症患者需要留院观察。然而，医疗资源受限、急诊患者流量大、急诊患者合并症基础疾病多、医保患者住院费用受限等诸多问题导致收治困难，众多患者得不到妥善安置，矛盾应运而生。

4. 对医患沟通缺乏重视及技巧　患方掌握的医学专业知识有限，在医患沟通过程中可能由于医务人员使用了过多的专业术语或者对一些自以为不用解释的内容一带而过，造成"医务人员认为已经告知，而患方一无所知"的情况发生。

此外，在急危重症患者的抢救治疗过程中，医务人员容易专注于疾病本身，而忽略了与患方的沟通，而护理人员则专注于执行医生的医嘱，忽视与患者和家属的交流，沟通上的欠缺会带来不信任的情绪，特别是进入抢救室的患者，由于诊治及管理的需要拒绝患者家属陪同，对疾病的焦虑、看不到家人的不满、对诊治过程一无所知的无助以及高额费用带来的压力，种种因素交织，一旦遇到病情变化极易爆发冲突。

（二）急诊医患沟通内容

小萌的疑问

　　Q: 医患沟通就是和患者及家属聊天吗？

　　A: 适当的聊天有助于拉近人与人之间的距离，然而急诊医患沟通绝不仅仅是聊天，其最终目的是为了保障诊疗活动的有序进行。

　　1. 告知病情　急诊患者往往病情复杂紧急，且可能在短时间内出现危及生命的变化，特别是送入抢救室的重危患者，费用高，治疗效果不佳，无法直接接触患者及诊疗过程，非常容易诱发家属的焦虑不满以及不信任的情绪。因此，及时的病情告知极其重要。主要需要告知以下几个方面：

　　（1）目前的情况，初步的诊断，已经进行的检查、治疗、会诊情况，对治疗的反应，已经获取的主要阳性信息等。

　　（2）下一步的诊断和治疗计划，患者的去向：出院、继续抢救室观察治疗、转病房或者进行急诊手术等。

　　（3）患者病情的危重程度，可能出现的并发症，疾病的预后，大概的治疗费用。

2. 获得理解 急诊患者起病急骤、病情变化快,有时候在诊断和治疗方面均存在障碍,诊疗过程中可能遇到多种情况,如做了很多检查仍不能明确诊断;进行了相关的治疗病情仍不能改善,甚至出现进一步恶化;钱花了,人没了;在诊疗疾病的过程中出现医疗相关的副作用、可预见或者不可预见的并发症;医院床位紧张,长时间滞留急诊,急诊的高额费用不能报销等。如上诸多情况,在任何一个环节不能够获得患者及家属的理解,就可能造成矛盾的爆发。因此,及时进行医患沟通,让患者和家属了解诊疗过程中的困难,获取他们的理解尤为重要。

3. 寻求配合 急诊患者常要面对一些有创或可能带来副作用的检查和治疗措施,如手术治疗,存在相关的手术风险;气管插管,可能导致牙齿、口咽部的损伤甚至诱发心搏骤停;深静脉穿刺置管、胸腔穿刺引流、骨穿、腹穿等有可能造成邻近组织的损伤;做增强 CT、CTA,可能发生造影剂过敏或造影剂相关肾损伤;急性脑梗死的溶栓治疗,可能发生危及生命的出血副作用;甚至去做检查、住院转运过程中,也有可能出现病情变化或二次损伤。这些诊疗措施有些是挽救生命所必须的,如急诊手术、心肺复苏术,需要争分夺秒,立即进行;有些是为了疑难疾病的明确诊断,可能会获得阴性的结果。它们的共同特点是可能出现副作用或造成医源性损伤而导致病情加重。这些可能的损伤一部分是可以预见、预防和治疗的,但仍有一部分具有未知和突发的特点,且可造成无法逆转的严重后果。因此,在沟通的过程中,医务人员必须熟练掌握计划进行的检查操作、使用的药物、拟进行的手术的副作用、适应证、禁忌证、并发症,向患者及家属陈述进行此类检查和治疗的必要性,解释大致的过程及可能遇到的问题,征求意见,签署知情同意书。与此同时,由于医患双方在医学专业知识上的巨大差距,医务人员应当具有一定的引导和倾向性,对于疾病诊治所必须的诊疗措施,特别是一些挽救生命所必须的诊疗措施,必须态度坚定,措辞明确,向患方阐明如不进行此类诊疗可能带来的严重后果。

（三）医患沟通的技巧

小萌的疑问

Q:是不是只要我耐心、认真地回答患者和家属的问题,就是有效的医患沟通?

A:耐心、认真的态度是医患沟通的良好基础,但是由于急危重症疾病的特殊性,只做到这些还是远远不够的,还需要掌握急诊沟通的一些技巧,并结合患者实际情况进行沟通。

除了一些常用的医患沟通技巧之外,急诊医患沟通特别要注意以下几点:

（1）有同理心:站在患方的角度表达患方的痛苦和需求,甚至在患方提出要求之前首先表达患方最迫切的感受,更容易获得患方的信任和配合。

（2）做有效沟通:确保医患沟通中的重点得到清晰明确的阐述,在这个过程中可以辅以眼神的接触和肢体语言的配合。

（3）紧张有序的高效救治:在急危重症患者的急救过程中做到紧张有序、密切配合,是患者及家属对医护人员产生信任和尊重的根本方法。

（4）正确对待特殊患者及家属:注意保护自身安全,克制自己的情绪,避免事态向更坏的结果发展,必要时请求其他相关人员的帮助,在面对患方无理取闹、危害就诊秩序甚至有暴力行为倾向时,要立即寻求医院职能部门、司法部门的帮助,由医院医患沟通中心在特定的环境中进行有记录的沟通。

（四）常见情境下的急诊医患沟通

情景导入

患者男性,68 岁。因"反复咳痰喘 20 余年,再发 5d,神志不清 1h"由 120 送入急诊抢救室。入室时患者神志昏迷,呼吸急促,口唇发绀,测心率 145 次 /min,指脉氧饱和度 65%。

1. 告知家属,患者正在进行有效的抢救和治疗。

2. 参与抢救人员以外的医生态度温和坚定地将家属带入谈话间。

3. 稍快语速,简洁扼要地询问病史,提前告知家属情况紧急,"请先回答我的问题,其他更详细的情况待患者稍微稳定一些后我会再来了解"。

4. 给出基本判断,"患者目前严重呼吸衰竭,随时有可能出现心搏骤停,必须立即进行气管插管、机械通气"。态度坚决,提供的治疗措施明确,简要告知气管插管相关并发症,签署病危通知书、气管插管同意书。

5. "目前正在抢救,我们会立刻给患者进行气管插管,等呼吸情况稍稳定后我会再次与你沟通。"

6. 重要治疗措施实行后及时将目前情况告知家属,患者稍稳定后向家属阐述下一步诊断和治疗计划并获得理解和支持。

情景导入

> 患者女性,16岁。因"发热伴头痛两周余"入院,急诊观察室留观。因感染科无床滞留急诊3d,虽经抗感染治疗仍每日高热,诊断不明确。

1. 态度温和,表情友善。

2. 对患者的痛苦给予及时的关注、安慰及必要的处理,对家属的焦虑和不满给予一定的理解,用共情的方式与家属交流。

3. 及时将目前的检查、对诊断的判断、采取的治疗措施、获得的相关科室的会诊情况与家属沟通,向家属阐明目前遇到的困难和已经进行的努力,以及下一步的诊治方案,同时注意签署知情谈话记录,详细如实记录病程。

4. 积极寻求医院职能部门的帮助,联系床位及全院大会诊,切实解决患方的问题。

5. 由于观察室医务人员交接班频繁、人员变动大,对长期滞留的患者要床边交接,可在患者家属的面前交接关注及处理的重点,给予患方简要的嘱托:"您好,我是今晚的值班医生,如果有什么不舒服随时按铃,护士会立刻通知我。"

（季学丽　孙　峰　张华忠　娄　爽）

第三篇

专科医疗

第四章　内科诊疗单元

视频:内科导引

第一节　内科概述

一、内科的定义

小萌的疑问

Q: 在医院,内科的标识随处可见,有"心血管内科""呼吸内科"……这么多"内科",到底哪个才是我们所说的"内科"呢?

A: 内科是一个庞大的家族,这些专科都属于内科。伴随着现代医学的发展和精准诊疗的需求,内科中衍生出心血管内科、呼吸内科、消化内科、肾内科、内分泌科、血液科、风湿免疫科、感染科等分支,也就是我们在医院所见到的临床科室。

内科(internal medicine),有别于外科,它在研究人体各器官系统疾病的诊断和防治中,以诊治举措不具创伤性(如体格检查、实验诊断、影像学诊断、药物治疗等)或仅有轻微的创伤性(如介入性诊断和治疗)为特色,以药物治疗为主要治疗手段。作为临床医学中的基本与核心学科,内科学素有"医学之母"之称。临床医学发展的初期,其主体即内科学,内科学是临床医学各学科的基础,并与它们联系密切。

在综合性医院的部门划分中,大内科是医院诊疗结构的主要组成,通常包含有心血管内科、呼吸内科、消化内科、肾内科、内分泌科、血液科、风湿病科、感染科、神经内科、综合内科(图4-1),部分医院将皮肤科、肿瘤科、老年科等科室也纳入内科的管理范畴。

二、内科的服务对象

在内科的临床科室中,由于疾病诊断、治疗的精确化,不

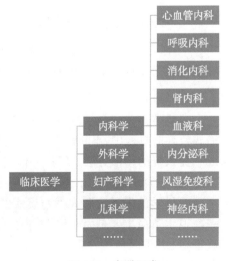

图4-1　内科组成

同专科收治的病患分类越来越精细。

1. 心血管内科 主要收治患有心血管疾病的病患,常见的心血管疾病有冠心病、心力衰竭、高血压、心律失常。

2. 呼吸内科 主要收治患有支气管哮喘、慢性阻塞性肺疾病、肺部感染、肺癌、胸腔积液、气道狭窄、肺栓塞、肺动脉高压、睡眠呼吸暂停低通气综合征、间质性肺病等呼吸系统疾病的患者。

3. 消化内科 主要诊治有消化系统疾病的患者,病种涵盖消化道溃疡和肿瘤、胃肠动力、炎症性肠病、胆胰疾病、肝病及微生态疾病。

4. 肾内科 收治患有泌尿系统疾病的病患,其中又以肾小球疾病(尤其是膜性肾病、糖尿病肾病、狼疮性肾炎)、肾衰竭并发症、腹膜透析、血液净化(含生物人工肾)最为常见。

5. 内分泌科 除诊治糖尿病、甲状腺疾病等常见病外,越来越多的医院开展代谢性骨病、妊娠相关内分泌代谢疾病、肥胖症、性腺疾病等领域的诊治与研究。

6. 血液科 收治患有各种类型贫血(包含再生障碍性贫血)、各种类型淋巴瘤(包含慢性淋巴细胞白血病)、骨髓瘤以及各种出凝血疾病的患者。

7. 风湿免疫科 治疗疾病包括类风湿性关节炎、系统性红斑狼疮、强直性脊柱炎、原发性干燥综合征、骨关节炎、痛风等。

8. 感染科 除参与常见重大传染性疾病的诊断治疗外,还收治病因相对比较复杂的发热待查性疾病、各种原因的肝功能损害、肝衰竭、新发传染病的患者,重症感染、多重耐药菌感染的特殊人群也是感染科的诊治重点。

以上八个临床科室,分别对应内科学下属的八个亚专业。其中,心血管内科、呼吸内科、消化内科又因专科发展历史悠久、收治疾病种类多、病患人数众多,而并称为大内科的"三大核心科室"。在早期临床实践的阶段,这三大科室也是我们熟悉、走访的重点,因此本书将在后续章节对三大科的学科概况、历史演变及展望等做进一步的阐释。

在内科,除传统意义上的普通病区供住院患者诊疗外,医疗技术的发展、新型医疗器械的诞生、医院管理体制的改革,促使部分科室分立出一种全新的医疗组织——专科重症病区。冠心病重症监护室(coronary heart disease care unit, CCU),呼吸重症监护病房(respiratory intensive care unit, RICU)便是其中的代表。

三、内科学的发展历程

小萌的疑问

Q: 内科真是个大家庭啊,这么庞大的家族又有着怎样的"家族发展史"呢?

A: 内科学的发展史和人类与疾病的斗争史关系密切,主要依托于人类的两次卫生革命,逐步实现了高度专业化、科技化、信息化。

内科学作为一门学科,具有一套完整、系统的理论体系,其知识源于临床实践。早期的医学家在治病救人的过程中,不断积累经验、去伪存真,在实践中总结凝练、提高认知,经过长期的积累,逐渐形成一套系统的诊治方法。经过一代代医学家的整理归纳和系统研究(包括生理学、病理学、药物治疗学、循证医学等的研究),才发展为内科学。

内科学的发展史和人类与疾病的斗争史关系密切。人类迄今经历了两次卫生革命的阶段。第一次卫生革命主要是面向传染病的斗争。长久以来,传染病都是威胁人类健康的主要疾病,如霍乱、鼠疫等,更是因传染性强、流行面广、致命迅速,一度造成人群恐慌,引发社会动荡。在世界文学史上,他们也留下了浓墨重彩的一笔。幸运的是,随着医学技术的进步,人类与传染病的斗争在20世纪下半叶已取得累累硕果。以接种疫苗为主要预防手段,以化学药物及抗生素的使用为重要治疗方法,第一次卫生革命取得了阶段性胜利。第二次卫生革命的对象是目前主要威胁人类生命的流行病,如心脑血管病、恶性肿瘤和其他一些老年性疾病。此类疾病与生活水平的提高、不良的生活方式、心理行为和社会环境息息相关,正是当前临床医学研究的热点领域,也是内科学"今生"的攻克重点。

20 世纪 30 年代以后,为了更精确地诊断和治疗各类疾病,内科学也逐步向专科化方向发展,逐步分化成心血管病学、呼吸病学、消化病学、肾病学、内分泌与代谢病学、血液病学、风湿病学、神经病学、传染病学、老年病学等专业学科。尽管临床医学的专科化有利于对疾病的深入研究,但是分科过细并不利于患者就诊和综合防治。

四、不一样的内科

(一)千奇百怪的查房制度

小萌来内科前,就有学长说:"内科查房你可要多吃点,想当年我实习的时候跟了一位内科老专家查房,从上午 8 点开始,查到中午 12 点,才查一半,吃完饭以后继续查房。当时脚后跟都站痛了。"小萌怀着满心好奇和不安进入了内科。

经过了 1 个星期的学习,小萌终于搞明白了内科查房是怎么一回事。原来内科查房分为好多种。总的来说,常见的分为:科室主任或病区主任大查房、医疗组三级查房、教学查房等。

1. 最常见的医疗三级查房 医疗组长一般每周查房 1~2 次,主要审查新入院及危重患者的诊疗计划,决定重大检查及治疗,检查医嘱、病历质量,听取各级医疗人员对于诊疗的意见。主治医生主要对所有患者的出入院计划、诊疗问题进行查房,对危重患者进行重点查房,并检查病历材料,至少每周查房 2 次。住院医生查房是对所分管床位的患者进行每天 2 次的早晚巡视,检查各种诊疗措施的执行和落实,追踪各种检查结果,并加以分析及汇报。而小萌这样的实习医生是不是没事做呢?当然不是!实习医生查房前要做好各项准备工作,如病历、实验室及器械检查结果、熟悉简要病史,背熟化验单,还要做好随时被提问的准备。每天的查房都是难得的接触患者、了解疾病和拓展知识的好机会。

2. 科室大查房 科室大查房是内科科室水平最高的查房,由科室主任或学科带头人主持,一般时间固定,本专业、专科内的所有医生都要参加。所选的病例都是较复杂和疑难、罕见、诊断不明、治疗效果欠佳、需要多学科会诊或跨学科思维才能解决的病例。因此就是一场头脑风暴。主任们知识渊博程度经常让小萌目瞪口呆。他们不仅讲病情、释疑难,还能对查房病例旁征博引、拓展与本病例有关的知识以及本专业的新进展,是非常难得的训练思维与获得知识的盛宴。

3. 教学查房 一种非常有仪式感的查房形式。出入病房顺序、查房人员站位都有要求。小萌觉得教学查房是运用诊疗思维的一个很好的实践机会。选择的都是典型病例,纠错式基本功训练(病史采集与体格检查),紧密联系患者进行诊疗上的层层剥茧。很多内科疾病都是从教学查房上实现了从认知到熟悉的飞跃。

内科查房是一次又一次训练自己"临床思维"的实践机会,很多实习生认识疾病就是从查房开始,因此,内科查房的传统还是会一代代地传承下去。

(二)内科远程门诊

今天小萌跟随主任去上了一个特殊的门诊,患者并不在诊室,而是在电脑的另一端,该患者因身体原因不能来院就诊,于是申请了远程门诊,在屏幕那边当地医生的帮助下,主任进行了详细的病史及阳性体征、实验室检查的询问,迅速进行了诊断,并给出了治疗方案,让患者得到了及时的诊疗。会诊结束后,主任详细给小萌讲了远程门诊,它是互联网健康的一部分,可以改善医疗资源分布不均的问题。我们既可以通过网络医疗服务平台帮助实力较弱的基层医院,让患者享受到大医院的先进医疗服务,也可以与国外顶级医院进行临床、科研上的交流,尤其对于一些严重疾病或疑难杂症,需要对病因、病情进行更加准确的诊断,从而确定最佳治疗方案。远程会诊是性价比非常高的诊疗手段。

五、如何学好内科学

小萌的疑问

> Q:早已听闻内科学是一门非常重要的必修课,它涵盖了人体各系统和各种疾病的病因、发病机制、临床表现、诊断、治疗和预防。可是如果要学好内科学,需要储备怎样的专业知识和素养呢?
>
> A:学习好内科,需要大量的知识储备,不仅仅需要从现在就重视病理学、病理生理学、诊断学等基础课程的学习,还要注重对自主学习、医患沟通、团队合作能力的培养。

(一)知识储备

内科学是临床医学中的核心学科,诊断及临床思维集中体现在内科学中,对于以分析见长,靠智慧取胜的内科学,尤其强调临床思维。在临床实践中,内科疾病也最为常见。因此通过对内科学的系统地学习,可以掌握医学的基本知识与技能,培养科学的临床思维方法,同时也为后续课程与临床实践奠定重要的理论基石。

学习内科学应以基础医学和诊断学为基础。在解剖学、生理学、病理学、诊断学等的基础上,开展对这门课程的学习。内科学将人体按照器官系统予以分类,并开展相对独立的研究。因此,在学习过程中需要回顾各个系统的解剖、生理、病理等基础医学知识,抓住要领、不断总结归纳,并与临床实践紧密结合梳理知识脉络。有些医学生重理论轻操作实践是完全错误的。医学是实践的科学,大量的临床实践不仅能巩固理论知识,培养自主学习、医患沟通、团队合作的能力,还能积累丰富的经验并从他人的实践中吸取经验和教训。因此,只有在掌握基础医学和诊断学相关知识的基础上,运用临床思维对获取的信息进行综合分析、逻辑推理,并参考临床实践获得的经验,才能从临床上繁杂的信息中找出主要矛盾并加以解决,才能真正学好内科学。另外,充分利用国内外网络和数据库的最新数据,熟悉"循证医学"的传统"指南手册",于内科学的学习及未来的临床实践也将是大有裨益的(图4-2)。

(二)如何成为一位优秀的临床内科医生

科技的发展提供给临床医生的诊断、治疗、预防疾病的仪器、药物、材料和方法日新月异。但是仅仅依靠先进的科技、套用最新治疗指南的医生,并不能称为严格意义上优秀的临床内科医生。一个优秀的临床医生,不仅应具备扎实的医学知识,掌握先进的诊疗技术,树立"敬佑生命、救死扶伤、甘于奉献、大爱无疆"的医学道德观念,同时应有细致入微的观察能力、敏捷的思维、宽阔的医学视野、丰富的人文底蕴和社会知识。当面对临床病例时,能够做到触类旁通,他们的临床诊疗过程往往不仅是逻辑的判断,甚至包含直觉与顿悟的判断,这就是被业内赞誉的"医学的科学与艺术"(the science and art of medicine)的境界(图4-3)。

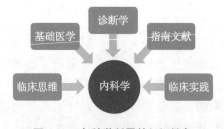

图 4-2 内科学所需的知识储备

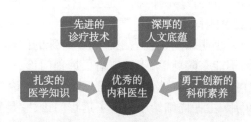

图 4-3 优秀的内科医生

此外,一名优秀的内科医生还应具有从事科学研究工作的能力,能够从临床中发现问题,对临床工作遇到的问题提炼出科学假设,并通过科学研究手段进行解决,再将科学成果应用到临床实践(图4-4)。只有有了扎实的临床功底,同时具备服务临床的强大、超前的思维和独立开展研究的能力,两者充分结合,才能成为优秀的、可持续发展的医学科学家和卫生事业的优秀人才,造福广大患者。

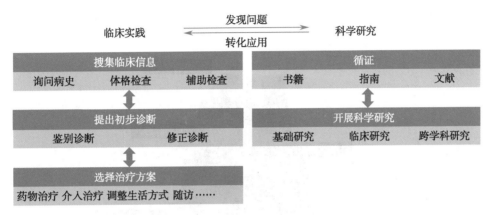

图 4-4 内科临床实践与科学研究

（冯慧敏 叶扬帆 王嫱 王宁宁）

第二节 心血管内科

一、心血管内科概述

（一）"生命不息,跳动不止"——了解你的心脏

小萌的疑问

Q:"一心一意、心平气和、万众一心",和"心"有关的成语伴随着我们每天的生活,每个人都能摸到自己胸口扑通扑通跳动的心脏。那么心脏究竟是怎样一个器官呢? 它对我们有多重要呢?

A:心脏是人体的"发动机",心脏从生命诞生初期就开始不停的跳动,正常人的心脏每天跳动8万~10万次,按此计算一生之中心脏跳动的次数在25亿次左右,周而复始,永不停歇,直到生命终止。

1. 心脏的作用和构造

（1）心脏的作用就像是一个水泵,它的每一次跳动,都能够推动血液流动,给全身器官、组织送去充足的血液,带去氧和各种营养物质,并带走代谢的产物,如二氧化碳、无机盐等,使细胞维持正常的代谢和功能,从而保证机体的新陈代谢。

（2）心脏由无数个心肌细胞组成,正常成年人的心脏体积和自己的拳头大小相近,重量约250g。心脏的构造就像一所小房子,每个心脏都有四个房间,分别为左心房、右心房以及左心室、右心室。心房在上,心室在下,心房与心房之间、心室与心室之间分别由房间隔和室间隔分开,所以血液不会在左、右心房之间以及左、右心室之间流通（图 4-5）。但血液可以在心房与心室之间流动，一般正常人的血液会由心房流入心室，心房与心室之间的通道有一扇"门"，称为瓣膜（valve）。右心房与右心室之间有开闭功能的瓣膜具有三个"叶片"，称三尖瓣，左心房与左心室之间的瓣膜具有两个"叶片"，称二尖瓣。心房与心室均有一定的厚度，其中以左心室的室壁最厚，为心脏跳动的最主要部位，其位于胸部偏左的位置，所以我们平常可以在左胸口看见或摸到心脏跳动，即常说的心尖搏动处。如果心脏出现问题，最常见的表现就是胸部正中或者胸部偏左侧的疼痛、憋闷或者心慌以及乏力、气喘等。

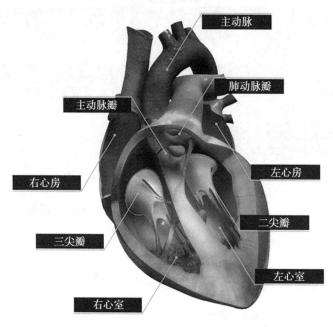

主动脉
肺动脉瓣
主动脉瓣
左心房
右心房
二尖瓣
三尖瓣
左心室
右心室

图 4-5　心脏主要结构示意

2. 心脏的电路和水路　心脏这个房子和所有的房子一样，也配备有电路系统与水路管道。

（1）心脏的跳动是由心脏的生物电活动引起的，心脏的电路称为心脏的传导系统，它是心脏跳动频率和节律的控制器。正常心脏每分钟跳动 60~100 次，跳动规律而整齐。能够影响心跳频率原因很多，如浓茶、咖啡、运动、情绪激动、寒冷刺激等，都会让心跳频率发生变化。

（2）心脏的水路管道主要为"冠状动脉"（coronary artery）。冠状动脉沿心脏表面分布，并发出许多分支深入心肌内进行供血，这些给心脏供血的血管在心脏顶部环绕近一周，像是一顶王冠，因此称为冠状动脉，简称冠脉。我们耳熟能详的健康第一杀手——冠心病（coronary heart disease, CHD），就是由于这些给心脏供血的冠状动脉出现了问题，继而产生的一系列不适症状所导致的疾病，是最为常见的一类心脏疾病。

3. 生活中的心脏病　心脏疾病种类繁多，症状也因人而异。我们常在影视作品中看到有人捂着胸口面容痛苦地说："我心脏病发作了"，接着颤颤巍巍地从口袋里掏出一瓶药往嘴里倒，这里的"心脏病发作"（heart attack），大多数时候指的就是冠心病的心绞痛发作，或者是冠心病的最严重情况——心肌梗死（myocardial infarction, MI），简称心梗。心肌梗死是一种急性发作的严重冠心病，发生心梗的患者其冠状动脉的病变往往已经存在很长时间，发病时，冠脉的某一支血管短时间内发生严重堵塞或者完全封闭，对应范围内的心肌血供急剧减少甚至中断，导致心肌坏死。此时患者往往伴有剧烈胸痛、胸闷、恶心、大汗等症状，并常常有濒临死亡的感觉，若不及时得到救治则很容易发生猝死。

总而言之，人的心脏是一个设计精妙、不知疲倦的动力泵，它的跳动就是生命存在的象征，只要生命不息，它便跳动不止。

（二）心血管疾病就在你身边

小萌的疑问

Q：小时候看着爷爷每天早晨都要吃很多药，爷爷说是治心脏病的药。去同学家里玩的时候，也经常看见同学家里的爷爷奶奶吃一些治疗心脏病的药，是不是每个人到老了以后都会得心脏病？

A：心血管疾病是老年人最常见的疾病类型，但也不仅限于老年人。小萌之所以看到这么多老年人吃药治疗心脏病，是因为心血管疾病目前的老年人患病率很高，总体形势很严峻。

根据《中国心血管健康与疾病报告 2019 概要》所示，中国心血管病患病率及死亡率仍处于上升阶段。推算心血管病现患人数 3.30 亿，其中脑卒中 1 300 万，冠心病 1 100 万，肺源性心脏病 500 万，心力衰竭 890 万，风湿性心脏病 250 万，先天性心脏病 200 万，下肢动脉疾病 4 530 万，高血压 2.45 亿。目前，心血管病死亡占城乡居民总死亡原因的首位，农村为 45.91%，城市为 43.56%。中国心血管病负担日渐加重，已成为重大的公共卫生问题，防治心血管病刻不容缓。按照上述患者人数占总人口的比例来推算，几乎家家户户都有心血管疾病患者，心血管疾病离我们如此之近，与我们的日常生活密切相关。

20 世纪 40 年代末期，美国开始了著名的 Framingham 心脏病研究。根据长达数十年的跟踪随访，科学家们发现了心血管疾病的几个经典危险因素，包括高血压、高胆固醇、糖尿病、吸烟、缺乏运动、肥胖等。不难发现，这些危险因素在我们身边的人群中已经是"司空见惯"了。而值得庆幸的是，全球疾病负担研究的报告同样表明，只要控制好上述危险因素，就可以使冠心病、脑卒中的发病率和死亡率下降约八成。

此外，尽管中国心血管病领域医疗质量提高迅速，但中国心血管病患病率及死亡率仍处于上升阶段，心血管病住院总费用也在快速增加，2004 年至今，年均增速远高于国民生产总值增速。

由此可见，心血管疾病就在我们的身边。心血管疾病的预防和控制仍是未来很长一段时间内需要我们重点关注和投入的领域，是国民健康事业的重中之重。

（三）心内科常见疾病和临床主要功能单元

小萌的疑问

Q：为什么心脏病这么可怕，会"牵一发而动全身"呢？心脏疾病具体有哪些类型呢？它们又是靠什么方法诊治的呢？

A：人体是个设计精妙的机器，这台复杂机器的运转需要很多系统相互协调配合。人体内有八大系统，比如神经系统、呼吸系统、消化系统等，其中有一个系统是将其他系统串联起来，并保证所有系统顺利的运转，这个系统称为循环系统。循环系统由心脏、血管和调节血液循环的神经体液组织构成，其中任何环节出现异常都可产生疾病。循环系统疾病也称为心血管疾病。

1. 心内科常见疾病类型　心血管疾病在内科疾病中属于常见病，它能显著地影响患者的劳动力，并危及患者生命。心血管内科主要疾病类型有：高血压、冠状动脉粥样硬化性心脏病（冠心病）、心律失常、心力衰竭、先天性心脏病、心脏瓣膜病、心肌病、心包疾病、心肌炎、大动脉及外周血管疾病、肺血管疾病等。其中常见疾病主要为高血压、冠心病、心律失常以及各种原因引起的心力衰竭。

高血压（hypertension）是最常见的心血管疾病。它以血压增高为主要特征，可伴有心、脑、肾等器官的功能损害。血压长期处于升高状态可使全身的各个脏器的微小血管产生病变,进而导致器官的供血不足,没有了正常的血供,脏器们都无法正常工作。因此,高血压是导致脑卒中(俗称中风)、冠心病、慢性肾衰竭以及全身各个器官功能异常的最主要原因。

冠状动脉粥样硬化性心脏病(coronary atherosclerotic heart disease,CHD),简称冠心病,是指冠状动脉发生了动脉粥样硬化导致心脏缺血、缺氧而引起的心脏病。发生动脉粥样硬化的血管,其内表面可形成粥样硬化斑块,好比水管生锈了一样,这种"斑块"的生长可逐步侵占血管腔,造成血液流动的障碍,引起心肌缺血,使人感觉胸口不舒服,这就是冠心病发生的过程。严重时,冠状动脉完全堵塞,引发心肌梗死。冠心病是严重威胁人类健康的一种疾病,是老年人最常见的心脏病类型,同时也是心内科住院患者中最常见的疾病类型。

心律失常(arrhythmia)是心脏电活动异常的总称,简单地说就是心脏出现了"乱跳"的情况,让人有心慌或是心里落空的感觉。心律失常是心血管疾病中重要的一大类疾病,可由各种器质性心血管病、药物中毒、电解质和酸碱平衡失调等因素引起,部分心律失常也可因自主神经功能紊乱所致。

心力衰竭(heart failure,HF)简称心衰,是指由于心脏的收缩功能和舒张功能发生障碍,引起整个循环系统障碍的症候群。心力衰竭并不是一个独立的疾病,而是许多心脏疾病发展的终末阶段,如果不接受治疗,大部分的心血管疾病最终都会发展为心力衰竭,如冠心病、各种类型的心肌病、高血压、各种长期存在的心律失常等。心力衰竭的患者日常生活受到很大限制,严重时甚至连进食、步行这些基本行为都无法完成,对患者本人及家庭都会带来很大的负面影响。

2. 心内科临床主要功能单元 心血管疾病如此重要,发病率也如此之高,这使得我们必须针对它设置完备的诊断和治疗体系,这样才能更好地对抗其带来的危害,心血管内科便是这个诊治体系的承载者。根据心血管疾病临床诊断、治疗需要,现阶段的心血管内科一般设置有心内科病房、心导管室、心脏功能检查单元及心血管研究室(图4-6)。

(1)心内科病房:是心血管内科的核心单元,主要为医生及患者提供疾病诊治以及交流的场所,是与疾病做斗争的"主战场"。大多数医院的心内科病房都设置有普通病房及冠心病(心脏病)监护病房(coronary care unit,CCU)。普通病房是心内科病房的主体,在心内科普通病房中,一般根据亚专

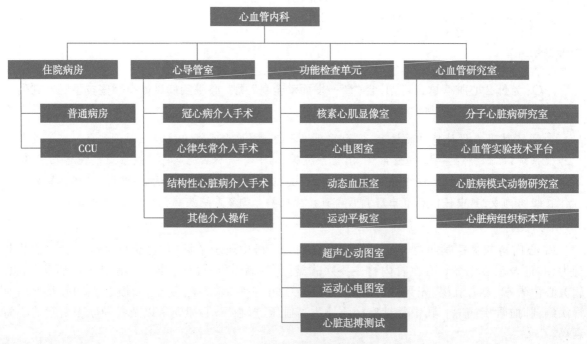

图4-6 心内科临床主要功能单元

科方向来划分和管理患者,亚专科方向包括高血压、冠心病、心律失常、结构性心脏病、心力衰竭、心脏病康复等。普通病房主要收治患有上述疾病且病情相对稳定的患者。CCU病房配备有更为全面的监护和抢救设备,可进行心电、血压及血流动力学监测,临时起搏和主动脉气囊反搏等特殊治疗,好比全副武装的一支精锐部队,用于面对更为强大的敌人。CCU病房主要收治急性心肌梗死等严重冠心病患者,同时也收治反复发作的恶性心律失常、严重心力衰竭、重症心肌炎等危重患者,待患者病情平稳或趋于好转后,可转入心内科普通病房进一步治疗。

（2）心导管室:是心血管内科的一个延伸科室。为所有内科中所特有,心导管室配备有X线下行心血管侵入性检查和治疗的所有相关设备和材料,为开展心血管系统的经导管介入操作及手术提供场所,如冠状动脉造影、冠状动脉支架植入、心脏起搏器植入、心脏射频消融（图4-7）以及结构性心脏病的封堵和修复等。心导管室的存在使得心内科医生可以更加准确地诊断包括冠心病在内的许多心内科疾病,在明确诊断的同时还可进行某些治疗,如冠状动脉内支架植入。心导管室的出现大大拓展了内科治疗的范畴,也模糊了内科与外科治疗之间的界限,使得心血管疾病的诊治向着以疾病为中心的综合诊治为导向快速发展。

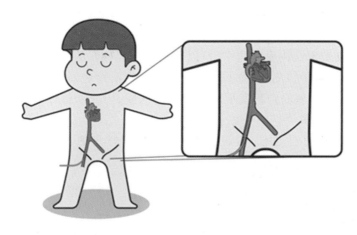

图 4-7　心脏射频消融

（3）心内科功能检查单元:配备有心血管疾病相关的常用检查项目,如心电图、超声心动图、运动平板等,为心血管疾病的诊断提供辅助和支持,同时也能对疾病的治疗效果进行评估。

心电图（electrocardiogram, ECG）是20世纪医学领域最伟大的发明之一。其操作过程简便、快捷且无痛苦,能够快速提供心脏电活动参数,对诊断各种心律失常、心肌缺血以及心肌梗死具有极高的价值。心电图的应用十分广泛,是心血管内科最常用的检查技术。心内科的另一常用技术就是二维超声心动图（two dimensional echocardiogram）,也称心脏彩色多普勒,或心脏超声检查。操作者通过紧贴于胸前的超声波探头及传感器,实时测量和捕捉心脏跳动的情况,同样也可以做到快捷且无痛苦。二维超声心动图能够准确、快速地反映心脏的形态与功能,与心电图互为补充,是心脏科极为重要的辅助检查手段。

现代医学的发展向着精准医学方向逐步迈进,已经告别了单凭医生经验就能够进行诊断和治疗的时代,上述功能检查单元的存在,为医生提供了更为客观的、同质化的人体数据,使得疾病的诊断更加准确,治疗更加有据可依。

（4）心血管研究室:心内科的飞速发展离不开心血管领域基础研究的支持。鉴于此,完整的心血管内科通常设立有心血管研究室。心血管研究室依靠全面的心血管实验技术平台,以心脏病模式动物、心脏病相关组织标本为研究材料,从心血管领域存在的科学问题入手,进行疾病发病的分子机制和治疗靶点研究。基础研究与临床诊疗相辅相成,成为当代心内科飞跃式发展的双翼。

（四）心血管内科工作范围

小萌的疑问

Q：如果我的家人感觉胸口不舒服，去医院该如何就诊呢？

A：一般来说，任何人如果怀疑自己得了心脏疾病，可以去医院的心内科门诊就诊。门诊分为普通门诊和专家门诊，有些医院还有专病门诊，这三种门诊都可以帮助患者解答心脏方面的疑问。当然，如果医生觉得你的情况相对比较严重，可能会建议你住院进一步诊治，这完全根据每个人的具体病情来决定。

1. 心内科门诊 医院的心血管内科通常由门诊和病房两大体系构成，其中门诊又分为专科门诊、专家门诊。专科门诊主要接待病症相对较轻的患者，并给予患者进行下一步诊疗的建议。部分病情较为严重或已经明确是某种疾病中的疑难问题，则由专家门诊进行诊治。当患者症状较重，或无法由门诊进行确诊，或是需要进行介入手术治疗时，需将患者收入心血管内科病房进行更为全面的诊断和治疗。

2. 心内科病房 在大部分内科病房中，是以药物治疗为核心的综合治疗。但在心内科病房中有所不同，随着现代心脏病学的发展，除了作为基础的药物治疗之外，介入治疗在心内科病房中占有越来越重要的地位。在一些心内科发展较为成熟的医院，以介入治疗为核心辅以药物治疗的综合治疗方式已成为主流，许多严重的心血管疾病都能够通过这种治疗方式得到缓解或治愈，而无需进行外科手术，给患者减少了创伤，减轻了负担。心内科常见的一些疾病类型的诊治流程参见图4-8。

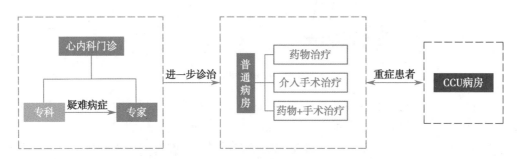

图 4-8　心内科疾病诊治流程

二、心血管内科的发展历程

（一）心脏病学的萌发

中国古代最早关于循环系统和心脏的介绍出自于约公元前2600年的《黄帝内经·素问》。约在公元前2000年，古代埃及人已经理解了心脏对于延续生命的重要意义。英国生理学家William Harvey于1628年发表了具有里程碑意义的医学巨著《心血运动论》，详细描述了血液循环的规律和心脏的功能，为近代生理科学发展奠定了基础。18世纪以及19世纪初，心脏病临床表现引起越来越多的关注。1772年，法国医生William Heberden首先描述了心绞痛的症状，在他之后，由Warren撰写的关于心绞痛的文章发表在了《新英格兰医学杂志》第一期上。

（二）科技引领下向前迈进

心脏病学从诞生开始，始终是建立在科学技术发展基础之上的一个临床学科。1816年，法国医生Laennec发明了听诊器，显著提高了瓣膜性心脏病的诊断，而心脏的体格检查也因此得到长足进步。20世纪三个伟大发明对心脏病学的诞生产生了重要的推进作用。一是由德国物理学家Wilhelm

Roentgen 于 1895 年发明了 X 线并将其应用于诊断。Roentgen 也因这一伟大发明而荣获第一届诺贝尔物理学奖。X 线片能显示心脏的大小及形状,引起了内科医生极大的兴趣,并进一步利用其来评估心脏的运动情况。另一个伟大发明是非侵入性的血压测量,这里面又有两项重要的发明,其一是由 Riva Rocci 于 1896 年在意大利都灵发明的血压测量袖带,其二是由俄国人 Korotkoff 于 1905 年在圣彼得斯堡发明的在血压袖带基础上联用听诊器测量血压的方法。第三个伟大发明是由荷兰医学家 Einthoven 于 1902 年发明的通过体表检测记录心电活动的心电图。由于这项伟大的发明,Einthoven 也收获了一枚诺贝尔奖。当时的医生,在观察患者临床表现的基础上,结合应用以上三项发明成果,使心脏病的诊治提升到了一个新的阶段。

(三)基础与临床研究

19 世纪人们通过动物实验显示,结扎狗的主要冠状动脉后,狗会很快死亡,心脏学家们认为,人类急性冠状动脉闭塞导致死亡的原因可能与此相似。1910 年,基辅医生 Obratzov 与 Strazhenko 记录了 5 例心肌梗死患者的情况并报告称:急性心肌梗死患者可由过劳或情绪激动而诱发。芝加哥医生 Herrick 成为第一个描述心肌梗死后心电图动态变化的医生。1913 年,俄国学者 Anitschkov 与 Chalatow 实施了心脏病学早期历史上著名的实验,他们给兔子喂食大量含胆固醇的食物,使兔血清胆固醇浓度升至约 1 000mg/dl,结果兔子的主动脉血管壁上都形成了内含胆固醇的斑块。这个重要发现引申出了动脉粥样硬化的脂质形成学说。至此,现代心脏病学在欧洲诞生,并传播到世界各地。

(四)心导管时代

心脏导管技术的诞生把心血管病学的发展带上了高速公路。心导管介入技术起初只是一种研究手段,后来逐渐成为一种临床诊断及治疗工具。1929 年,德国外科医生 Werner Forssmann 在自己身上实施了第 1 例心导管介入操作。1941 年,美国纽约哥伦比亚大学贝尔维尤医院 Andre Cournand 以及同事 Dickinson Richards 利用心导管技术全面观察了心脏病患者的血流动力学情况,两人因此获得了 1956 年的诺贝尔生理医学奖。冠状动脉造影术的发明和使用是冠心病诊疗领域的里程碑,冠脉造影可以帮助医生准确地诊断冠心病。首例冠状动脉造影由 Sones 于 1958 年在克里夫兰操作成功,后来他又对冠脉造影术进行了改进。因其通过将一种特制的导管插入位于皮肤表面下的动脉血管,之后将导管送入冠状动脉,因此也称为经皮冠状动脉造影术(percutaneous coronary angiography)。后来的所有冠状动脉介入操作技术,均通过“经皮”的方式实施。1977 年,Gruntzig 和同事一起在瑞士苏黎世完成了首例经皮冠状动脉球囊扩张术,打开了经导管治疗冠心病的大门。Gruntzig 和同事又在此基础之上发明了冠状动脉内支架治疗术,并改进了其他一些冠状动脉介入操作的方法。心导管技术的诞生还催生了心血管领域其他一系列重大的诊断与治疗技术出现,包括临床电生理诊断学、经导管心律失常的射频消融治疗、心脏起搏器植入技术以及在此基础上发展而来的体内埋藏式心脏除颤器、心脏再同步化治疗起搏技术,还有经皮先天性心脏病介入封堵技术以及最新的经导管心脏瓣膜置换技术。

(五)当代心血管内科学

随着知识和技术的迅猛发展,当代的心脏病学家将现有的心血管内科学细分为许多不同的分支,比如冠脉介入学、电生理学、核心脏病学、心脏影像学、心力衰竭、心脏病护理、脂代谢紊乱、高血压、周围血管病、心脏病预防、心脏康复、老年心脏病学、肺动脉高压等。专业的细分进一步加速了心血管疾病学临床与基础研究的发展。当代心血管内科学就是在这种背景下,百花齐放、共通融合,不断探索未知,寻求平衡发展,走在医学发展领域的最前沿。

三、走进心血管内科

血压是每个人的基本生命体征之一,就和心跳、呼吸一样重要,能够反映出心血管系统整体运行的情况。血压升高所产生的疾病,也就是高血压,是全球第一大慢性病。中国目前高血压的患者人数已经高达 2.6 亿左右，也就是说每 5 个人中就有 1 个高血压病的患者，这是一个非常庞大的数字，而长期的高血压是导致脑卒中（俗称中风）、冠心病、慢性肾衰竭以及全身各个器官功能异常的最主要原因。

值得庆幸的是，绝大部分高血压病患者在门诊就能够得到有效控制，这也是心内科医生在门诊工作的主要内容。少部分血压急剧升高、血压波动较大或者使用多种药物后血压仍控制不理想的患者则需要住院进一步诊治，待病因查明及血压平稳后继续至门诊进行长期的治疗。

血压的测量主要依靠血压计来完成（图 4-9）。如今，电子血压计已经逐渐取代传统的水银血压计，后者可以由患者自己独立完成，相较于以往必须到医院才能测量血压方便了许多。此外，还有穿戴式的动态血压监测仪，可以 24h 监测血压的动态改变，更加准确地反映血压水平。

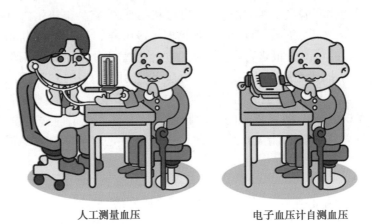

人工测量血压　　　　　　　　　电子血压计自测血压

图 4-9　无创血压计测量血压

情景导入

　　小萌很开心，因为她已经了解了医生们是怎么给高血压患者治病的。但小萌知道，心脏病很多时候都是很危险的，不仅仅是血压升高了吃点药这么简单，她很想知道医生是怎么救治那些危险患者的。这时，身旁主治医师的电话响了——"是，我是王医生。好，急诊室，我马上到。"王医生挂断电话，对其他医生说："救护车刚刚送来一个冠心病患者，怀疑急性心肌梗死，我得马上去看下。"小萌听得出王医生的语气很急促，带着好奇和紧张，她跟着王医生走向通往急诊的走廊。小萌很早就听过"冠心病"，因为她的爷爷就患有这个病。到了急诊室，只见王医生简单利索地询问家属患者的发病情况，又快速地看了刚刚做完的心电图，立即对急诊室的接诊医生说："患者高度怀疑急性心肌梗死，现在情况很危险，立即开通绿色通道，准备急诊手术，我马上和患者家属谈话、签字，你们赶紧完善术前准备工作！"小萌的心一下提到了嗓子眼，她感觉眼前这个患者的生与死就在这分秒之间。大约过了 10min，患者在三名医护人员陪同下被紧急推进了心导管室。又过了约半小时，王医生满身大汗地出来了，家属焦急地迎上前去，小萌听见王医生对家属说："幸好他来的及时，再耽误一会儿估计就危险了。"家属长舒一口气，王医生又补充到："他长期高血压没好好吃药，加上吸烟，很多血管都有问题，刚刚堵塞的这根血管我们已经疏通并且安装了支架，但患者还需要转到病房进一步治疗，他还没有完全脱离危险期，未来的 1 周随时有可能出现病情的反复或者加重情况，千万不能大意。"家属表示感谢，并称愿意全力配合医院进行治疗。小萌提到嗓子眼的心也渐渐落了下去，她对王医生的当机立断和高超技术钦佩不已，同时她也感觉到了医生面对病情时的严肃和严谨，这使她对未来的医学之路更生期待。

心内科是内科当中比较有挑战性的科室,也是需要24h随时待命的科室,因为看似稳定的病情可能在数分钟或者数秒钟之内就变得危及生命。我们所熟悉的"冠心病"就是这样一种可能在短时间内危及生命的疾病。这就需要心内科医生在具备扎实医学功底的同时,兼备有沉着冷静、临危不乱的心理素质。

冠心病患者在日常生活中并没有明显的症状,但在情绪激动、过度劳累、饱餐、寒冷刺激等情况下,可能会突然发病,甚至恶化为心肌梗死。发病时,患者常常因为胸口难受而拨打120急救电话或通知亲友,然后被送来医院。到达医院后,通常直接送至急诊室,走"绿色通道"由急诊医生尽快接诊。急诊医生在初步判断病情和简单处理后,会迅速和心内科医生取得联系,由心内科医生到场对病情进行进一步判断。必要时,继续执行"绿色通道"进行后续的介入手术或溶解血栓(溶栓)治疗。这里的"介入手术"主要包括"选择性冠状动脉造影术"和"经皮冠状动脉介入治疗"这两个内容,换句话说,前者是用来检查心脏血管哪里出现了堵塞,后者是疏通这条血管的过程。溶栓治疗就是用药物使堵塞血管的血栓快速溶解,缓解血管堵塞。值得强调的是,介入手术治疗和溶栓治疗都有各自相应的时间窗,在治疗的时间窗内,越早治疗效果越好,患者生还概率越大。

经过治疗的患者通常需要住院观察一段时间,待病情平稳后才能出院,这是因为住院期间病情尚有可能出现反复,并且住院期间通过各种检查和评估,医生需要为患者制订出院以后长期的治疗方案。

情景导入

小萌随王医生回到病房,平复了一下刚刚的心情。王医生对小萌说:"像刚才这样突发心肌梗死的患者,能平安到达医院就算是很幸运的了,很多患者在发病的几分钟内或者在救护车上就已经不行了。"喝了一口水,王医生接着说:"即便到了医院,成功实施了手术,保住了性命,但很多心肌梗死过后的患者在不久的将来,都可能进展为心力衰竭。"小萌第一次听到"心力衰竭"这个词,感觉挺严重的。"是的。"一旁的胡医生接过了话茬,"你看我们病房的李大爷,5年前心肌梗死,做手术保住了命,但后来经常因为胸闷、气喘住院,尤其是天冷或者感冒以后,一动就喘,一步路都没法走,生活质量影响很大。他这些年基本就在社区医院和我们医院之间来回住院了,症状轻一点的时候就去社区医院治疗,社区医院解决不了的时候就通过转诊送到我们这里来,调整好治疗方案后再回到社区去继续治疗。像这样来来回回,也不知道李大爷还能撑多久。"听了两位医生的介绍,小萌了解到,原来家门口的社区医院也承担了很多患者的治疗任务,有些病不一定要去大医院才能解决。此外,她感觉心里有点不是滋味,对患有心力衰竭的患者产生了许多同情。小萌忽然觉得自己肩上的担子变重了,原来现实生活中有那么多的人和家庭饱受疾病之苦,她希望自己有朝一日能为改善人们的生存质量而努力。

心力衰竭(heart failure,HF)简称心衰。如果不加以干预和控制,几乎所有的心血管疾病最终都会走上心力衰竭的道路,就像情景导入中的李大爷。心力衰竭会严重影响患者的生活质量,患者无法从事体力活动,需要经常接受住院治疗,这对个人和家庭都会产生极大的负面影响。得益于医学的发展和技术的革新,在药物治疗的基础上,还诞生了一些新的微创技术,挽救了许多心力衰竭患者,比如心脏再同步化治疗(一种特殊的心脏起搏器)、经导管主动脉瓣置换技术和经导管二尖瓣修复技术。

此外,近些年来社区医院的蓬勃发展,为解决患者的就医需求提供了很大便利。国家加大力度投入和发展社区医疗服务,让不严重的疾病在家门口就能够得到解决,大大缓解了大医院的就医压力,使得医疗资源合理再分配。社区医疗机构首诊,必要时转诊大医院,症状改善后再回到社区医疗机构继续长期管理,这种"社区医疗机构 – 大医院"共同体的构建,将成为未来我国就医的基本模式。

(王骁智 周 蕾)

第三节 呼吸与危重症医学科

一、呼吸与危重症医学科概述

（一）"人活一口气"——了解我们的肺

小萌的疑问

Q："一鼓作气、气宇轩昂、荡气回肠"，和"气"有关的成语经常出现在我们的生活中，每个人每时每刻都在呼吸。呼吸究竟是怎么一回事呢？它对我们有多重要呢？

A：人类维系生命需要的氧气主要靠呼吸系统输送，正常人每天呼吸约 2.5 万次，按此计算一生之中呼吸次数在 6 亿次左右，周而复始，永不停歇，直到生命终止。

1. 呼吸系统的构造与作用 呼吸系统是人体与外界空气进行气体交换的一系列器官的总称，包括鼻、咽、喉、气管、支气管及由大量的肺泡、血管、淋巴管、神经构成的肺，以及胸膜等组织。除了主支气管及部分左右支气管位于纵隔内，与心脏大血管及食管相邻，其余的支气管及肺组织都分别位于左右胸腔内。左肺分为上、下两叶，右肺被分为上、中、下三叶。肺组织表面有脏层胸膜覆盖，而胸壁的内侧由壁层胸膜覆盖。

人类生命的维系需要能量和氧气；而输送氧气的方式需要两种连续方式完成，第一步是通过外呼吸，也就是依赖通气和弥散把氧气输送到肺的微循环，这一过程需要神经系统和呼吸肌的参与，必须有效、主动地吸气，被动地呼气，将空气中的氧气吸入肺泡内，而把代谢出的二氧化碳，通过肺泡、气道呼出体外。之后氧气通过弥散进入血液，再依赖心脏有效的泵血，把氧合的血红蛋白输送到周围的组织，释放携带的氧气给周围的组织细胞，以便去完成第二步内呼吸过程，以协助合成相应的能量、蛋白、细胞因子等，供组织器官维持其功能。完成外呼吸的场所是鼻咽喉 - 气管支气管 - 肺。而完成整个外呼吸所需要的组织器官，包括脑呼吸中枢及其支配的呼吸神经系统、呼吸肌和呼吸道、肺（图 4-10）。

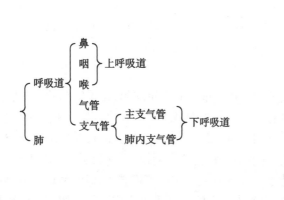
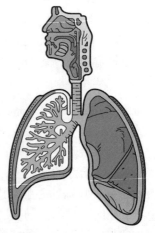

图 4-10 呼吸系统结构示意图

"人活一口气"就要靠这个健康的呼吸系统去维系。一旦缺了这么"一口气"，生命也就终结了。

2. 生活中的呼吸系统疾病 呼吸系统疾病种类繁多，症状也因人而异。我们常在影视作品中看到有人捂着胸前大口呼吸喘不过气来,接着颤颤巍巍地从口袋里掏出一支药赶紧往嘴里喷,慢慢地才逐渐恢复平静呼吸,这里的"喘病发作"大多数时候指的是支气管哮喘急性发作。在生活中,我们有的时候会听到"大白肺",尤其是在 2003 年让全球恐慌的"严重急性呼吸综合征(sever acute respiratory syndromes, SARS)"、2015 年"中东呼吸综合征(middle east respiratory syndrome, MERS)"、2019 年"新型冠状病毒肺炎(corona virus disease 2019, COVID-19)"期间,"大白肺"大多数情况下提示患者出现了急性呼吸窘迫综合征(acute respiratory distress syndrome, ARDS),若不能及时得到有效救治,则很容易发生死亡。

总而言之,呼吸系统是一个设计精妙、不知疲倦的动力泵,"一吸一呼"就是生命存在的象征,只要生命不息,它便"呼吸"不止。

(二)呼吸疾病就在你身边

小萌的疑问

Q:经常看到电视里有些年轻人突然喘不过起来,从口袋里拿出一个"小药管",吸两下,很快就好了;去同学家里玩的时候,也经常看见同学家里的爷爷奶奶吸一些圆盘盘的药,是不是不管是年轻人还是老年人都容易得"喘病"啊?

A:呼吸系统疾病是老年人最常见的疾病之一,但也不仅限于老年人。小萌之所以看到这么多人吸入一些药物,是因为呼吸系统疾病目前的患病率较高,总体形势比较严峻。

呼吸与危重症医学科,原名呼吸内科,也有称肺科,简称呼吸科。其在临床医学中的地位,从其发展史,与人类的健康和寿命的密切度及临床实践中的地位可见一斑。

依据世界卫生组织发布的 2015 年版《世界卫生统计》报告,我国民国时期平均寿命 33 岁,1949 年为 35 岁,1981 年为 57 岁,2005 年为 68 岁,2015 年中国人的平均寿命是男性 74 岁,女性 77 岁。预计 2030 年达到 79 岁。这主要归功于中国卫生环境及医学所取得的巨大进步。

根据导致死亡的疾病排序,2016 年全球 5 690 万例死亡患者中,慢性阻塞性肺疾病和肺癌(连同气管和支气管癌)排名第三与第六位,慢性阻塞性肺疾病夺走了 300 万人的生命,而肺癌(连同气管和支气管癌)造成 170 万人死亡。在我国慢性阻塞性肺疾病、肺癌也位居居民死因的第三位和第四位。2016 年我国人群死亡总数为 967 万,其中慢性病 856 万(88.5%)位居致死疾病种类的第一位,在慢性病死亡人数中,慢性阻塞性肺疾病死亡率为 64.1/10 万,占总死亡 9.1%;肺癌死亡率为 43.2/10 万,占总死亡 6.1%。

在人类发展的历史长河中,医学与感染性疾病反复斗争,下呼吸道感染仍然是最致命的传染病。尽管医学的发展使得肺部感染性疾病导致的死亡明显减少,人类寿命逐渐延长,但是防治各种因素导致的肺部感染,从出生的婴幼儿一直到垂暮的老人,仍然是呼吸与危重症科必须反复面临的任务和难题。由于大气污染、吸烟、人口老龄化等因素,近年来呼吸系统疾病,如肺癌、支气管哮喘的发病率明显增加,慢性阻塞性肺疾病居高不下(40 岁以上人群中超过 8%)。肺结核发病率虽有所控制,但近年又有增高趋势。肺血栓栓塞症已经构成了重要的医疗保健问题,肺动脉高压近年来也日益受到关注。肺部弥漫性间质纤维化及免疫低下性肺部感染等疾病发病率日渐增多。

随着社会文明的进步、医学的发展和人类寿命的延长,呼吸科涉及的相关领域在不断壮大,从早期的肺部感染,到支气管哮喘和慢性阻塞性肺疾病,以及肺部肿瘤等。同时呼吸系统相关领域也不断融入了变态反应学科,内镜诊治及介入治疗,以及睡眠医学、呼吸机治疗、呼吸康复医学等交叉学科。

如今国务院发布《健康中国行动(2019—2030)》,明确提出,我国将针对心血管疾病、癌症、慢性呼吸道疾病、糖尿病这四类重大慢性病开展防治行动。呼吸与危重症医学科护卫呼吸系统健康,促进人类健康的任务任重道远！

（三）呼吸与危重症医学科常见疾病及临床主要功能单元

1. 呼吸与危重症医学科常见疾病类型 呼吸系统疾病在内科疾病中属于常见病，它会显著地影响患者的劳动力，甚至危及生命。呼吸与危重症医学科收治的主要疾病类型有：感染性疾病、慢性气道疾病、肿瘤、肺血管疾病、胸膜疾病、肺间质性疾病等。其中，常见的疾病主要为：肺炎、支气管哮喘、慢性阻塞性肺疾病、肺癌、肺栓塞、气胸、胸腔积液、肺间质纤维化。

小萌的疑问

> Q：呼吸系统疾病的发病率和病死率确实挺高的，严重危害着人类的健康，那么呼吸系统疾病具体有哪些类型呢？临床有哪些诊断方法呢？
>
> A：人体是个设计精妙的机器，这台复杂机器的运转需要很多系统相互协调配合。人体内有八大系统，每个系统的器官组织工作都需要氧气，呼吸系统的有效运行就能将氧气输送到各个组织细胞。气道病变、肺实质或肺间质病变、肺血管疾病、胸膜疾病等都会影响机体的运行。疾病的诊断需要结合患者的病史、症状、体征及辅助检查。呼吸与危重症医学科一般设有门诊、住院普通病房及重症监护病房、功能检查室、研究室等。

肺炎（pneumonia）：一般起病较快，可由病原微生物、理化因素、免疫损伤、过敏及药物所致。常见的症状有：发热、咳嗽、咳痰、胸痛等；肺部听诊可闻及湿啰音，可出现白细胞增高、C反应蛋白、炎症因子增高等；影像学胸片或计算机断层扫描术（computer tomography，CT）上可见斑片状渗出影。严重者病情进展快，短时间内即出现呼吸衰竭、大白肺。近年来，感染性疾病的病原谱在变迁，少见病原体的发病率增加、耐药菌增加。

支气管哮喘（bronchial asthma）：反复发作的喘息、气急、胸闷或咳嗽，多与接触变应原、冷空气、物理化学性刺激、病毒性上呼吸道感染、运动、药物等有关；发作时两肺可闻及散在或弥漫性、以呼气相为主的哮鸣音，呼气相延长；这些症状可经治疗缓解或自行缓解；除其他病因外引起的喘息、气急、胸闷或咳嗽。非急性发作期哮喘的随访、治疗一般都在门诊，当患者哮喘急性发作、症状明显加重时，才会收住病房。

慢性阻塞性肺疾病（chronic obstructive pulmonary disease，COPD）：慢性咳嗽、咳痰、呼吸困难是最常见的症状。吸烟是COPD主要的危险因素，环境暴露，如生物燃料和空气污染也是重要因素。COPD患者如果出现咳、痰、喘等呼吸道症状的急性恶化，病情发生显著改变时，称之为慢性阻塞性肺疾病急性加重期（acute exacerbation of chronic obstructive pulmonary disease，AECOPD），一般需要住院治疗，严重者入住RICU。我国是一个烟草大国，COPD的发病率较高，造成国家严重的经济负担和社会负担，因此，控烟是利国利民的好政策。

支气管肺癌（bronchial carcinoma）：一般为慢性病程，常见的症状有咳嗽、咯血、气短或喘鸣、体重下降，肿瘤压迫邻近组织器官可出现胸痛、声音嘶哑、上腔静脉阻塞综合征、Horner综合征等，胸外转移可出现头痛、骨痛、锁骨上淋巴结肿大、胸腔积液等。组织病理是诊断肺癌的金标准。肺癌的治疗，除了传统的方法：手术、化疗、放疗、中医中药外，还有针对阳性驱动基因的靶向治疗以及近年来研究比较热的免疫治疗等。对肺癌的研究是全球的热点，研究进展日新月异，随着医疗技术的不断发展，个体化治疗的突出，肺癌已成为一种慢性病，慢性病的全程化管理目标是延长患者的生存时间、改善生活质量。

肺栓塞（pulmonary embolism，PE）：我们经常会听到这样的不幸事件——手术后恢复很好的患者却在出院前猝死，打麻将时间长了一个人突然从椅子上倒下。这些病因很可能是肺栓塞。肺栓塞是指各种栓子脱落阻塞肺动脉及其分支引起肺循环障碍的临床病理生理综合征。最常见的肺栓子为血栓,由血栓引起的肺栓塞也称肺血栓栓塞。肺栓塞的典型"三联症"为突发的呼吸困难、胸痛、咯血,因其可能出现猝死,需要临床医生高度警惕,尤其是对手术后、高龄、制动、有血栓病史等高危因素的患者。

胸腔积液(hydrothorax):正常人体胸膜腔有少量的液体起润滑作用。病理状态下,胸膜腔液体增多,逐渐出现胸腔积液。常见的症状为:初始时有胸痛,深呼吸时明显,随后胸痛缓解,逐渐出现越来越重的胸闷气喘。胸腔积液根据胸水常规、生化等结果评估是渗出液还是漏出液。渗出液常见的病因有:感染、结核、肿瘤,漏出液常见的病因有心功能不全、肝肾功能不全、低蛋白血症等。

气胸(pneumothorax):也是呼吸科的常见疾病。正常的胸膜腔是不含气体的密闭的潜在性腔隙,当气体进入胸膜腔造成积气状态时,称为气胸。气胸可分为闭合性气胸、开放性气胸及张力性气胸。少量的闭合性气胸主要进行吸氧治疗,肺组织被压缩30%以上,可考虑胸穿抽气或者胸腔闭式引流;张力性气胸时需紧急行胸腔闭式引流,必要时考虑外科手术治疗。

肺间质纤维化(pulmonary interstitial fibrosis):主要表现为渐进性劳力性气促、限制性通气功能障碍伴弥散功能降低、低氧血症和影像学上的双肺弥漫性病变,最终发展为弥漫性肺纤维化和蜂窝肺,导致呼吸功能衰竭而死亡。一些结缔组织疾病可累及肺间质病变。

除了这些常见病外,呼吸与危重症医学科还经常碰到其他系统疾病累及肺损伤,还有一些罕见病及疑难杂症。

2. 呼吸与危重症医学科临床主要功能单元 根据呼吸系统疾病临床诊断、治疗需要,现阶段的呼吸与危重症医学科一般设置有门诊、住院中心、功能检查室、研究室等(图4-11),其中住院中心设有普通病区和呼吸重症监护病区(respiratory intensive care unit, RICU),功能检查室配备有呼吸系统疾病的常用检查项目,为疾病的诊断和治疗提供辅助和支持。

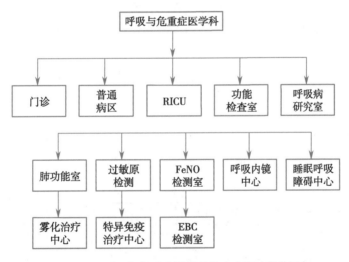

图4-11 呼吸与危重症医学科临床主要功能单元

FeNO:呼出气一氧化氮(fractional exhaled nitric oxide, FeNO);EBC:呼出气冷凝液(exhaled breath condensate)。

呼吸与危重症医学科病房是呼吸内科的核心单元,主要为医生及患者提供疾病诊治以及交流的场所,是与疾病做斗争的"主战场"。普通病区主要收治一些常见病、多发病及部分疑难杂症患者,其生命体征平稳。例如,慢性阻塞性肺疾病急性加重、支气管哮喘急性发作、肺炎、支气管扩张合并感染、支气管肺癌、肺栓塞、肺动脉高压、咯血、气胸、胸腔积液、肺间质纤维化等。但是,如果病情加重,出现呼吸衰竭、大咯血、休克、多器官功能障碍等,则需要转入RICU进一步治疗和监护。RICU主要收治危重症、急症以及围术期需要监护的患者,其生命体征可能不平稳。RICU有更为全面的抢救设备和监护,可进行心电、血压及血流动力学监测,气管插管或气管切开机械通气等,好比全副武装的一支"精锐部队",用于面对更为强大的敌人。待患者病情平稳或趋于好转后,可转入普通病房进一步治疗。

呼吸与危重症医学科功能检查单元配备有呼吸系统疾病常用的诊疗项目,包括肺功能室、雾化吸入中心、过敏原检测室、特异免疫治疗中心、呼出气一氧化氮(FeNO)检测室、呼吸内镜中心、睡眠呼吸障碍中心等。

呼吸内镜诊疗中心是呼吸内科核心技术的体现,配备有完整的呼吸介入诊疗设备,包括可弯曲支气管镜、硬质气管/支气管镜、内科胸腔镜。呼吸内镜诊疗中心的存在使得呼吸科医生可以更加直观地发现气管支气管的管腔内病变,更好地定位、活检取材、肺泡灌洗等。在明确诊断的同时还可进行治疗,如电灼、气道支架植入术等,极快地解决了患者气道狭窄呼吸困难的问题,给患者赢得了生的希望。呼吸内镜诊疗中心的出现大大拓展了内科治疗的范畴,也模糊了内科与外科治疗之间的界限,使内科疾病的诊疗"外科化",促进了学科综合能力的快速发展。

呼吸与危重症医学科的迅猛发展离不开基础研究的支持,完整的呼吸内科通常设立有呼吸病研究室。研究室一般分为两部分,一部分是从事临床研究,主要研究对象是人体,如肺癌药物治疗的疗效及完全性研究等;另一部分是基础实验研究,主要对象是细胞或动物。从临床发现问题,到研究室依靠全面的实验技术,进行疾病发病的分子机制和治疗靶点研究,再回归到临床研究验证。基础研究与临床诊疗相辅相成,成为当代医学飞跃式发展的双翼。

(四)呼吸与危重症医学科的工作范围

小萌的疑问

Q: 如果我的家人咳嗽、咳痰或者胸闷、气喘,去医院该如何就诊呢?

A: 一般来说,如果出现发热、咳嗽、咳痰,或者轻度的胸闷、胸痛,可以去呼吸与危重症医学科门诊就诊。如果出现大咯血、剧烈胸痛、呼吸困难时需要至急诊就诊。如果医生觉得情况相对比较严重,可能会建议你住院进行诊断和治疗,这完全根据每个就诊者的具体情况而定。

呼吸与危重症医学科门诊通常又分为专科门诊、专家门诊和专病门诊。专科门诊主要诊治病情较为轻微的呼吸系统疾病患者,而病情较为严重或疑难杂症则多由专家门诊诊治,专病门诊适用于已经确诊为某一疾病类型的患者在门诊进行长期的疾病管理。

当患者症状较重,或无法在门诊确诊,或是需要进行有创操作或者手术治疗时,则需将患者收入呼吸与危重症医学科病房进行更为全面的诊断和治疗(图4-12)。

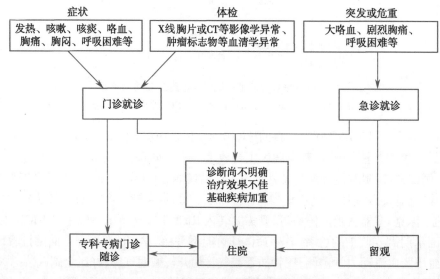

图4-12 呼吸系统疾病的常规诊疗流程

（五）呼吸与危重症医学科常用诊疗技术

小萌的疑问

Q：有的时候，我会听到周围人说："天气太闷，我喘不上气来"，有的时候同学会夸我："你的肺活量真大"，这是怎么判断的呢？呼吸科有哪些检查啊？

A：当听到别人说"胸闷、喘不上气来"时，我们可以通过肺功能、血气分析等判断患者是否缺氧；可以通过X线胸片、胸部CT等影像学资料看胸部有什么异常的情况；还能通过纤维支气管镜进入气管支气管内一窥究竟。此外，呼吸科还有一大重地：RICU，这里有着高流量氧疗、气管插管、气管切开、深静脉置管等"十八般武艺"。

1. 血气分析　动脉血气分析可以反映患者内环境的酸碱情况、缺氧的程度、是否合并二氧化碳潴留等（图4-13），可帮助评估患者的病情严重程度及预后、评定药物或治疗方法的疗效等。这个动脉采血和护士的静脉采血不一样，不用弹力带结扎上肢，主要靠操作者感觉动脉搏动后进针，而肉眼看不见血管，所以医生一般需要反复练习后才能做到"一针见血"，穿刺部位除了桡动脉外，还可以从股动脉、足背动脉、肱动脉等处抽血。对于已经或即将血透的慢性肾脏疾病患者，要注意保护血管，避免损伤桡动脉。

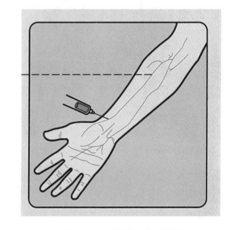

图4-13　动脉血气分析

2. 肺功能检查　是呼吸系统疾病的重要检查之一（图4-14），可用于检测呼吸道的通畅程度、肺容量的大小，评估疾病的严重程度及预后，评定药物或其他治疗方法的疗效，鉴别呼吸困难的原因，评估肺功能对手术的耐受力等。

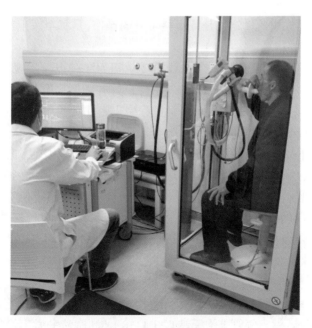

图4-14　肺功能检查

3. 影像学　有胸部透视、胸部直接数字X射线摄影［又称数字X射线摄影（digital radiography，DR）］（图4-15）、胸部CT（图4-16）、正电子发射计算机断层显像（positron emission tomography，

PET)、胸部磁共振成像(magnetic resonance imaging, MRI)等。胸部透视,方法简单,可观察膈肌和心脏大血管的运动情况,但因其曝光时间较长且不能保存图片而逐渐被淘汰。胸部 DR,简单方便,是最常用的方法,但常用的后前位片会把一些心脏后等特殊部位的病灶漏诊。胸部 CT 是目前应用很广泛的方法,对小病变的发现、显示病变的细节优于胸片,增强扫描有利于血管病变的诊断、区别肺门增大的原因以及纵隔病变与心脏大血管的关系;高分辨 CT 对弥漫性肺间质病变及支气管扩张有突出效果;三维重建可获得支气管内镜类似的效果。正电子发射计算机断层显像(positron emission tomography, PET)是利用正电子核素标记葡萄糖等人体代谢物作为显像剂,通过病灶对显像剂的摄取来反映其代谢变化,从而为临床提供疾病的生物代谢信息,帮助判断病灶良恶性,同时评估疾病的分期。

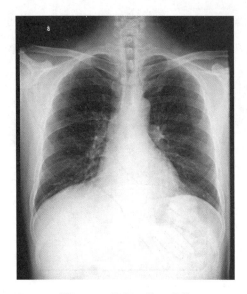

图 4-15　胸部正位 X 线片

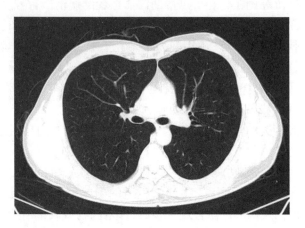

图 4-16　胸部 CT 肺窗

4. 胸腔穿刺或胸腔闭式引流　这也是呼吸科常见的操作,是每个医生都必须掌握的"四大穿刺"(胸穿、腹穿、骨穿、腰穿)之一。

气胸时,一般的自发性气胸会选择锁骨中线第 2 肋间为穿刺点。常规消毒、铺巾,以 2% 利多卡因逐层浸润麻醉至胸膜腔,检查穿刺针通畅性、气密性良好并无倒钩倒刺后,夹闭用穿刺针尾部,将穿刺针穿入胸腔,接注射器缓慢匀速抽出气体,穿刺过程中需密切观察患者反应。

胸腔积液时,正常情况下脏层胸膜和壁层胸膜形成的胸膜腔内有少量的液体,在呼吸运动时起润滑作用。胸膜腔内液体持续滤出和吸收,处于动态平衡。任何因素使胸膜腔内液体形成过快或吸收过缓,即产生胸腔积液(简称胸水)(图 4-17)。要明确胸水的性质,必须尽可能抽出胸水送检化验。胸腔穿刺抽液是呼吸科需要掌握的基本技能,一般会先用 B 超定位穿刺点,再通过叩诊、听诊确认病变部位。如果患者的胸水量较多,为了避免反复穿刺,一般会选择留置胸腔闭式引流管,这样就可以每天连接引流袋缓慢引流,一方面可以反复送检,另一方面可以缓慢缓解患者症状。为了减少损伤,常选用深静脉置管用的细软管留置胸腔,其优点是管子细、创伤小、可携带,但有时容易堵管。

5. 电子纤维支气管镜　能深入亚段支气管,直接窥视黏膜水肿、充血、溃疡、肉芽肿、新生物、异物等,做黏膜的刷检或钳检,做支气管肺泡灌洗(图 4-18)。灌洗液的微生物、细胞学、免疫学、生物化学等检查,有助于帮助明确病原体和病理诊断;还可做纤维支气管镜肺活检(transbronchial lung biopsy, TBLB)、超声内镜引导下的经支气管针吸活检(endobronchial ultrasound guided tranbronchial needle aspiration, EBUS-TBNA),取出异物、诊断咯血病因;经高频电刀、激光、微波及药物注射治疗良、

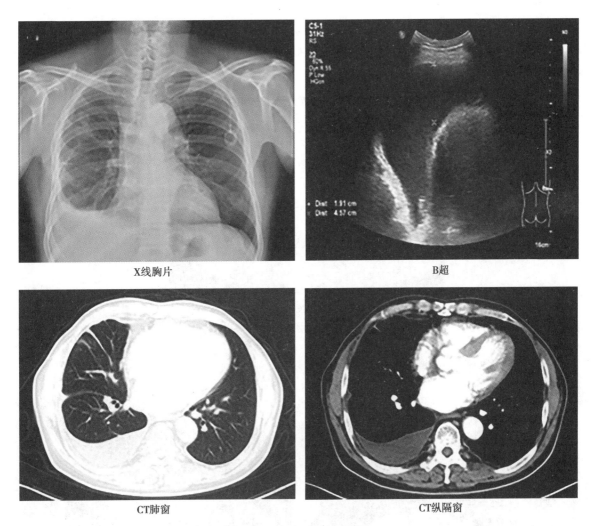

X线胸片	B超
CT肺窗	CT纵隔窗

图 4-17 右侧胸腔积液

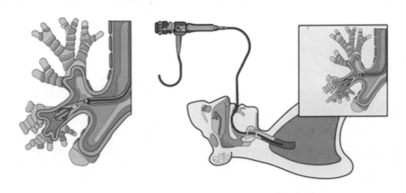

图 4-18 支气管镜模式图

恶性肿瘤。借助纤支镜的引导还可以做气管插管。在气道肿瘤患者气道明显狭窄时,患者呼吸困难明显,支气管镜下气道支架置入术、硬质气管镜等技术以最快的速度解决了患者气道狭窄的问题,为下一步的抗肿瘤治疗争取了时间。当然,还有频频发生的气道异物情况,支气管镜的应用使很多患者免去了手术之苦。此外,支气管热成形术给难治性哮喘的患者带来了福音。

6. RICU 常用的呼吸治疗方法

(1)无创辅助通气:是指不需要建立有创人工气道,将呼吸机通过口或鼻面罩与患者相连进行的通气,需要根据不同的病因选择不同的通气模式及参数。

（2）气管插管、气管切开：两种方法均为危重患者呼吸功能障碍急救的重要措施，建立人工气道，用于改善通气功能和纠正缺氧、清除气道分泌物或异物、气道内局部给药治疗、应用机械通气等（图4-19）。

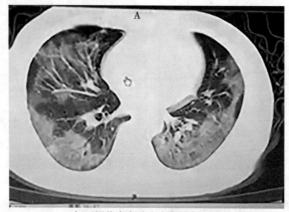

新型冠状病毒肺炎患者的CT图片

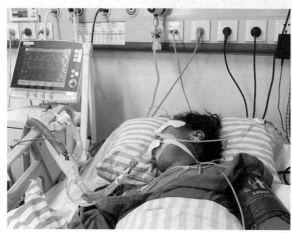

气管插管

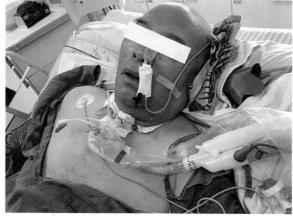

气管切开

图 4-19 RICU 患者示例图

此外，RICU 常用的操作有：深静脉置管、胸腔闭式引流、床边支气管镜检查、血液净化，以及体外膜肺氧合（extracorporeal membrane oxygenation, ECMO）等。ECMO 是将体内的静脉血引出体外，经过特殊材质人工心肺旁路氧合后注入患者动脉或静脉系统，起到部分心肺替代作用，维持人体脏器组织氧合血供。当患者的肺功能严重受损，常规治疗无效时，ECMO 可以承担气体交换任务，使肺处于休息状态；同样，患者的心功能严重受损时，ECMO 血泵可以代替心脏泵血功能，维持血液循环，为患者的康复争取宝贵的时间。

二、呼吸与危重症医学科的发展历程

（一）呼吸病学的萌发

1816 年法国临床医学家 Laennec 发明了用听诊器（纸制、木制）检查心、肺，为呼吸病学的奠基人。我国呼吸学科发展主要有三个历史阶段。第一阶段（20 世纪 50 年代到 60 年代末期）：结核病防治阶段；第二阶段（20 世纪 70 年代初到 90 年代中期）：慢性支气管炎、阻塞性肺气肿、肺心病防治阶段；第三阶段（20 世纪 90 年代中期以来）：现代呼吸病学阶段，呼吸病学各领域全面开展工作，呼吸与危重症医学（pulmonary and critical care medicine, PCCM）专科格局形成。

（二）面临着呼吸系统感染性疾病的挑战，呼吸医学的发展在人类与致病微生物的斗争中前进

呼吸道因直接与外界相通而极易受到微生物的攻击，感染性疾病是呼吸系统的常见疾病。从古老的肺结核、百年的流感到军人大会时的军团菌肺炎、全球恐慌的严重急性呼吸综合征（sever acute respiratory syndromes, SARS）、MERS 到新型冠状病毒肺炎（corona virus sisease 2019, COVID-19）等，人类只有在与疾病的斗争中才能逐渐认识、研究这些新的病原微生物，从而研制出有效的治疗方案。

"面色苍白、身体消瘦、一阵阵撕心裂肺的咳嗽……"在 19 世纪的小说和戏剧中不乏这样的描写，而造成这些人如此状况的就是当时被称为"白色瘟疫"的肺结核，也即"痨病"。历史上最具影响力的钢琴作曲家之一肖邦、俄国著名小说家安东·契诃夫都死于肺结核。直到 1882 年，德国科学家 Robert Koch 发现结核病的病原菌为结核分枝杆菌，创建了细菌学三定律，但由于没有有效的治疗药物，肺结核仍然在全球广泛流行。直到 20 世纪 50 年代以后，有效的抗结核治疗方案及药物不断被发现，才使其流行得到了一定的控制。

人类历史上记录的有 4 次流感大流行。1918 年西班牙流感大流行，被称为"最致命的瘟疫"，共造成了全球范围内 2 000 万 ~5 000 万人死亡。受限于病原检测技术，关于本次流感疫情的病原当时一直未能明确。1997 年，美国科学家 J.Taubenberger 利用遗传学技术研究认为 1918 年的流感病毒是一种 H1N1 亚型流感病毒。此后，世界上又出现过的流感大流行有：1957 年的 H2N2 所致的"亚洲流感"、1968 年出现的 H3N2 所致香港大规模爆发流感以及 1977 年发生的 H1N1 所致的"俄罗斯流感"。

2019 年年末的一场"新型冠状病毒肺炎"让我们的生活一下子发生了巨大的变化。2020 年 3 月，世界卫生组织认为当前新型冠状病毒肺炎疫情可被称为全球大流行（pandemic）。此次新型冠状病毒传染性之强、传播范围之广，病情之重，需要我们孜孜不倦地深入探索未知的领域。

百年流感以及 SARS、MERS 到 COVID-19，也促进了人类对疫苗的研制与开发。呼吸科医生是抵抗呼吸道感染的第一道防线，是被感染患者生命的最后一道防线，是战胜感染的中流砥柱，这是呼吸科医生的责任，也是国家和人民的期望。

（三）面对着慢性气道疾病患者的庞大群体，呼吸医学的发展在提高慢性气道疾病管理的过程中夯实基础

人们对呼吸系统感染性疾病认识越来越深入的同时，也对慢性气道疾病越来越重视。

支气管哮喘是呼吸系统的常见疾病之一。其发病机制尚未完全阐明，因早期对哮喘的认识不足以及没有很好的药物控制，使得重症哮喘的患者得不到很好的医治。例如，德国音乐家交响乐之父贝多芬患有哮喘，我国歌唱家邓丽君于 1995 年因哮喘发作而不幸逝世。近年来，对哮喘的认识越来越深入，以吸入药物为主的规范化治疗使患者在平时生活中得到了有效的控制，减少了患者的急性发作次数。同时，学科的整体发展及重症医学技术的进展，使很大部分的重症患者得到及时的救治，哮喘的死亡率明显下降。根据 2012—2015 年开展的采取严格抽样设计、具有良好全国代表的中国成人肺部健康研究数据显示，中国 20 岁及以上人群的哮喘患病率为 4.2%，其中男性患病率为 4.6%、女性患病率为 3.7%，在农村患病率为 4.9%、城市患病率为 3.6%，根据 2015 年国家人口数据估算，全国有 4 570 万哮喘患者，其中男性 2 570 万、女性 2 000 万。

随着经济的发展，烟草对肺部的损害越来越显现，加之人口老龄化的趋势，以及工业化发展环境污染尤其是 PM2.5，使慢性阻塞性肺疾病（COPD）的发病风险更为显著。2018 年 4 月 10 日，由王辰院士团队完成的大规模人群研究"中国成人肺部健康研究"首项成果发表于国际权威杂志《柳叶刀》上，研究结果显示，我国慢性阻塞性肺疾病患者已经超 1 亿人，成为仅次于高血压、糖尿病的中国第三大常见慢性病。

（四）"疾病谱"变迁,肺癌增加,呼吸医学的发展在从"谈癌色变"到"慢性病化管理"的变化中努力

随着社会的发展和医学的进步,人口老龄化趋势明显,加之烟草及空气污染的影响,肺癌的发病率和死亡率明显增加,严重威胁人群的生命和健康。据美国癌症学会官方期刊《临床医师癌症杂志》发表的"2018年全球癌症统计数据"报告,肺癌依旧是发病率和死亡率第一位的恶性肿瘤。在我国情况亦是如此。

早年,患者一旦被确诊为肺癌,基本就被宣判了生命的期限,人们无一不"谈癌色变"。但是随着医学的进步,通过手术、化疗、放疗、靶向治疗、免疫治疗等综合治疗,延长了患者的生存时间、改善了生活质量。此外,外科手术越来越精细、微创,且越来越重视术后的快速康复;化疗方案的优化、化疗药物制作工艺的改良,使得化疗的不良反应越来越少,大部分患者都能耐受;精准化的驱动基因阳性的靶向药物治疗在获得疗效的同时可以让患者回归社会;近年来快速发展的免疫治疗,给患者打开了另一扇"希望之窗"。因此,肺癌患者的治疗逐步走向慢性病的规范化管理。

此外,诊断技术的提高,如高分辨率CT等影像技术的发展、生物标志物的发现等,使人们能够对肺癌早发现、早诊断、早治疗。当然,除了疾病的治疗外,更需要重视疾病的预防。重视环境污染、减少PM2.5、控烟戒烟是我们刻不容缓的任务。

（五）学科发展的路上机遇与挑战并存

1. 感染性疾病的病原谱在变迁,少见病原体的发病率增加、耐药菌增加、疾病进展快,部分呼吸道传染性疾病成为突发公共卫生事件,给全社会造成巨大损失。但也促进了药物及疫苗的研发。

2. 人们对生活质量要求的提高,促进了慢性病全程管理的发展,慢性气道疾病的数据化、信息化管理,患者的哮喘日记、COPD随访资料都可以通过手机应用程序（App）等信息化设备随时与主管医生联系,使患者得到更及时地帮助和规范化的全程管理。

3. 疾病的复杂、疑难度增高,促进了新兴技术的发展。内科技术的"外科化",如支气管热成形术治疗难治性哮喘。呼吸内镜介入手术、内科胸腔镜手术增加,如大气道肿瘤的电灼、冷冻等技术,气道支架置入等。

4. 交叉学科的新兴发展,如人工智能（artificial intelligence, AI）在影像学、诊断学中的应用。

5. 多学科综合治疗（multi-disciplinary team, MDT）模式蓬勃发展:开展呼吸科、胸外科、影像科、病理科、肿瘤科等多学科团队合作。

6. 基础研究迅猛发展,并向临床快速转化,使患者得到了很大的获益。如肺癌的靶向治疗、免疫治疗等,使得部分肺癌患者的生存时间大大延长、生活质量得到极大提高。

7. 呼吸危重症技术的发展迅猛,如体外膜肺氧合（ECMO）等,挽救了很多重症患者的生命。

8. 学科发展和人才培养的规范化。为推动呼吸与危重症医学科规范化发展,全面建设我国呼吸与危重症医学科医师人才梯队,显著提高我们呼吸与危重症学科整体水平,满足日益严峻的呼吸系统疾病的临床需求,中国医师协会呼吸医师分会、中华医学会呼吸病学分会、全国呼吸专科医联体、国家呼吸医疗质量控制中心共同发起了"呼吸与危重症医学科规范化建设项目"。2016年年底国家专科医师规范化培训制度试点工作正式启动,呼吸与危重症医学（PCCM）成为首批三个试点专科之一。2019年8月起全面启动PCCM专修、单修项目,制定了睡眠医学、介入呼吸病学、呼吸康复、MICU或RICU、肺功能等单修的规范化培训考核条例。

三、走进呼吸与危重症医学科

情景导入

　　朝气蓬勃的小萌今天特别激动，因为她今天要来到呼吸与危重症医学科病房进行参观学习。小萌心想着从小就听老师说过："人每时每刻都需要呼吸，如果哪天呼吸停止了，那么人的生命也就结束了。呼吸系统真的是太重要了，从出生一直工作到人去世，这可真是太伟大了，我一定要看看，呼吸与危重症医学科的病房究竟是个啥样。"

　　小萌走进一间病房，看见一位小哥哥和一位老爷爷都在"吸大烟"，嘴唇包着的"通气管"在呼气时规律地冒着"烟"，护士告诉小萌，这是在做雾化，这两位患者都是因为气喘来看病的。小萌还注意到老爷爷手指上夹着一个小夹子，然后在仪表显示器上显示两个数值，还发出滴滴的声音，小萌说："这声音感觉跟心跳差不多啊"。护士回答说："对呀，这个是指脉氧监测仪，可以监测患者的心率和指脉氧，是初步评估患者缺氧情况的无创检查方法。"

　　小萌心里正纳闷呢："这两个完全不同年龄的人，怎么是相同的治疗啊"。带教老师看出来小萌的疑惑，就请两位患者给小萌介绍自己的病史。小哥哥说他小的时候经常出现气喘，到医院做点雾化就好了。去年春天开始，外面柳絮飘飘的地方，就容易出现眼睛痒、鼻子打喷嚏、流清水鼻涕，晚上还经常干咳，后来到医院看病，医生听诊后处方了吸入药物、口服药物，规律使用了3个月，期间一直没有不舒服，后来就停药了。3d前同学聚会，鲜花美景与海鲜美食之后，他出现了胸闷、气喘。小哥哥是支气管哮喘急性发作。老爷爷说，他十几年来受凉后就容易咳嗽、咳痰，尤其是在冬天。近5年来逐渐出现活动后气喘，活动耐量下降。1周前受凉后再次出现气喘加重。听了病史，聪明的小萌知道了："小哥哥是支气管哮喘急性发作，老爷爷是慢性阻塞性肺疾病急性加重。"带教老师笑着点点头，说到："是的，为了评估病情，给他们做了血气分析和肺功能。"

　　以支气管哮喘和慢性阻塞性肺疾病为代表的慢性气道疾病是我国最为常见、疾病负担最为严重的慢性疾病种类之一，而我国又是全球慢性气道疾病负担最为严重的国家之一。此外，考虑到我国严重的吸烟、空气污染以及老龄化现象，未来慢性气道疾病的防治形势很可能愈发严峻。因此，对疾病的早发现、早诊断，对患者的全程规范化管理，减少患者急性发作或加重的次数，将能很好地改善患者的生活质量，减轻社会负担。近年来，我们开展哮喘联盟活动、肺功能检查规范化培训万里行活动，提倡哮喘日记、像量血压一样检测肺功能等，这一系列努力使得大部分患者能在门诊解决很多问题。同时，基层医疗技术的发展和分级诊疗政策的完善，推动了"双向转诊"的建立。稳定期患者将在基层医院随诊及定期复查，当哮喘急性发作或慢性阻塞性肺疾病急性加重时，转至上级医院治疗，病情好转后再次转入基层医院。

情景导入

　　小萌来到另一个房间，听到一阵咳嗽声，张爷爷说他是因为咳嗽、痰中带血来的。有4~5个月了，起初也没重视，后来一直不见好，到呼吸科门诊就诊，医生给他安排了一个胸部CT，结果出来后就跟他儿子交待了病情及下一步的诊疗方案，立即安排他住院。一开始听说是靠近肺门的地方有一个阴影，当时特别害怕。前天医生给他做了电子纤维支气管镜取了组织活检送病理了，这两天在逐步完善头颅磁共振、胸腹部增强CT、核素骨ECT扫描等，医生说选择PET/CT检查，主要是评估病情。张爷爷说他现在自己心理有数,自己多半是肺癌,但是不太害怕了,因为医生告诉他之前有个方阿姨有肺肿物、恶性胸腔积液、锁骨上淋巴结转移等,经过胸腔穿刺引流胸水病理检查、CT 引导下经皮肺肿物穿刺活检等,确诊为肺癌晚期。经过治疗,现在情况很稳定,每天都跳广场舞呢。小萌很佩服地对带教老师说:"呼吸科的老师好厉害啊,一看 CT 就知道是什么疾病,然后一系列井然有序地安排让患者很快得到了个体化治疗。""是啊,这些都是我们扎实的基本功!"

CT 等影像学资料的"读片"是呼吸科医生必须掌握的基本技能,很多疾病在影像学上有其特征性的表现,但也有许多"同病异影"或"同影异病",这就要求我们练就一双"火眼金睛"去寻找"蛛丝马迹"。

肺癌是当今世界对人类健康和生命威胁最大的恶性肿瘤之一。肺癌的总体发病率依然居高不下,我国肺癌新发病例在男性居恶性肿瘤首位,在女性居恶性肿瘤第二位,且肺癌的死亡率在男性和女性的肿瘤相关死亡率中均占首位。而肺癌的诊断和治疗通常需要"多学科协作"。

肺癌的确诊需要组织病理学,如何获得病理诊断要求的满意组织,则需要根据病情选择不同的方案:①如果肺部病灶靠近外周,可以选择 CT 引导下经皮肺肿物穿刺活检(图 4-20)。一般患者取仰卧位或俯卧位,CT 扫描选取穿刺点并制订穿刺针进入方案,局部浸润麻醉,穿刺针选择合适的角度进

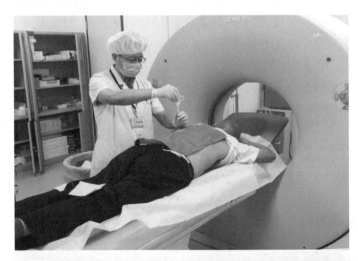

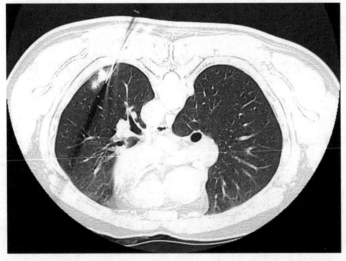

图 4-20 CT 引导下经皮肺肿物穿刺活检

入肺内病灶,再次 CT 扫描确定穿刺针已进入肿块的适当部位,活检针切割取组织,然后拔出穿刺针。第 3 次 CT 扫描确定是否存在气胸、出血等并发症。②如果肺部病灶靠近中央,CT 上显示支气管腔内新生物,则考虑电子纤维支气管镜检查。电子纤维支气管镜能深入亚段支气管,直接窥视黏膜水肿、充血、溃疡、肉芽肿、新生物、异物等,做黏膜或者新生物的刷检或活检。③如果有胸腔积液,可选择胸穿或者胸腔闭式引流,多次找脱落细胞病理。对于常规检查尚不能明确性质的胸腔积液,我们可以考虑行内科胸腔镜检查,在直视下对病变的壁层胸膜行活检送病理。④如果浅表可扪及包块或淋巴结,可选择 B 超引导下穿刺或活检。

也就是说,肺癌的诊断经常需要放射科、超声诊断科、病理科等的帮助。同样的,肺癌的治疗也需要多学科的协作,如胸外科、放疗科、肿瘤科等。

当然,与肺癌类似的,呼吸系统其他疾病有时也需要风湿免疫科、肾内科、血液科等兄弟科室的多学科会诊。

情景导入

再一次听到"神奇"的支气管镜,小萌一定要到呼吸内镜诊疗中心来走一走看一看。看到主机、看到一条条不同用途不同型号的支气管镜子,小萌的第一感觉是"好高大上啊!"

带教老师告诉小萌这里经常发生"惊心动魄"的时刻,比如气道内大出血的时候,支气管镜视野里"火红一片"。这时医生需要绝对地沉着应战,保持患者的通气,尽快找到出血原因并止血。还有气道狭窄的患者,需要在麻醉后尽快将气道支架放置到恰当的位置,否则患者很可能"一口气活不了"。当出血停止,支架释放、解除气道梗阻的那一刻,医生的自豪感油然而生。

当然,除了这些"惊心动魄"的时刻,呼吸内镜中心的故事也很多。78 岁的石爷爷是一名退休工人,2018 年 6 月的一天早上,石爷爷突然发现嘴里的假牙不见了!翻遍了家里也没有找到假牙的痕迹,石爷爷和家里人都以为是假牙装得不牢靠,可能不经意间掉了,便没有在意。此后石爷爷总是隔三差五地发热,每次都是社区医院抗感染治疗后诊治好转,但是过几天又发烧。直到 2019 年 1 月 7 日,石爷爷高热持续 3d,普通的抗感染治疗都无法退热,于是住院又做了一次 CT 检查,发现肺部阴影,像骨性异物,于是急诊行硬质气管镜下异物取出术,原来假牙掉进气管内了。此外,许多误入气管的"奇葩"物件都可以经过支气管镜取出,如喝酒或吃饭时不小心呛进去的花生、虾、开心果壳等,还有一些异常危险的物品。曾有一个从外地转入急诊的误吸了注射器针头的患者,在急诊室做的 CT 检查中显示针头尾部顶在左主支气管,针头尖利处戳入了食管,消化科表示无法从胃镜下取,呼吸科取的手术难度主要在于针头所处的位置正好是胸主动脉和肺动脉两条人体最重要的大血管处,一旦操作中不小心,针头随时可能戳穿血管引起大出血或者窒息,引发严重的后果,患者往往在几分钟内便会丢了性命。面对如此凶险的异物,为了确保手术安全,在取异物的同时,胸外科医生在旁保驾护航,一旦发生大出血,胸外科医生便可立即进行手术止血。结果,硬质气管镜下,不到 20min,顺利取出了两根长约 4cm 的注射器针头。

呼吸内镜中心发生的故事很多很多。纤维支气管镜是呼吸与危重症医学科必不可少的"武器"。支气管镜下的刷检、活检,能帮助患者明确诊断,支气管肺泡灌洗能帮助患者清理气道分泌物、明确病原体,除了这些最基础的操作之外,内镜下的治疗赋予了呼吸内科医生与死神赛跑、抢夺生命的勇气与能力。良恶性气道狭窄的患者,及时的内镜下气管支架的置入等治疗,解决了患者"人活一口气"的问题,为后续的治疗提供了宝贵的时间。在呼吸内镜中心,时常有血压飙升、汗流浃背,但更多的是帮助患者的成就感。随着呼吸内镜介入技术的不断发展,许多复杂气道疾病、支气管远端病变等,都能够由内科的"微创技术"解决,减少了许多大的创伤。呼吸内镜的工作体现了内外科的交融,这里有着内科的抽丝剥茧、细水长流,也有着外科的胆大心细、立竿见影(图 4-21)。呼吸内镜诊疗技术的发展在一定程度上体现了学科的发展。

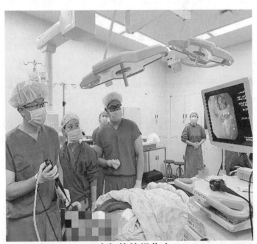

支气管镜操作中

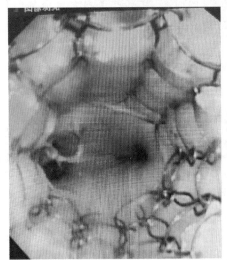
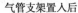

气管支架置入后

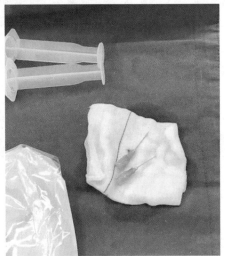

气管异物——针头

图 4-21　呼吸内镜中心工作情况

情景导入

> 走着走着,就到了 RICU 的门口。小萌心生敬畏,按照要求换好隔离衣、戴好口罩、帽子,小心翼翼地走进去看一看。

由于 RICU 收治的患者为危重症患者,RICU 病房的布局要求较高:病房的格局设置、环境要求、病床功能、基础设备等应遵循满足需要、便于抢救、减少污染的原则。RICU 有着"兜底治疗"的地位,这里大部分为呼吸衰竭、多器官功能损伤的患者,对患者的治疗需要考虑全而细,如免疫抑制状态、代谢营养和内分泌问题、出/凝血功能、镇痛镇静、水电解质平衡、心功能肾功能等脏器功能保护、心理问题、围术期危重症患者、急性肾损伤、严重器官功能衰竭、产科危重症、肺移植相关技术等,通常"细节决定成败"!

这里需要我们有"十八般武艺":气管插管、气管切开、深静脉置管、胸腔闭式引流、床边支气管镜检查、血液净化以及体外膜肺氧合(ECMO)等,除了努力挽救患者的生命外,还应尽可能地促进患者的康复。

(王艳丽 孙培莉)

第四节 消化内科

一、消化内科概述

(一)"吃得好,不如消化得好"——了解我们的消化系统

小萌的疑问

Q:"人是铁,饭是钢,一顿不吃饿得慌",生活必不可少的就是进食与睡眠,但我们从小就很好奇,每天吃各种各样的食物,进入人体后它们是怎样转变的呢? 食物对我们有多重要呢?

A:进食是人类最基本的生理需求,离开了食物,人类个人的生理机能就无法正常运转,当这种需要无法被满足时,人类将无心其他。食物进入人体后将被分解成为营养素,这一过程称为消化。

消化系统是人体八大系统之一,包括口咽、食管、胃、小肠、大肠、直肠和肛门;还包括一些位于消化道外,参与消化的器官:胰腺、肝脏和胆囊(图4-22)。其基本生理功能是摄取、转运、消化食物,吸收营养和将食物的未消化部分排出体外。摄食是人类最基本的行为,食物经过良好的消化和吸收方可供给机体所需的物质和能量。在此过程中,我们的消化器官各司其职,发挥着重要的作用。

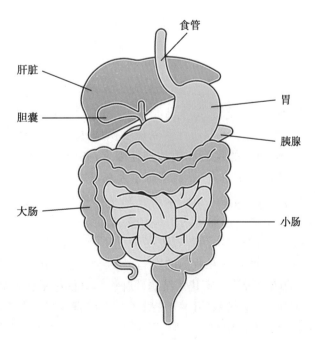

图 4-22　消化系统结构示意图

1. 上消化道对食物的消化及传输 食物在进入食管后,并不是依靠重力转运食物,而是靠肌肉有节律地收缩和松弛(称为蠕动)将食物推入胃内。胃是一个大的肌性空腔脏器,其表面的细胞分泌三种重要物质:黏液、盐酸和胃蛋白酶(一种能分解蛋白质的酶)前体。胃蛋白酶能分解食物中的蛋白质。盐酸为胃蛋白酶提供了分解蛋白所需要的高酸环境。胃内高酸环境能杀灭大多数细菌,成为人体抵御感染的屏障。胃可接受并贮存来自食管的食物,使之在胃内停留一段时间,通过胃内的蠕动将食团磨碎使其与胃液充分混合,进行机械和化学的消化,而后形成半流体的食糜。这些食糜再次通过胃的节律蠕动被推动至第一段小肠即十二指肠。

2. 小肠对食物的消化、吸收及运转 小肠本身可分泌黏液润滑肠道及其内容物,水分能帮助溶解食物片段,同时还接收胰腺分泌的胰酶和来自肝脏的胆汁。肠道通过蠕动来搅拌食物,使其与这些分泌液充分混合进行化学性及机械性消化,使各种营养成分逐渐被分解为结构简单、可吸收的小分子物质,进一步经小肠吸收进入血液及淋巴液,最终经门静脉到达肝脏。从肠道吸收来的细菌及代谢过程中产生的毒物可藉肝脏的解毒作用清除,同时肝脏可进一步参与碳水化合物、蛋白质及脂肪等营养成分的代谢,使其成为身体可利用的形式。食物通过小肠后,消化过程已基本完成,只留下难以消化的食物残渣被进一步排入大肠。

3. 大肠对食物残渣的吸收及排泄 小肠的内容物到达大肠时是液体状的,大肠将进一步吸收粪便中的水分和电解质,使其成为固体状形态,并通过节律的蠕动将其排出至直肠。在此过程中,生长在大肠中的细菌可进一步参与消化一些肠内容物,有助于营养物质的吸收。肛门是消化道远端的开口,未消化的废物或异物最终由此排出体外。

每天都在吃,但"吃得好,不如消化得好",完善的消化系统是为人体提供物质及能量的保障。

(二)消化疾病就在你身边

小萌的疑问

> **Q:** 我和身边的同学就曾经历过进食不当后腹痛、腹泻,甚至还为此去了医院输液,是不是消化疾病很常见呢?
>
> **A:** 每天都在进食,但任何一个环节出现问题,均可引起身体不适或疾病,属于消化内科疾病诊治范畴。因此,消化系统疾病不限于年龄、性别,症状多样、种类繁多,其中不少消化疾病是困扰大众的常见病、多发病。

俗话说"十人九胃",胃不舒服、胃酸、胃胀已经成了现代人的通病。其实消化系统疾病种类繁多,包括食管、胃、肠、肝、胆、胰及腹膜等器质性和功能性疾病,既可局限于本系统,也可累及其他系统及全身;同时,全身性或其他系统的疾病和精神神经因素,亦可导致消化系统的疾病和症状。因此,本系统疾病涉及面广,在临床上十分常见,甚至每个人都可能会经历。最常见的当属幽门螺杆菌(helicobacter pylori, Hp)感染,我国成年人中感染率达到40%~60%,在我国人群中约有10%在其一生中患过消化性溃疡,肠易激综合征患病率为1%~16%,功能性消化不良的患病率为8%~23%。随着我国经济发展,人们生活水平提高和生活方式改变,一些原来在西方国家的常见病,如胃食管反流病、炎症性肠病、酒精性和非酒精性肝病在我国的发病率逐年增高。虽然这些疾病非致命,但使患者生命质量下降,占用了大量的医疗资源。消化系统恶性肿瘤一直都是威胁人类健康的主要恶性肿瘤,根据 GLOBOCAN 2018 数据显示,全球恶性肿瘤发患者数中结直肠癌、胃癌、肝癌、食管癌分别位列第三、第六、第七和第八名。死亡人数中结直肠癌、胃癌、肝癌及食管癌分别位列第二、第三、第四和第六名。近年来,胃癌、肝癌的发病率目前仍居高不下,而结直肠癌和胰腺癌不断增加,严重危害国民健康。

（三）消化内科常见疾病及临床主要功能单元

小萌的疑问

> Q：消化系统疾病的发病率确实挺高的，广泛地影响人类的健康及生活质量，那么出现哪些症状提示可能会有消化系统疾病呢？临床有哪些诊断方法呢？
>
> A：常见的消化系统症状有厌食或食欲减退、恶心、呕吐、反酸、嗳气、胃灼热、吞咽困难、腹痛、腹胀、腹泻、便秘、呕血、便血、黄疸等。疾病的诊断需要结合患者的病史、症状、体征及辅助检查，与其他内科不同的是，消化内科有独门秘技，那就是我们的内镜及胃肠动力检查。

1. 消化内科常见疾病类型 消化疾病症状多样，大多患者症状轻微或罹患慢性疾病，以门诊就诊为主，如胃食管反流病、慢性胃炎、消化性溃疡、肝硬化、慢性胆囊炎、肠炎、便秘、肠易激综合征、炎症性肠病等。需要收住入院的疾病主要有消化道出血、腹痛待查（尤其是急性腹痛，如急性胰腺炎、胆总管结石、胆管炎、不完全性肠梗阻等）、控制不佳的炎症性肠病、出现并发症的肝硬化、消化道早癌/息肉、消化道狭窄、高危消化道异物、消化道瘘、其他临床症状待查（如腹水、黄疸、肝损害、肠道溃疡、慢性腹泻）等。

2. 临床主要功能单元 大多数综合医院的消化内科由门诊、普通病房及消化内镜中心、胃肠动力中心组成，少数医院设置有消化科重症监护病房（图 4-23）。

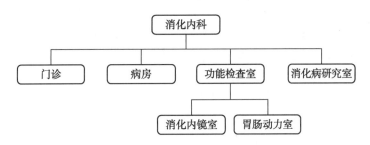

图 4-23 消化内科临床主要功能单元

（1）普通病房：收治消化内科常见病、多发病及部分诊断疑难的患者，其生命体征相对平稳；重症监护病房主要收治危重症、急症并需要密切监护的患者，其生命体征一般不平稳。当消化内科未设置重症监护病房时，普通病房仍会收治部分危重症患者，诊治同时床边做好密切监护及病情评估，若有需要（如消化道大出血、重症胰腺炎、基础疾病加重合并器官功能不全等），仍可将患者转出至院内重症监护病房（intensive care unit, ICU）、待生命体征平稳后再转入专科继续诊治。

（2）消化内镜中心：是进行消化系统内镜检查及治疗的场所，所进行的内镜操作一般包括胃镜诊治（食管、胃、十二指肠球降部）、肠镜诊治（结肠）、十二指肠镜诊治（胆胰疾病为主，也可用于胃、十二指肠）、超声内镜、小肠镜诊治（小肠）。内镜经人体自然腔道进行检查，同时可进行内镜下微创治疗。

（3）胃肠动力中心：是进行消化系统功能及动力检查和治疗的场所，所进行的操作一般包括食管测压及 pH 监测（食管）、胃排空及胃电图（胃）、结肠转运及肛门直肠测压（结直肠）、胃肠起搏及生物反馈治疗（主要针对便秘的治疗）等。

（四）消化内科工作范围

小萌的疑问

Q：如果我或家人有消化系统疾病的症状，去医院该如何就诊呢？

A：一般来说，如果出现剧烈腹痛、消化道出血等急重症，建议直接急诊就诊。若为急重症以外的消化道症状，都可以去医院的消化内科门诊就诊。门诊分为普通门诊和专家门诊，这两种门诊都可以帮助患者解答消化疾病方面的疑问。当然，医生也会根据每个人的具体情况，建议必要时住院进行诊断和治疗。

消化疾病比较普遍，门急诊就诊人数众多。当患者的疾病无法通过门急诊诊疗得到妥善解决，如诊断不明，口服药物不足以缓解病情，或需要行内镜下治疗，或病情复杂、危重等情况，则需要将他们收入消化科病房，进一步接受更全面的检查及更系统的诊疗。

消化内科病房是消化疾病患者进行诊治的"根据地"，也是临床医生以患者为中心进行学习、成长的场所。这里可能遇见与食管、胃、肠、肝、胆、胰及腹膜等脏器相关的各种内科疾病。有相当一部分患者是没有症状或者症状很轻微的，比如消化道早癌、良性肿瘤、息肉的患者。这些人多在体检或有轻微症状进行内镜检查时发现病变，再择期住院进行治疗，对病变进行内镜下的切除，这些患者往往入院目的明确、治疗高效、住院周期短。而其余的患者如同其他内科一样，主要因不适症状而就诊，可能是因持续的症状所困扰而住院，比如吞咽困难、慢性腹痛、腹水、腹泻、黄疸等；可能是发作急症而就诊，如消化道出血、急性腹痛。这类患者住院目的的主要有：①对症治疗。接受以静脉输液为主的药物治疗维持病情平稳、改善症状。②查因（对因治疗）。查找病因，针对性治疗，方可更加确实地治愈病患或者更有效地改善、预防症状再发等。病房的医生将针对患者的病情，划分不同的护理等级、饮食情况，基于已有的基础理论和临床诊疗技术（尤其是消化内镜技术），力求给予患者最合理的诊疗方案、最优化的治疗结果。

既往消化内科与大部分内科相似，采用的是以药物治疗为核心的综合治疗，但药物治疗作用有限。随着内镜技术的发展，内镜检查及微创治疗已逐渐成为消化病房疾病诊治的重要手段及有效方法。患者入院后除常规抽血及影像学检查外，采用内镜对消化道进行直视下的检查及治疗已成为主流，当然内镜检查及治疗方案的选择需结合患者的病情而决定。与其他内科不同的是，消化内科与外科的交叉或合作更多。消化疾病的内外科治疗存在一定的转折点，当一些消化疾病（如消化道出血、重症急性胰腺炎、肠梗阻等）经内科充分治疗效果不佳，或在病情发展过程中出现外科手术指征时，需及时由消化外科（普通外科）进行处理。

（五）消化内科专业常用诊疗技术

1. 常用无创检查

（1）^{13}C- 呼气试验 /^{14}C- 呼气试验：幽门螺杆菌感染是慢性胃炎的主要原因。^{13}C/^{14}C 呼气试验是公认的检测幽门螺杆菌的金标准。检查时，患者只需要服用特定药物，向特定的呼气检测收集卡吹气，就能检测出胃幽门螺杆菌感染的数量（图 4-24）。^{13}C 及 ^{14}C 的原理是一样的，只是 ^{14}C 有少量的放射性。长期临床证实对人体无害，但暂不建议孕妇及儿童做该项检查。

（2）腹部影像学检查：消化科常用的影像学检查如下。①肝胆脾胰 B 超：方法简单、便宜，可观察肝胆胰脾等脏器的大小、形态，评估有无占位、结石等病变。②腹部 CT/MRI：目前应用很广泛的方法，对脏器小病变的发现、显示病变的细节优于腹部 B 超。③腹部 CT 血管成像，包括 CT 动脉成像（computed tomography angiography, CTA）及 CT 静脉成像（computed tomography venography, CTV）。针对血管的增强扫描更有利于血管病变的诊断。④磁共振胰胆管成像（magnetic resonance cholangiopancreatography,

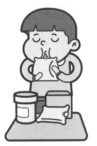
1-维持正常呼吸，吹满气袋（勿深呼气，勿断续吐气）。

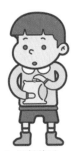
2-扭紧盖子，标记为样本1。

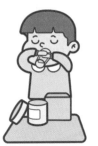
3-常温饮用水冲服幽立显试剂。

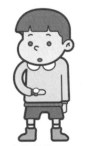
4-安静等待30min，期间不要运动、进食、饮水。

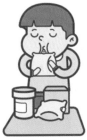
5-维持正常呼吸，吹满气袋（勿深呼气，勿断续吐气），并标记为样本2。

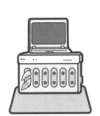
6-将收集好的样本1和样本2插在^{13}C红外光谱仪上分析。

图 4-24　^{13}C 呼气试验流程图

MRCP）：可显示整个胆道胰管系统的影像，有无创、胆胰管成像完整等优点。⑤小肠 CT 及磁共振（magnetic resonance，MR）：与单纯腹部 CT/MRI 相比，对肠道，尤其是小肠的病变评估更为准确。

2. 常用操作技能

小萌的疑问

Q：家里有亲戚经常胃部不适，在消化科做过数次胃镜检查。据说胃镜检查有普通胃镜及麻醉胃镜之分，有什么区别呢？

A：普通胃镜是指在患者清醒状态下口服局部麻醉药后进行，在检查过程中会有恶心、腹胀、嗳气等不适，患者需放松喉部，保持轻松状态，大多可配合检查，但也有部分患者无法配合、难以耐受。麻醉胃镜通过静脉或气道全身麻醉诱导患者进入睡眠状态完成检查，大大提高了检查的耐受性及舒适度，但全身麻醉也有风险，因此需做好麻醉前评估、麻醉中及麻醉后复苏的监测，对有严重心肺疾病的患者来说，选择须慎重。当然，对患者而言，麻醉胃镜的费用将高于普通胃镜。消化科的专科检查并不仅仅局限于胃镜，需结合患者的症状及体征，酌情选择。

（1）胃肠减压：是将胃管从鼻腔插入胃腔，连接一次性胃肠减压器，在负压和虹吸原理的作用下使胃内容物引出患者体外的一种方法（图 4-25）。此方法可将胃肠道内的气体或液体吸出来，降低胃肠道内压力，减少胃肠膨胀程度，常用于肠梗阻、急性胰腺炎的患者。

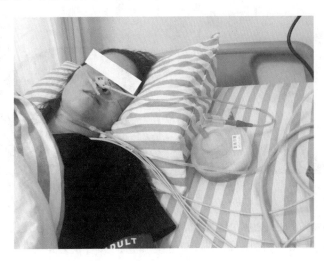

图 4-25　胃肠减压

（2）腹腔穿刺术：是在局部麻醉下，借助穿刺针从腹壁逐层进入腹腔进行诊疗的技术（图4-26），主要用于腹水（腹水是指疾病所引起的腹腔内液体积聚过多）的查因，缓解大量腹水所致的症状。腹腔穿刺术还可用于腹腔内注射药物治疗。在怀疑有腹腔内出血或消化道穿孔时，诊断性腹腔穿刺是重要的诊断方法之一。

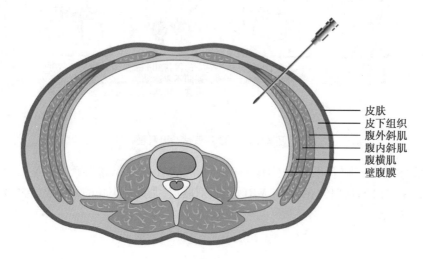

皮肤
皮下组织
腹外斜肌
腹内斜肌
腹横肌
壁腹膜

图4-26　腹腔穿刺术示意图

3. 常用消化道动力学检查　食物通过消化道有节律地收缩和松弛进行传输及转运，任何环节的动力异常可导致各种不适，如吞咽困难、反酸、腹胀、腹痛、腹泻、便秘等。对消化道动力的检查主要有：①食管测压及 pH 监测（针对食管动力及酸反流监测）；②胃排空及胃电图（针对胃动力）；③结肠传输试验及肛门直肠测压（用于判断是否存在结肠传输延缓、便秘分型）。由此也发展了治疗便秘的新途径：胃肠起搏及生物反馈治疗。

4. 常用内镜检查

（1）胃肠镜检查：胃及大肠是消化道发病率最高的空腔脏器。胃镜可在直视下观察食管、胃、十二指肠球部及降部乳头以上的病变（图4-27），肠镜检查可自回肠末端观察至肛门口。目前广泛应用于体检及临床诊疗。比如，胃镜是明确诊断上消化道出血的最精准设备，若内镜下有活动性出血，可行内镜下止血术。同时，食管、胃、结肠的良性肿瘤、癌前病变、消化道狭窄大多可以优先选择胃肠镜下的微创治疗。食管及胃内的异物也大多优选通过胃镜取出。

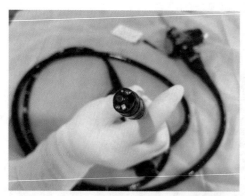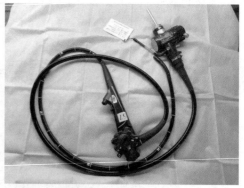

图4-27　胃镜

（2）胶囊内镜：首次做到了在患者毫无痛苦的生理状况下获得消化道尤其是整个小肠的影像资料，操作简单、依从性好、无须麻醉、图像清晰，与胃镜和肠镜具有良好的互补性，减少了消化道检查的盲区。但胶囊内镜仅可观察而无法实际操控其方向，不能对可疑病灶进行重点观察；无法取得活组织切片检查,无法进行治疗操作。

（3）磁控胶囊胃镜：随着医学技术逐步发展完善,磁控胶囊胃镜诞生啦（图4-28）。它在第一代胶囊内镜的基础上,内植永久性微型磁极,依靠体外磁场,可精准控制进入人体的胶囊内镜的运动和方向,再次将胶囊内镜的检查范围扩展至及全胃,可实现对胃内观察的主动控制及精准拍摄,真正实现了无需麻醉的无痛胃镜。但价格比较昂贵,尚未能普及。

（4）小肠镜：为了弥补胶囊内镜的部分不足,小肠镜应运而生。当胶囊内镜或其他影像学检查发现或临床怀疑小肠病变时,小肠镜可对可疑病灶重点观察、针对性活检,甚至在标准内镜能力范围内发现的病灶亦可如同胃镜及大肠镜般进行适当的内镜下治疗,如注射治疗、套切治疗、电凝或机械止血及上述技术的组合。

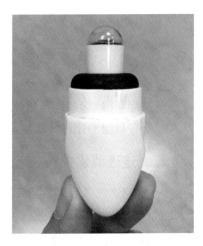

图4-28　胶囊胃镜

二、消化医学的发展历程

民以食为天,消化疾病症状几乎是每个人都曾经历过的,如今的消化医学,随着医学模式的改变、对疾病的认知提高及内镜技术的愈发成熟,对疾病的诊断及治疗水平明显提升。

（一）内镜的高速发展

1805年德国人Phlip Bozzini首先大胆提出了内镜的构思和设想,他利用蜡烛光作光源并通过一根细铁管窥视泌尿道,从而开创了内镜研发的先河。1869年德国医生Kussmaul首先采用硬式胃镜。1957年美国医生Hirschowitz首先使用纤维胃镜。胃镜检查经历了由硬式至半曲,由纤维内镜至电子内镜的发展历程。图像变得更清晰逼真,分辨率亦更高。随之进一步发展而来的特殊胃肠镜比如放大内镜及色素内镜、胶囊内镜、小肠镜等的应用,使消化道检查盲区减少,对疾病的认识加深、诊断及治疗水平提高。目前,消化内镜的舒适化（无痛胃镜）成为大多数消化内镜中心常规开展的项目,人工智能图像识别技术也逐步引入消化内镜早癌筛查、质控等领域,消化内镜正高速发展。

（二）内科技术的"外科化"——从诊断发展为微创治疗

目前,越来越多本属于外科治疗的疾病,可通过内镜技术达到更加微创的治疗,如经内镜黏膜下剥离术（endoscopic submucosal dissection, ESD）切除消化道早癌,经内镜逆行胰胆管造影（endoscopic retrograde cholangiopancreatography, ERCP）取胆总管结石等。消化内镜微创治疗通过人体的自然腔道到达病变部位,达到不破坏人的体表皮肤,以最短的手术路径最直接、最根本的治疗病变,最大程度上保留了人的自然生理状态来达到最优的治疗效果。在内科药物治疗欠佳的前提下衍生了内镜技术新应用,例如难治性胃食管反流病,目前可采用内镜治疗,如胃底折叠术、内镜下抗反流黏膜切除术（anti-reflux mucosal resection, ARMS）、内镜下热能射频术（stretta）。也有肿瘤性疾病的治疗新途径：例如对于不适合内镜及外科手术的食管癌患者可考虑射频消融治疗及光动力治疗；肿瘤所致梗阻性黄疸的治疗,可选择内镜下支架植入术。内镜下治疗应用广泛、前景无限。

（三）针对病因或发病环节的治疗——改变了疾病的自然病程

1. 幽门螺杆菌的发现和研究　20世纪80年代,Warren和Marshall发现人类胃内感染幽门螺杆菌（helicobacter pylori, Hp）后,经数十年的研究,现已确认Hp是慢性胃炎的主要病因、消化性溃疡的重要致病因素、胃癌的第1类致癌原、胃黏膜相关淋巴组织淋巴瘤的重要病因。Hp被根除后,消化性溃疡复发率由以往的70%~80%下降到10%以下。对Hp感染的预防及治疗已被认同为胃癌预防的重要策略之一。

2. 乙型肝炎的防治　随着乙肝疫苗的广泛应用,儿童中乙肝的感染率正明显下降。随着乙肝抗病毒治疗的开展,乙肝所致的肝硬化、肝癌发病率和死亡率大大下降,将改变乙肝的自然史。

3. 其他　克罗恩病既往被认为在西方人群中高发,但随着对疾病的认识度增加、内镜检查技术的提高,克罗恩病在我国的就诊率、诊断率等大大提高。而单克隆抗体的应用则改变了克罗恩病的自然病程。

（四）消化心身医学快速发展

随着社会经济的快速发展，医学模式由单纯的生物医学模式演变至生物－心理－社会医学模式，心身疾病逐渐成为现代社会不可忽视的重要问题。消化心身问题也不容乐观，主要涉及情绪相关的消化道症状、认知相关的消化道症状、精神疾病相关的消化系统症状、器质性消化系统疾病并发或共存的精神症状、消化系统器质性疾病继发的心理问题，以及与社会心理因素相关的生物学指标改变等六大方面。目前消化内科医生对心身疾病认识更加深入，为患者的诊治也打开了新的思路。

三、走进消化内科

情景导入

今天是小萌第一天来到消化内科，带教的刘医生上午门诊，小萌跟随而至。以前总觉得坐诊就是坐着讲讲话、开开处方，是件很轻松的事情，但今天小萌才发现自己想简单了。消化内科门诊的患者非常多，络绎不绝，刘医生一刻不停地忙碌，连喝水都顾不上，与患者的沟通不只是给个处方、告知对方怎么样就行了，而更多的是倾听、理解、建议、反复解释，甚至还要心理疏导。有时候还得负责协调秩序。原来，上门诊需要做到集中注意力、思路清晰、快速答题，还得耐心答疑。不停地面对一个个不同倾诉的患者，谁说上门诊不是个历经头脑风暴的体力活呢！单单是坐了小半天，小萌就听到了各种各样的不适，有不同部位、不同形式的腹痛、腹胀，有反酸、嗳气，有食欲不振、进食梗阻，有呕吐、腹泻、便秘，有口腔异味、咽部异物感、肛门排气多等，刘医生大多给予了进一步检查或口服药物治疗。但有一位精神矍铄的大叔，刘医生看了一眼报告就建议他住院了，这倒是引起了小萌强烈的好奇。这个大叔自称老胃病了，间断有轻微的上腹不舒服，几年前做胃镜提示慢性萎缩性胃炎，此次是携带复查胃镜报告复诊的。这个大叔看着跟健康人似的，怎么就要住院呢？刘医生跟大叔解释道：慢性萎缩性胃炎是公认的胃癌癌前病变症状之一，有一定的癌变概率，因此是个慢性病，需要定期随访监测，大叔来复查就做得很好。但这次复查的胃镜结果提示胃部出现了病变，病理提示是高级别上皮内瘤变，很可能是一个早期胃癌，所以就不能继续随访、放任不管啦。目前的治疗首先考虑通过胃镜经自然腔道剥离病变，这种微创的手术可以保留完整的胃。大叔和小萌恍然大悟，原来，消化内科不只是检查、用药、慢性病随访与治疗，对于早期发现的病变还可以进行内镜手术呢！

慢性萎缩性胃炎（chronic atrophic gastritis, CAG）是慢性胃炎的一种类型，也是消化科最常见的慢性病。其发病率及检出率随年龄增长而增加。幽门螺杆菌感染是其最重要的原因。Hp 感染与胃癌密切相关，1994 年被世界卫生组织列为胃癌的 I 类致癌原。Hp 感染后可出现慢性非萎缩性胃炎、萎缩性胃炎（萎缩、肠上皮化生）、异型增生及癌变。因此临床医生会建议对伴有 Hp 感染的 CAG 患者予以根除 Hp 治疗，同时有必要对 CAG 患者进行健康宣教，进行合理的评估和随访。

但也不要提到慢性萎缩性胃炎就联想到要癌变，紧张得吃不下饭、睡不着觉。在临床上萎缩性胃炎大多数都是轻度的、局部的，癌变的概率是较低的。临床医生在门诊应注意提高患者对疾病的正确认识，告知患者进行正规的诊疗及随访。我们现有的胃镜检查技术和普及程度，完全有足够的时间来监察病变，并能发现早期癌变。万一发生癌变，我们目前所掌握的胃镜微创治疗技术，完全有可能切除早期肿瘤病灶。内镜微创治疗技术包括：经内镜黏膜下剥离术（endoscopic submucosal dissection, ESD）（图 4-29）和内镜下黏膜切除术（endoscopic mucosal resection, EMR）。

目前消化道肿瘤在我国高发的 5 大肿瘤中占 4 个，包括食管癌、胃癌、肝癌、结直肠癌。消化道肿瘤是影响国人健康的重要系统性疾病。消化内科医生作为这类疾病的首诊医生，一直致力于疾病的早期发现。早期发现、诊断，并进行及时的治疗才可以为患者争取更高的治愈率及良好的预后。早期

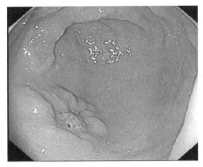
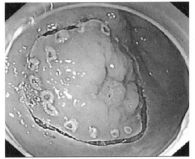
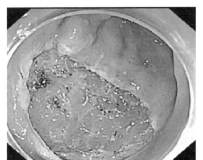

胃窦部早癌　　　　　　病灶标记后环周切开　　　　　病灶剥离后创面

图 4-29　早期胃癌 ESD

肿瘤一般没有明显的临床症状,消化内镜检查是发现食管、胃及肠道早期病变的简单且有效方法,目前也成为了治疗癌前病变及早癌的有效利器。

　　中国工程院院士、消化内科专家李兆申教授曾说"发现一例早癌,挽救一条生命,拯救一个家庭",愿我们临床医生共同努力,保卫人民健康,让"谈癌色变"成为过去!

情景导入

　　异常忙碌的病房里有一股淡淡的血腥味,一个年轻的小哥哥吸着氧气、面色苍白地躺在床上,床头摆放着小萌在重症监护病房曾见过的心电监护仪,床边的垃圾篓里有不少暗红色的血液及血凝块,护士们正井然有序地给他打针、输液。这就是刘医生接到电话紧急回病房要看的新患者。刚刚,小哥哥又呕血了,现在心电监护滴滴地响,护士告诉小萌那是心率快在报警。刘医生当机立断建议急诊胃镜,跟小哥哥的家人交代情况,告知此时胃镜可帮助明确原因同时可根据情况采取胃镜下止血的措施。当然,也有少数患者经药物及内镜治疗均无法达到止血的效果,如果发生这种情况,就需试行介入治疗甚至外科手术了。小萌听到手术,不禁更加紧张了。听着床头仪器滴滴地响,紧张的氛围令人心情格外沉重。小萌也随同来到了"神秘"的消化内镜中心,麻醉医生紧锣密鼓地忙碌着。在顺利麻醉后刘医生沉着冷静地操控着胃镜,胃腔里显示有很多积血,所幸的是刘医生很快就找到了出血部位。刘医生说这是十二指肠球部溃疡伴出血,经过冲洗发现溃疡表面见到血凝块附着(图 4-30),他采取了将血凝块冲洗干净后钛夹夹闭的方法成功止血。这下胃镜下的视野清楚了,冲洗后再没有新鲜的血液渗出。大家都如释重负,小哥哥病情这才算是稳定了。小萌心底暗暗松了一口气,刚来消化科就碰上这么惊险的事情,现在缓过来心里更是觉得惊奇而兴奋,以前只听说过有亲戚做胃镜检查,原来胃镜也是一门可以紧急救命的技术!

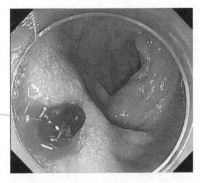
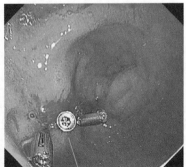

冲洗后见溃疡表面血凝块附着

胃镜下钛夹夹闭止血后溃疡表面无活动性出血

图 4-30　十二指肠球部溃疡伴出血

消化道出血是消化科最常见的急症之一。当患者出现呕血、便血和/或黑便症状，伴或不伴头晕、乏力、黑矇、晕厥、心率增快、血压降低等周围循环衰竭征象时，临床可诊断为消化道出血。一般以 Treitz 韧带为界，将消化道出血分成上消化道出血和下消化道出血，前者包括食管、胃、十二指肠和胆/胰等病变引起的出血，后者包括小肠、结直肠等疾病引起的出血。基于人口统计的资料显示，每年消化道出血住院患者为 50~150/10 万人，占所有住院患者的 1%~2%。急性消化道大出血病情急、变化快，严重者可危及生命；慢性失血可产生贫血症状。部分消化道出血甚至是一些严重系统性疾病的临床表现。尽管下消化道出血的死亡率近几十年来有逐渐下降的趋势，但上消化道出血的粗略死亡率仍然维持在 5%~10% 的高位。

内镜检查是消化内科医生明确消化道出血原因的重要方法，当药物治疗不足以控制病情时，急诊内镜可快速评估患者病情，尤其是肝硬化并发食管胃静脉曲张所致的上消化道大出血，出血迅速、量大，常常可快速导致失血性休克。及时的内镜下止血处理是抢救成功的关键，在此基础上继续进行药物治疗也很重要，药物治疗仍然是内科的法宝。除了消化道出血，消化内科医生常常遇到的急诊内镜还包括以下两种疾病：上消化道异物及胆总管结石所致的急性梗阻性化脓性胆管炎（acute obstructive suppurative cholangitis，AOSC）。尤其是 AOSC 这种大众不甚熟悉的急症可能会短时间内导致感染性休克、危及生命，此时取出结石、通畅引流是治疗的关键，目前首选的方法就是经内镜逆行胰胆管造影（ERCP）。既往胆总管结石需接受外科手术，在这种感染性休克的情形下手术风险更高，而随着内镜技术发展所衍生的 ERCP 诊疗方法，可通过十二指肠镜经人体的自然腔道到达胆总管在十二指肠的开口处——十二指肠乳头，达到不破坏人的体表皮肤，以最短的手术路径，经十二指肠乳头逆行性进入胆总管内取出结石（图 4-31）。

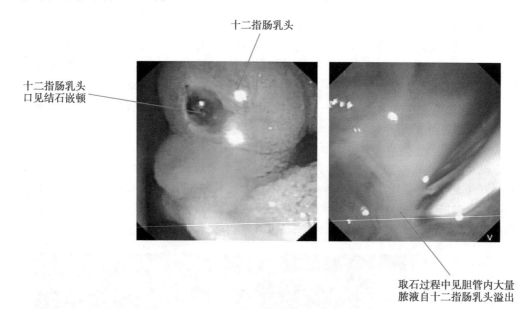

十二指肠乳头

十二指肠乳头口见结石嵌顿

取石过程中见胆管内大量脓液自十二指肠乳头溢出

图 4-31 胆总管结石经 ERCP 取石术

消化内科可不止温吞的慢性病或有足够时间窗进行待查的病例，内镜技术的发展赋予了消化内科医生 24h 坚守的使命，赋予了消化内科医生与死神赛跑、抢夺生命的勇气与能力。

消化内镜诊疗除了胃肠镜检查、经内镜切除消化道息肉/早癌、内镜下止血、ERCP 取胆总管结石外，还可以进行胰腺假性囊肿/脓肿穿刺引流、消化道狭窄扩张或支架治疗、消化道瘘修补术、急慢性阑尾炎行内镜下逆行阑尾炎治疗术（endoscopic retrograde appendicitis therapy，ERAT）、胃减容术（微创的减肥手术）、腹腔神经丛阻滞术（celiac plexus neurolysis，CPN）等。内镜技术的发展赋予了消化内科医生更广阔的治疗空间，目前消化内科医生的工作生活更像是常规内科医生与外科医生的融合，内科的忙碌、外科的挑战，每一天都会很充实、有意义，无限精彩。

情景导入

　　看到麻醉后清醒的小哥哥,刘医生终于放心地带着小萌回到了病房,领着小萌熟悉消化内科病房。跟着查房,小萌发现,消化科与其他内科的患者相比有明显的不同,很多患者竟然是不能吃东西的!消化道出血的小哥哥被告知不能吃东西,胰腺炎、肠梗阻、等着做或刚做过内镜下手术的患者都不能吃东西。甚至胰腺炎、肠梗阻的患者鼻子里还插了长长的管子,认真聆听查房的小萌大概理解到,原来这个透明的管子叫胃管,是插在胃腔的,可以负压吸引胃肠道内的气体及液体,帮助减轻症状。在消化科"什么时候能吃、能吃什么"是患者及家属们特别关心的大事,医生们在查房时要格外地指导患者的饮食,甚至还指导一个大肚子的患者每天晨起称体重。小萌好奇地问刘医生,有个伯伯肚子好大,您叮嘱他称体重,是来做减肥手术的?刘医生摆摆手说,大肚子可不都是胖,你看这个患者其他身体部位也不胖啊,这样异常的腹部膨隆,我们会怀疑是疾病导致的,比如腹腔积液、腹腔占位等。这个患者是腹腔积液增多导致的大肚子,是拟诊腹水待查入院的。这个患者刚主诉腹胀仍然明显,呼吸费力,所以打算马上给他做腹腔穿刺,放出腹水缓解症状,同时抽取腹腔内的积液进行化验明确,有助诊断。当然,影像学检查、甚至内镜检查、腹膜活检等都可能视情况一步步安排。管床医生们开始着手准备腹腔穿刺了。小萌作为一个旁观者,看着从患者腹腔抽出的黄色液体,听着大肚子的伯伯在放出积液后感叹舒服多了,心底再次抑制不住地惊叹。

　　消化内科医生的生活中有惊心动魄,更多的还是内科的细水长流,结合实验室、影像学、内镜等多重检查,一步步抽丝剥茧,探查病因是内科的精髓,针对病因进行有效的治疗是临床医生努力的目标。对于一些待查的特殊病例或疑难病例,我们也会进行科室讨论、多学科会诊、甚至在学术会议中分享、交流,以患者为中心进行学习,乐在其中,也同样具有挑战性。

　　世上本没有路,走的人多了也便成了路。疾病永远是医生的老师,保持学习的热情,孜孜不倦、学而不厌,经验积少成多,那么在我们眼中的疑难病将越来越少,资深专家不是梦!

(袁 琳　姜柳琴)

第五章 外科诊疗单元

视频：外科导引

第一节 外科概述

一、外科的定义

（一）外科与外科学

小萌的疑问

> Q: 究竟什么是外科啊？ 就是指手术吗？
>
> A: 外科是一门临床医学科学，强调通过操作来解决解除患者病痛，而手术只是外科治疗方法的一种，然而地位举足轻重，是现代外科治疗方法中常见的一种。

外科学（surgery）是临床医学的一个重要组成学科。主要研究如何利用外科方法解除患者的病原，从而使患者得到治疗。Surgery 来自拉丁文 *Chirurgia*，由希腊文 *cheir*（手）和 *ergon*（工作）组合而成。由此可见，从传统意义上来说，外科强调通过动手（换药、手术和手法）来治疗伤病，以区别通过药物治疗疾病的内科。外科医学历史悠久。考古发现，公元前 5 000 年就出现开颅手术了。在古老的外科中，手术突出的是技巧。在现代外科中，手术是科学，而非仅仅停留在技术层面。手术方式的革新常伴随着外科理念和理论的不断突破和进步。

外科和所有的临床医学一样，需要研究与外科相关的基础理论，包括疾病的定义、病因、病理、发病机制、诊断、分期、治疗、预后。而且外科更重视手术适应证、围术期评估和管理、手术技巧与方法、术后并发症及预后等外科手术相关问题。

研究外科的一门医学科学即为外科学。外科学在整个医学的历史发展中形成，并且随着理念和技术的进步不断更新变化。

（二）外科学范畴

> **Q：外科可以做些什么呢？哪些算外科？**
>
> **A：**外科是解决病痛的一种思维模式和方式方法。分类方法很多，依据不同的标准，有不同的分类。

在古代，外科学的范畴仅限于一些体表的疾病和外伤，但随着医学科学的发展，对人体各系统、各器官的疾病在病因和病理方面获得了比较明确的认识，加之诊断方法和手术技术不断改进，外科工作范围不断发生变化，而且与其他临床学科在分工上有许多交叉。特别是随着外科微创技术的迅速进展，外科与内科的界线更加难分。因此，目前日益提倡以疾病、系统为中心、多学科的协同治疗。

1. 外科疾病分类　外科疾病基本形式大致分为以下七类：

（1）创伤（trauma）：由暴力或其他致伤因子引起的人体组织破坏，如内脏破裂、骨折、烧伤等，多需要手术或其他外科处理，以修复组织和恢复功能。

（2）感染（infection）：致病的微生物或寄生虫侵袭人体，导致组织、器官的损害、破坏、发生坏死和脓肿，这类局限的感染病灶适宜于手术治疗，如坏疽阑尾的切除、肝脓肿的切开引流等。

（3）肿瘤（tumor）：绝大多数的肿瘤需要手术处理。对良性肿瘤，切除有良好的疗效；对恶性肿瘤，手术能达到根治、延长生存时间或者缓解症状的效果。

（4）畸形（abnormality）：先天性畸形，如唇裂腭裂、先天性心脏病、肛管直肠闭锁等，均需施行手术治疗。后天性畸形，如烧伤后瘢痕挛缩，也多需手术整复，以恢复功能和改善外观。

（5）内分泌功能失调：如甲状腺和甲状旁腺功能亢进症等。

（6）寄生虫（parasite）病：如肝棘球蚴病和胆道蛔虫症等。

（7）其他：常见有器官梗阻，如肠梗阻、尿路梗阻等；血液循环障碍，如下肢静脉曲张、门静脉高压症等；结石形成，如胆石症、尿路结石等，也常需手术治疗予以纠正。

2. 外科分科　随着外科范围的扩大，学科发展也趋向于专业化。临床外科学根据治疗目标的不同有着明确的分工，可分为普通外科（现专指各种腹腔、乳房、甲状腺及简单的皮肤外科）、心脏外科、胸腔外科（心脏外科、胸腔外科两者可合称心胸外科）、骨科、神经外科（简称脑外科）、泌尿外科、整形外科、小儿外科等。依据人体的系统、部位、手术方式、疾病性质、器官功能等不同的标准，亦有不同的亚学科分类。

广义的外科学尚可包含眼科、耳鼻喉科、妇产科、牙科（口腔面颌外科）等。这些原属外科的学科随着自身不断发展而脱离外科，成立了自己的专科。

（三）与内科学相辅相成

> **Q：外科和内科有明确的界限吗？**
>
> **A：**就疾病而言，是不分内外科的。例如，不明原因的肠梗阻在某些情况下可以保守治疗，但进展到一定阶段可能就需要手术治疗。随着诊疗技术的进步，介入治疗和内镜的广泛应用使得内科、外科的界线越来越模糊。

外科与内科在很多情况下是相对的，而非绝对的关系。两者相辅相成，最终目的都是为了解决病痛、促进健康。外科一般以需要手术或手法为主要疗法的疾病为对象，而内科一般以应用药物为主要疗法的疾病为对象。然而,外科疾病也不是都需要手术的,而常是在一定的发展阶段才需要手术。例如,化脓性感染,在前期一般先用药物治疗,形成脓肿时才需要切开引流。而一部分内科疾病在它发展到某一阶段也需要手术治疗。如胃十二指肠溃疡引起穿孔或大出血时,常需要手术治疗。不仅如此,由于医学科学的进展,有的原来认为应当手术的疾病,已经可以改用非手术疗法治疗。如大部分的尿路结石可以应用体外震波,使结石粉碎排出。有的原来不能施行手术的疾病,创造了有效的手术疗法。如大多数的先天性心脏病,应用了低温麻醉或体外循环,可以用手术方法来纠正。由于介入放射学的迅速发展,使外科与内科以及其他专科更趋于交叉。所以,随着医学科学的发展和诊疗方法的改进,外科学的范畴将会不断地更新变化。现在越发强调多学科合作和学科整合。这种理念也逐渐渗入医学教育中,促进了医学生教育尤其是临床本科生教育的课程革新和教学方法改革。

二、外科学的发展历程

小萌的疑问

> Q: 外科是怎样形成的呢?
>
> A: 你可能早就听说过,理发师是最早的"外科医生",因为会用手上的刀帮助他人解决身体上的痛苦。其实,早在理发师这个职业出现之前,远古时期就已经出现外科的痕迹了。

(一)古代外科学

早在古埃及出土的木乃伊,就发现了头颅的手术痕迹。2 000多年前的中国,也就已经从战争、生产和生活的实践中总结出一些外科的实践经验。谈及外科学的发展史,那是用患者的鲜血与生命披荆斩棘研究的成果。在英国伦敦桥附近的圣·托马斯教堂,有一个老手术剧场,保留了维多利亚时期的手术台,上面布满了清晰的凿痕,周边如同剧场版排满了观众椅,为什么? 因为那个时候的手术是像惊悚恐怖片,没有麻醉、没有消毒、没有无菌意识、没有正确的止血或输血等措施,医生们拼的是手速,患者们在清醒状态下接受"酷刑",大多死于继发感染,患者绝大多数扮演着悲剧的角色。现代医学就是在探索实践中形成的。

(二)现代外科学

现代外科学开创于19世纪末,20世纪初时,随着解剖、无菌术、麻醉、输血等技术的产生和进步,止血等手术基本操作技术的革新,现代外科学得以逐渐深化及完善。

20世纪50年代初期,低温麻醉和体外循环的研究成功,为心脏直视手术开辟了发展道路。20世纪60年代开始,由于显微外科技术的进展,推动了创伤、整形和移植外科的前进。20世纪70年代以来,各种纤维光束内镜的出现,加之影像医学的迅速发展[从B型超声、CT、MRI、数字减影血管造影(digital subtraction angiography,DSA)到单光子发射计算机断层成像(singlephoton emission computed tomography,SPECT)、正电子发射断层成像(positron emission tomography,PET)]大大提高了外科疾病的诊治水平,特别是介入放射学的开展,应用显微导管进行超选择性血管插管,不但将诊断,同时也将治疗深入到病变的内部结构。此外,生物工程技术对医学正在起着更新的影响,而医学分子生物学的进展,特别对癌基因的研究,已深入到外科领域中。毫无疑问,外科学终将出现多方面的巨大变化。

三、走进外科

(一)换药

外科医生很少八点准时上班,可别以为他们是偷懒去了,大部分外科医生会提前到达医院了解自己负责的患者的病情变化,对患者伤口进行观察,然后住院医生会根据上级医生的要求对伤口进行相应处理,这里需要医生熟练掌握伤口的分类、愈合的分级、清洁伤口与污染伤口的处理原则、拆线时间等;小萌可以学习到如何进行伤口评估,怎样进行规范的换药,如何处理污染或者化脓伤口以及拆线拔管等操作。当然,贯穿在整个操作过程中的学习内容还包含无菌意识的培养、医患沟通能力和责任心的培养。

(二)交班与查房

外科的早交班绝对的精简而重要。小萌能从早交班的过程中了解前一天科室整体动态,包含出入院情况、手术情况、术后患者情况、有无急诊手术、有无病情异常患者等,同时也明确交班当日有无手术等。如有需要,有的病区会用英文交班前一天特殊病例。小萌刚开始的时候感觉压力超大,不过听得多了也能享受其中的乐趣。

交班结束后办公室会瞬间从人挤人变成空空荡荡,主任门分头开始了查房,当然小萌也会紧跟在查房的队伍中,这时候千万不要躲在队伍的最后方,不然你会错过很多精彩的内容。在查房过程中,管床医生会汇报患者的一般情况和相关检查结果,初步诊断、鉴别诊断和诊疗计划,主任也会给出相应点评,这是个思维碰撞的好机会,所以查房的过程中小萌能学习到科室里面的常见疾病有哪些,这些疾病的常规诊疗流程是什么,需要结合哪些检查与其他疾病鉴别诊断,对小萌来说真是值得学习的宝贵经验。另外,主任们也会选取患者的影像学检查片子进行分析解读,让你充分运用影像科学习到的理论知识,不再死记硬背而是活学活用。

(三)接诊患者

接诊患者才是基础功学习与训练的好机会,接诊一个患者看似简单却大有学问,接诊过程中可以训练医生的问诊技能、体格检查技能、检查结果的判读和医患沟通等能力。

问诊中需要了解患者的基本信息、主诉、现病史、既往史、个人史、家族史等。主诉简单地说就是导致患者这次住院的最主要原因是什么,一般是症状加时间;现病史则是针对患者此次病情的变化,比如什么时候开始不舒服？有没有相关诱因？逐渐加重还是减轻？持续性还是间断性？性质如何？有没有接受过什么治疗以及治疗的效果？以前有没有过相关症状？有没有其他伴随症状？最近的饮食情况、大小便情况等;既往史包含慢性病史、传染性疾病史、输血史、手术外伤史、食物药物过敏史等;个人史需要关注患者既往有没有去过疫区等,需要强调的是男性的吸烟、饮酒情况还有女性的月经史和生育史不能忽略,家族史包含了家族遗传病或者肿瘤相关病史等。是不是看起来很简单但又觉得很烦琐？小萌刚开始时经常磕磕绊绊,总觉得会遗忘重要信息,没有底气,让患者没有信服感,所以小萌经常去咨询上级老师,在老师的护航下进行患者的问诊。当然想做到熟练的问诊肯定要能够熟悉该科室相关疾病的知识。

体格检查是十分重要的环节,但是完整的体格检查有几十个细节点,对每个患者进行全身体格检查显然不切实际,小萌就会发现老师们会有侧重点的进行体格检查,然后逐步扩展相关部位体格检查,比如阑尾炎会关注有没有麦氏点的压痛反跳痛;胆囊炎会不会有墨菲征阳性;乳腺恶性肿瘤能不能触及质硬边界欠清的肿块等,有侧重点的体格检查其实是你对患者疾病初步诊断与鉴别诊断过程重要的一部分,能够指引你去思考患者需要进一步进行怎样的器械辅助检查。

一般情况下小萌是不需要去为患者开立医嘱,但是需要对患者开立怎样的医嘱做到心中有数,并且时时关注患者检测结果有无异常,如有异常应该如何处理并及时汇报上级老师。这个过程你会学习检验结果的判读,异常结果与疾病的联系等,如何根据检测结果对患者对症处理等。

在接诊过程中,小萌深深体会到医患沟通的重要性,如何让患者感受到你对他病情的重视,怎样有技巧地向患者简洁并精确的提供你需要的信息等都是需要日积月累的。

问诊和体格检查完成,医嘱也开好了,就万事大吉了？当然不是！重要的工作——写病历,绝对不能忘！这可以说是小萌最基本、最重要的工作。你需要学会怎么去写一份标准的病历,多媒体的快速发展让现在医院的病历书写非常便捷,绝大多数医院的病历书写都是在电脑上完成,方便、快捷、字迹清晰,但是也会让很多人产生惰性,采用复制粘贴,容易张冠李戴,所以从一开始就要以非常严谨的态度去学习病历书写,每个病例的首程(就是患者入院后的首次病程)中包含患者入院的重要信息外还需要有病情分析、诊断及诊断依据、鉴别诊断和诊疗计划等,这样让你在回顾患者病情的时候可以再次进行临床思维的培养与拓展。

（四）手术

外科医生工作中的精华部分是什么？小萌觉得当然是：手术！在手术室里一切都是那么神圣，听着监护机器的声音、看着监护屏幕，你会学会敬畏生命，但是请不要仅仅做个看客，你能学到很多实用的知识。

在手术中对于无菌的要求异常严格，尤其是脑部手术、心脏手术等，连参观学习的人员都是有限制的。但是小萌可以跟着老师们学习术前洗手刷手消毒方法，正确穿脱无菌手术衣和无菌手套，规范的消毒铺单。当穿着手术衣参与手术的时候，时时刻刻都要提醒自己肩部以下腰部以上双侧腋前线之前是无菌区域，其他地方都是污染区域；在手术台上的你不能去拾取任何掉落的器械。这些内容看似简单，但你会无意识地出错。比如刚开始的时候小萌会"不由自主"地摸口罩、推眼镜，所以细节不容忽视。

手术过程中，小萌会认识很多器械，有常用的血管钳、持针器、刀柄、拉钩等，也会有不同科室特用的器械，如胸外科的侧壁钳、骨科的克氏针等。你需要去知道这些器械的名字，了解它们的用途以及使用方法，其实这个就是我们常说的器械辨认。各种手术方式会让你看的眼花缭乱，但其实各种复杂的操作本质上是多种基本外科操作的集合，不过使用的器械、操作的部位与难度不同，在手术过程中你还能默默的复习一下解剖学的知识，对比图示与真实的不同，印象绝对深刻。

如果遇到急诊手术，你还能对比择期手术与急诊手术处理的不同之处，拓宽临床思维。

（五）综合治疗与多学科团队合作

外科手术只是患者治疗的一部分，一个患者的治疗通常包括手术治疗、化疗、放疗、康复治疗、心理治疗、饮食调节等。如何做到全面治疗患者呢？这里小萌告诉大家一个全新的名词——多学科综合治疗（MDT），即不同科室的专家们聚集在一起对一些疑难疾病进行分析制订后续治疗方案，在商讨的过程中也会分享国际会议的最新理念、临床研究的结果等，让你不仅仅局限于书本的知识，同时领略医学的飞速发展。

（六）科室学习或沙龙

每个科室都有定期的学习，千万不要觉得自己不是科室的成员就不参与，你在哪个科室学习就是哪个科室的一分子，主动参与，由别人要我学变成我自己要学，科室的学习多数是为了年轻医生的培养而进行，主任们会选取某一个知识点详细讲解，静下心来，小萌经常也能听得懂，受益匪浅。此外，有的科室还会举办英语沙龙，也是不错的学习机会。

（辅 容　朱倩男　罗滨林　刘力嘉　葛敏静　王晓伟）

第二节　普　通　外　科

一、普外科概述

小萌的疑问

Q：普外科就是普通的外科吗？

A：当然不是。普外科（department of general surgery）一点也不普通，是外科系统中最大的专科。因为涉及范围广、亚专科多，"general"常被理解为"普通"。事实上，普通外科是很全面的学科。

普外科又叫普通外科,是一门古老的学科,也是其他各专业外科发展的基础,是以手术为主要方法治疗肝脏、胆道、胰腺、胃肠、肛肠、疝气、血管疾病、甲状腺和乳腺疾病及外伤等其他疾病的临床学科的总称,是外科系统最大的专科。这是临床外科学根据治疗目标的不同而分工的一种。

很多情况下,人们会把普外科等同于外科,或理解成外科普通号。比如骨折的患者会着急的跑到普外科门诊,开口就要求治疗,有些甚至还会反问医生,"难道这不是外科吗?""是外科,但这里是普通外科。"事实上,外伤1h之内需要送到急诊室就诊,其次骨折属于骨科范畴,而非普外科。

二、普外科分科

普通外科是以治疗颈部、腹腔器官疾病为主的临床外科科室。临床上,通常依据人体器官部位,普外科又分为胰腺外科、胃肠外科、肝脏外科、胆道外科、乳腺外科、甲状腺外科、血管外科、腹壁及疝外科。

三、普外科发展历程

在很长的历史时期内,外科没有很细的分科,而统称为外科。因而,也有人把普外科称为外科各专业之母。19世纪末起,随着外科技术和器材的进步,骨科、泌尿外科、胸外科、脑外科等逐渐独立成为专科,外科也逐渐演变成以诊治腹部外科疾病为主,包括头颈和乳腺疾病的普外科。20世纪下半叶,普外科内又逐渐出现了胃肠、肝胆、胰腺、乳腺、甲状腺等亚专科的分科。

普外科的发展史可以追溯到人类文明的早期。但在相当长的历史时期内,人们缺乏对于人体结构的精细了解,其经验来源于对动物的解剖。行医者根据患者的医治需求探索出相应的手术技术,但是,对于手术过程中出现的疼痛、出血、术后出现的伤口愈合不佳等问题,依然未有良好的应对措施。希波克拉底学派甚至认为,伤口化脓是愈合的必要过程,脓有益于伤口愈合,因此应设法让伤口化脓。这一观念在伤口干式护理技术出现,获肖亚力克(Guy de Chauliac)等人的认可并在其1363年出版的《外科学》一书中加以肯定后,才逐步得到广泛应用。因此,人们认为以手术治病是风险高且令人痛苦的行业。外科医生须具有"鹰的眼睛,狮子的力量,妇人的巧手",同时还要有锋利的手术刀。

进入文艺复兴时期后,随着医学革命的到来,随着人体解剖学和器官组织病理学的诞生与发展,16世纪起,外科医学逐渐系统化。19世纪下半叶,由于先后成功地解决了手术疼痛、伤口感染、止血和输血等关键性技术难题,困惑外科医生多年的手术禁区获得了突破,外科治疗发生了革命性的变化。大规模侵入身体的手术成为可能。普外科手术种类逐渐丰富,手术难度逐步提高,手术技术不断创新,具有标志性意义的是:

1. 麻醉 手术疼痛曾是妨碍外科发展的重要因素之一。1846年美国牙科医生莫顿(William Morton)首先采用了乙醚作为麻醉剂,完成无痛拔牙手术。1847年爱丁堡大学医学院产科教授辛普森(James Young Simpson)采用氯仿吸入麻醉减轻产妇的痛苦。1853年4月7日,维多利亚女王在氯仿的协助下生下了利奥波德王子(Prince Leopold)一事平息了社会上对麻醉的反对浪潮。科勒(Koller)于1884年首先用可卡因行局部麻醉。彼尔(Bier)于1896年采用腰椎麻醉成功,临床麻醉日趋完善。自此,乙醚麻醉就被普遍地应用于外科。1892年德国医生施莱希(K. Schleich)首先倡用可卡因作局部浸润麻醉,但由于其毒性高,不久即由普鲁卡因所代替,至今普鲁卡因仍为安全有效的局部麻醉药。

2. 消毒 19世纪以前,人们认为化脓是伤口愈合的正常过程,甚至称感染为医院病(hospitalism)。1846年匈牙利产科住院医生塞麦尔维斯(Ignaz Semmelweis)首先提出在检查产妇前用漂白粉水(次氯酸钙溶液)将手洗净,遂使他所治疗的产妇死亡率明显下降,这是抗菌技术的开端。巴斯德(Louis Pasteur)于1836年发现微生物。英格兰人李斯特(Joseph Lister)是第一位发展出有效消毒技术的医生。1865年李斯特采用石炭酸溶液浸湿的绷带包扎他所施行的截肢手术伤口,结果伤口愈合良好,从而奠定了抗菌术的基本原则。1877年德国的贝格曼(F. von Bergmann)采用了蒸汽灭菌,并研究了布单、敷料、手术器械等的灭菌措施,在现代外科中建立了无菌术;1889年德国福伯林格(Furbringer)提出了手臂消毒法,1890年美国约翰·霍普金斯医院的霍尔斯特德(Wlliam S. Halsted)倡导戴橡胶手套。至此,临床逐步建立包括无菌原则和无菌技术在内的无菌术。

3. 止血 手术出血曾是妨碍外科发展的重要因素。1871年英国威尔斯(Wells)介绍止血钳。1873年德国爱斯马克(Esmarch)在截肢时用止血带,这成为止血术的最初方法。瑞士科克(Kocher)用血管钳,成功且安全地施行甲状腺手术4 000余例,死亡率由50%以上降至1%以下,为此获得1909年诺贝尔奖,这是第一次把这种奖颁给外科医生。美国哈斯特设计蚊式止血钳并采用细丝线结扎技术,成为现代手术止血的基本模式。

4. 输血 17世纪的医书中就已经出现了关于输血的零星记载。19世纪伦敦产科医生布伦德尔(James Blundell)尝试使用人类供血者为分娩时大量失血的产妇输血,但当时输血仍存在诱发感染和血栓的危险。1901年美国兰德施泰纳(Karl Landsteiner)发现了人类的血型系统(最终被命名为A型、B型、AB型和O型),并于1930年获诺贝尔医学奖。最早把兰德施泰纳血型理论用于指导临床输血的人是卡瑞尔(Carrel),1906年他曾把输血者的动脉连接在受血者的静脉上,并获得了成功,从此可用输血来补偿手术时的失血。卡瑞尔还是动物器官移植的开创者,为临床器官移植奠定了基础。初期采用直接输血法,但操作复杂,输血量不易控制。1915年德国勒威森(Lewisohn)提出了混加柠檬酸钠溶液使血不凝固的间接输血法,以后又有血库的建立,才使输血简便易行。现代输血技术是在西班牙内战期间(1936—1939)发展出来的。

5. 抗生素 俄裔美籍土壤微生物学家瓦克斯曼(Selman Waksman)发明了"抗生素"(摧毁其他生物的物质)一词。1928年,英国伦敦圣玛丽医学院的细菌学教授弗莱明(Alexander Fleming)发现了青霉素。第二次世界大战期间,弗洛里(Howard Florey)等人在进一步研究的基础上,在美国实现了青霉素的量产,并用于战地医院伤员救治,从而使无菌切口感染率降至1%。1935年德国多马克(Gerhard Domagk)倡用百浪多息(Prontosil,磺胺类药),伦敦夏洛特王后妇产医院医生柯尔布鲁克(Leonard Colebrook)将其用于治疗在当年被视为产房杀手的产褥热,其死亡率从20%降到4.7%。此后各国研制出一系列抗菌药物,外科学的发展进入新的时代。

20世纪以来,外科医学进入迅速发展的时期。心电图仪、心导管技术、超声、核素扫描、CT、MRI、DSA、SPECT、PET等技术和设备的出现,帮助外科医生透视和监控人体内部状况,准确定位病变部位、确认病变性质、了解病变内部结构,进一步提高了疾病的诊断和治疗水平。

20世纪下半叶,显微外科技术在外科领域应用越来越广泛。1987年法国医生菲利普·莫略特(Phillip Mouret)在腹腔镜下完成了首例胆囊切除术,这使得外科医生可以通过极小的切口扩大视野、增加准确度和灵巧度,在人体内开展复杂的手术。其后,该技术迅速扩展到胃、肠、肝、胰等腹腔其他器官的手术中。在器官移植方面,由于新的保存液的应用、移植受体选择指针的进一步明确、新的移植术的出现、抗免疫排斥治疗的进展、对术后合并症的防治,临床器官移植取得迅猛发展。

近代普通外科学的发展是以追求病变器官、组织的直接切除与修补为其特征的。进入20世纪以来,随着对人体内部状况监控技术的发展,外科手术逐渐从体表创口的处理进入到内脏器官病变的切除和修复;同时,外科治疗的理念也逐步在简单切除的基础上发展为器官的功能重建。随着科技和手术技术的发展,器官移植和人工脏器置换也成为可能。

随着未来科学技术的发展,将给外科治疗带来更多的空间和可能,外科手术机器人将在更多的外科领域探索应用;互联网技术的发展,将使虚拟现实、增强现实、混合现实等技术进一步融入外科临床需要,外科医生操纵电脑来遥控机器人实施手术的"远程外科"将成为可能。

四、走进普外科

（一）普外科多学科协作诊疗

情景导入

> 　　主任结束门诊立刻赶回病房,示教室里投影仪已准备妥当,要讨论的病例已经投在了屏幕上。肿瘤内科、内镜中心、影像科、超声诊断科、病理科、普外 ICU 的医生们都已陆陆续续赶到。胰胆中心的全体医生、进修医生、规培医生、研究生和实习生们正在纷纷议论着即将讨论的病例,准备 MDT 的开始。管床医生汇报完病史,明确了这是一个诊断考虑胰腺占位的新入院患者。主治医生梳理好诊疗思路,明确了病史和阳性、阴性检查结果,向相关科室的医生们汇报了下一步诊治计划。在场所有医生都去床边看了患者并仔细读片,进行了热烈的讨论。影像科医生建议复查腹部增强 CT 和 MRCP 明确病灶血供和胆道受累情况。肿瘤内科医生评估了肿瘤的临床分期,在是否需要在术前行新辅助化疗的问题上与其他医生展开了反复推敲和斟酌。最终在场医生达成一致,建议内镜中心术前先行超声内镜检查,必要时可取活检明确病理,也能更加明确肿瘤的可切除性。术后根据病理分期分级再确定化疗方案。普外 ICU 医生愿意配合外科治疗,若有需要可在术后进入普外 ICU,待患者整体情况过渡至平稳后再转入普通病房。科主任在听取相关科室医生的发言后表示积极完善术前准备,复查影像学检查,进一步行超声内镜,并调整内环境,尽快手术治疗。小萌不禁惊叹,原来患者的治疗是综合全面考虑的,住进了外科并不意味着只能行手术治疗。在手术前、手术后都需要许多协作科室的积极参与和配合,很多决策都依赖多科室的共同商议和合作。

　　手术患者的诊治涉及术前诊断、围术期准备、手术过程、术后康复和后续治疗。这是一个全方位、多维度的过程,手术当然是最关键的环节,然而围绕手术,术前诊断的精确性、手术时机的选择、相关治疗的配合在整个治疗过程中也扮演着重要角色。为了最大程度地优化医疗质量、完善诊治流程,相关科室需要相互协作(图 5-1)。不同科室的医生以患者为中心、从各自的专业角度出发,提出可行方案,综合各科室意见和建议,为每位患者制订个性化诊断治疗流程,让患者受到最佳治疗和照顾,力争获得最好的治疗效果。

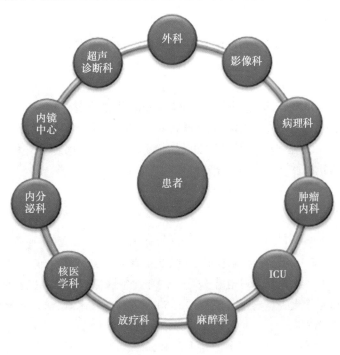

图 5-1 普外科多学科协作诊疗

（二）住院总和会诊制度

情景导入

"小萌，这个月我是你的带教老师。这3个月我还是科室的住院总，你跟着我可能会比较忙。"带教老师赵老师如是说，"月底要安排下1个月的值班排班，每天要负责白天全院的普外科会诊。"话音刚落，会诊手机响了。血液科医生来电，一个白血病患者化疗后出现腹痛腹胀3d，今天早晨突然腹痛加重，剧烈难耐。接到电话，赵老师立刻就往血液科病房赶去，小萌也小跑跟着前去。赵老师问完病史、查完体，了解了既往治疗和阳性、阴性检查结果后，考虑患者出现了肠梗阻，又开了进一步的检查医嘱。刚刚完成这一例，手机上又有8例会诊等着，今天的任务就是在日常工作之外，完成这几例会诊。手术快开始了，于是赵老师赶去了手术室。一台手术还未结束，急诊室来了一例急性阑尾炎的患者。找到了暂替他的另一位医生，赵老师脱下手术衣赶去了急诊室。考虑患者可能伴有阑尾穿孔，需要立即手术。他找到患者及家属，交代病情和急诊手术的必要性，患者表示想要积极手术，并签署了知情同意书。"今天是胃外科轮收大急诊。"赵老师对小萌说，"打电话到胃病区护士站，联系病床。再联系胃病区的医生，告知患者情况，完善术前准备。"赵老师向急诊一线的医生交代完还需完善的术前检查，又与患者交代了入院的相关手续。处理完急诊会诊，赵老师急忙赶回手术室，继续上台手术。第一次见到会诊的小萌一脸惊讶，原来患者在住院期间或者急诊出现了专科疾病需要专科医生前去诊治。

住院总医生的管理制度和会诊制度是医院和科室的基本制度之一。所谓会诊，即根据患者病情需要，请本院或者其他医院的相关科室协助诊断治疗的制度。一般会诊由住院总医生负责联系。通过会诊，院内各种医疗资源可以有效调度和配合，对提升医疗质量、改善治疗效果和提高患者预后及满意度提供了制度保障，起到重要的作用。

院内会诊正常流程是科室写好会诊单，书写会诊医嘱，并联系会诊电话。会诊医生在了解患者基本情况和基础疾病后，对本科室相关病情的患者给出诊断和治疗意见。一般流程正如上述情景导入中小萌所遇到的。落实检查和治疗后，会诊医生还需做好医疗反馈，若有必要，则进一步推进，直至获得良好的医疗效果。外科会诊还包括手术会诊。例如，泌尿外科手术中若遇到了肠道损伤，无法确定是否需行肠道修补时，则需要普外科会诊。普外科的会诊医生需要根据手术台上情况判断是否确实有肠道损伤，需要如何补救和具体治疗方式。同样，普外科结肠手术中也可能损伤输尿管，此时需要请泌尿科会诊。泌尿科的会诊医生会上手术台帮助判断和处理输尿管损伤。

院内会诊是主要工作范畴，此外，有时还需面对其他医院的会诊。科室需填好会诊单并向本院医务处报告相关情况，由医务处联系相关医院的医务处，再层层联系至科室和医生。对专科医院来说，院外会诊可能会比综合性医院常见许多。比如，精神疾病医院患者遇到普外科问题，而该院并未配备普外科的情况下，需要向附近综合医院的普外科发院外会诊。

（三）急诊手术

情景导入

"今天是您值夜班吧。我想看看凌晨的医院，晚上能留下来跟您值夜班吗？"小萌主动请缨。"晚上夜班会很辛苦，可能会很忙。"赵老师如是说，"那就下班留下来吧。现在急诊正好有个患者在等着我们。"边说边往急诊走去。患者王某，男性，50岁。结肠癌术后，出现腹痛腹胀4d。腹部体检局部压痛和反跳痛、肌紧张明显，血常规炎症指标很高，CT考虑结肠术后内疝。赵老师反复看了患者腹部CT片，根据整体情况，建议急诊手术，同时问了患者的意愿。患者强烈要求手术。于是赵老师紧急联系了当天轮收病区,并完善了手术相关检查检验。2h后患者出现在了手术室。根据术中探查结果,赵老师做了小肠部分切除+侧侧吻合术。手术很顺利,并在腹腔中留置了一根腹腔引流管。手术持续了将近3h,这期间,会诊手机一次次地响起,等到手术结束,已经凌晨。赵老师脱下手术衣,又立刻向急诊室赶去。"可能下半夜还有两台手术。"赵老师边走边说着,就到了急诊外科诊间。这个患者也是需要急诊手术的。于是,赵老师紧急收患者、联系手术室。就这样,等到全部手术结束,已经7点了。"正好早餐时间到了,休息会儿,准备早交班。"赵老师边说边带着小萌走出了手术室大门。窗外太阳已升得老高,阳光洒满了大地,医院已是一片熟悉的繁忙景象。早晨匆匆上班的医生,结束了夜班的护士,送化验、送药品的师傅,保洁员,外出送餐的食堂师傅们已经穿梭在了医院的各处。

对外科医生来说,除了要掌握相应科室的平诊手术,急诊手术也是必须掌握的一大类。急诊手术目的和要求与择期手术不同。由于术前准备不全面、患者一般情况不稳定、术中情况多变无法预料,急诊手术风险更高。因此,急诊手术要求医生有快速反应能力,无论在技术能力还是心理应激能力都存在着巨大的挑战和考验。急诊手术目的主要为了纠正病理生理循环,维持生命体征稳定。具体手术策略需要手术医生根据患者情况和术中探查结果做出紧急判断和应急处理。

常见的普外科急诊手术,有阑尾切除术、消化道穿孔修补术、肠道部分切除术和吻合术、外伤致脏器受损(如脾破裂、肝破裂)修补术等。对于不同患者,相同诊断可能需行不同的手术方式。因此,急诊手术方式多变,没有固定套路,一切要根据患者具体情况制订应变策略,在固定的治疗原则和手术方式基础上加入自己的思考和创新综合。由此,更加考验了急诊手术者灵活应变和解决问题的能力。

(辅 容 朱倩男 刘力嘉)

第三节 泌尿外科

一、泌尿外科概述

(一)涉及的器官及常见疾病

小萌的疑问

Q:男性和女性都会遇到泌尿外科的问题吧?泌尿外科主要涉及哪些器官?男性和女性一样吗?

A:是的。泌尿外科有男患者也有女患者,当然,有男医生也有女医生。泌尿外科学涵盖的器官包括肾上腺、肾脏、输尿管、膀胱、尿道(以上男女一致),以及男性生殖系统的睾丸、附睾、输精管、精囊、前列腺、阴囊与阴茎等。任何一个学科不可能是独立而"绝缘"的,泌尿外科和很多学科之间都有交叉和渗透,比如内分泌科、肾内科、皮肤科、妇产科、血管外科、烧伤整形科等。

1. 肾脏及肾单位 肾脏是人体泌尿系统中最重要的器官。在血液循环系统中,承担着滤过代谢废物并排出体外及重吸收各种营养物质的重要使命。肾脏位于人体腹腔后上部,脊椎两旁各有一个,受肝脏影响,右肾一般比左肾略低1~2cm。除了肾脏以外,泌尿系统还包括输尿管、膀胱及尿道,泌尿系统的主要功能为排泄。

肾脏形似放大版的蚕豆,每一个肾的重量在100~200g,质柔软,是一个实质性的器官。肾脏皮质呈红褐色,分为外缘和内缘两部分,肾外缘为凸面,内缘为凹面,凹面中部为肾门,所有血管、神经及淋巴管均由此进入肾脏,肾盂则由此走出肾外(图5-2)。

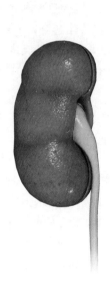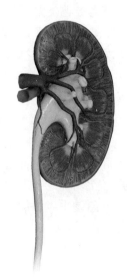

图5-2 肾脏的结构示意

肾单位是组成肾脏的结构和功能的基本单位,包括肾小体和肾小管。每个肾脏有100多万个肾单位,肾单位是肾脏部位物质交换和能量传输的重要系统,包括肾小球滤过血液形成原尿和肾小管、集合管重吸收营养物质及其毛细血管物质交换过程(图5-3)。因此,肾单位是肾脏微循环系统发挥作用的基本单位,对肾脏各功能的正常运转起着决定性作用。

肾单位是由肾小体和肾小管组成,肾小体包括肾小囊和肾小球(血管球)。肾小体位于皮质内,每一个肾小体有二极,连接入球微动脉的一段称为血管极,连接肾小管的一段称为尿极。

肾小囊是肾小体起始部膨大并凹陷而成的双层杯状囊。肾小囊有内外两层上皮细胞,外层称壁层,内层称脏层,两层间的腔隙称为肾小囊腔。壁层为单层扁平上皮,在尿极处与近端小管相连。脏层为多突状的足细胞组成,紧包在肾小球毛细血管外面。

肾小球是入球小动脉深入到肾小球囊后,经各级分支形成5~8个毛细血管小叶弯曲盘绕而成的血管球,最后各小叶的毛细血管再汇合成一条出球小动脉,从血管极离开肾小球,达到肾小管、集合管部位的毛细血管处,为重吸收提供能量和营养物质。

肾小管发源于肾小囊,全长50~55mm,依次分为近曲小管、髓袢和远曲小管三个部分。肾小管壁为单层立方上皮。肾小管除输送原尿外,还有重吸收、分泌及排泄功能,对尿的生成和浓缩起重要作用。原尿在经过肾小管、集合管的不同节段时,通过对尿液的浓缩和稀释,最终形成终尿,汇入肾盂,经输尿管、膀胱排出体外。

2. 膀胱 是储存尿液的肌性囊状器官,其形状、大小、位置和壁的厚度随尿液充盈程度而异。通常成人的膀胱容量平均为350~500ml,超过500ml时,因膀胱壁张力过大而产生疼痛。膀胱的最大容量为800ml,新生儿的膀胱容量约为成人的1/10,女性的容量小于男性,老年人因膀胱肌张力低而容量增大。

空虚的膀胱呈三棱椎形,分尖、体、底和颈四部。膀胱尖朝向前上方,由此沿腹前壁至脐之间有一皱褶为脐正中韧带。膀胱尖与膀胱底之间为膀胱体。膀胱的最下部为膀胱颈,与男性的前列腺和女性的盆膈相毗邻。

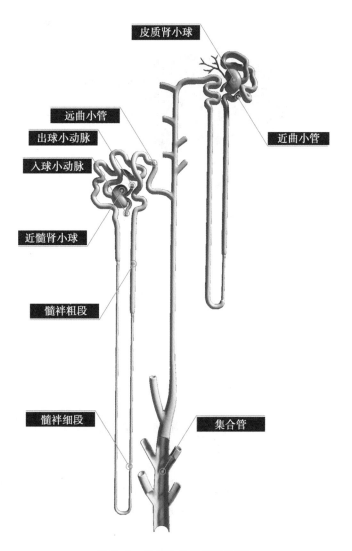

皮质肾小球

远曲小管

出球小动脉

入球小动脉

近曲小管

近髓肾小球

髓袢粗段

髓袢细段

集合管

图 5-3　肾单位的功能结构图

　　膀胱内面被覆盖黏膜,当膀胱壁收缩时,黏膜聚集成皱襞称膀胱襞。而在膀胱底内面,有一个三角形的区域,位于左、右输尿管口和尿道内口之间,此处膀胱黏膜与肌层紧密相连,缺少黏膜下层组织,无论膀胱扩张或者收缩,始终保持平滑,称为膀胱三角(图 5-4)。膀胱三角是肿瘤、结核、炎症的好发部位,膀胱镜检查时应该特别注意。两个输尿管口之间的皱襞称输尿管间襞,膀胱镜下所见为一苍白带,是临床上寻找输尿管口的标志。在男性尿道口后方的膀胱三角处,受前列腺中叶推挤形成纵脊状隆起称膀胱垂。

　　3. 常见疾病了解

　　(1)泌尿、男生殖系统先天性畸形:包括遗传性的长满"水泡"的多囊肾、发病率越来越高的男性尿道下裂、家长容易忽视的男孩隐睾等。

　　(2)泌尿系统外伤:包括暴力或锐器导致的肾挫伤、肾裂伤,与手术有关或放疗引起的输尿管损伤,膀胱直肠瘘、膀胱阴道瘘,会阴部骑跨伤引起的前尿道损伤,骨盆骨折引起的后尿道损伤等。

　　(3)泌尿、男生殖系统感染:包括肾盂肾炎、膀胱炎、性传播为主的尿道炎、继发于肺结核的肾结核,以及常出现在糖尿病、艾滋病患者中的前列腺、精囊、输精管、附睾或睾丸结核等。

　　(4)泌尿系统梗阻:包括尿路结石、良性前列腺增生等。

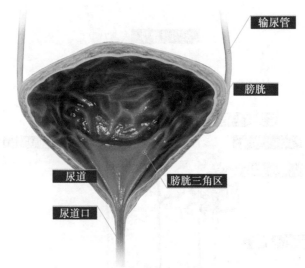

图 5-4 膀胱的解剖示意

（5）泌尿、男生殖系统肿瘤：其中在我国发病率前三位的是膀胱癌、肾癌和前列腺癌。

（6）需要外科处理的肾上腺疾病：包括肾上腺皮质激素分泌增多导致的原发性醛固酮增多症、皮质醇增多症，以及肾上腺髓质激素分泌增多导致的儿茶酚氨症。

（7）男性性功能障碍和不育：主要涉及男性性活动中任何一个环节或者精液、精子出现的异常问题。

（二）亚专科及主要功能单元

目前，泌尿外科常见亚专科分类有肿瘤、肾移植、男科、泌尿系结石、前列腺及尿控等。根据亚专科需要，泌尿外科常见设置有普通病房、肾移植中心监护病房、泌尿外科门诊诊疗区、精子库等临床功能单元。

1. 泌尿外科普通病房 主要为医生及患者提供疾病诊治以及交流的场所，是与疾病做斗争的"主战场"，常规开展泌尿及男性生殖系统肿瘤、结石、感染、前列腺增生、尿控、泌尿生殖系统损伤、泌尿生殖系统畸形、肾上腺疾病及肾脏移植相关临床问题。

2. 肾移植中心监护病房 治疗、护理、康复均可同步进行，为肾移植术后患者提供隔离场所和设备，提供最佳护理、综合治疗、医养结合、术后早期康复、关节护理运动治疗等服务。有针对性的监测供给，又被称为深切治疗部，是随着医疗、护理、康复等专业的共同发展、新型医疗设备的诞生和医院管理体制的改进而出现的一种集现代化医疗、护理、康复技术为一体的医疗组织管理形式。肾移植监护病房将医疗资源集中起来，在人力、物力和技术上给予最佳保障，以期得到良好的救治效果。一般设有中心监护站，直接观察所有监护的病床。每个病床占面积较宽，床位间用玻璃或布帘相隔。

3. 泌尿外科门诊诊疗中心 常规开展膀胱镜检查、膀胱化疗灌注、尿道扩张术、包皮环切术等相关门诊小手术。同时具备泌尿外科超声检查室、碎石中心、尿流动力学检查、精液分析、勃起功能评估等项目。

4. 精子库 利用精液冷藏技术，比如用液氮将精液贮藏于 –196℃时，精子能良好地贮藏很长时间，需要时可复苏供人工授精。精子库可用于以下几种情况：经医治无效的男子不育患者，对其配偶可进行志愿供精者的冷冻精液人工授精；因患病必须应用某些药物、放射或手术治疗，而产生绝育影响者，或因某种职业（如接触放射物质）而影响生育者，可预先贮藏精液备用；少精症者可以预先多次收集精液，经过浓缩，积少成多，冷藏备用。

（三）特色诊疗项目

小萌的疑问

Q：为什么泌尿外科医生常常被戏称为"管道工"？如果人体的"下水道"发生堵塞了，那么泌尿外科医生有什么方法来疏通堵塞的"管道"呢？

A：泌尿系统由肾脏、输尿管、膀胱及尿道组成。其主要功能是生成并排出尿液。如果把人体比作一个大厦，那么泌尿系统就是"下水道"，"管道工"，作为泌尿外科医生的称号也由此而来。泌尿外科疾病种类复杂，肿瘤、结石、先天畸形、良性增生等疾病均可使"管道"不通，随着医学的进步，微创腔镜、机器人辅助、软硬镜激光碎石、肾移植等特色技术迅速发展，现已成为泌尿外科医生诊治疾病的有力工具手段。

1. 腹腔镜下分支肾动脉阻断肾部分切除术　随着现代医学影像学技术的发展和应用，多数肾脏肿瘤可以得到早期诊断。这些肿瘤具有体积小、增长速度慢和转移潜能低的特点，因此，对这些肾脏肿瘤行保留肾单位的肾部分切除术逐步受到人们的重视。传统的腹腔镜肾部分切除术采用阻断肾动脉主干的方式进行，对肾脏功能的影响较大。而采用分支肾动脉阻断技术，在手术中向肾门内分离出数支肾段动脉，根据术前肾动脉造影结果，选择供应肿瘤区域的分支动脉行暂时性夹闭，这样既阻断了肿瘤的血供，又将对整个肾脏的热缺血损伤降至最低。

2. 腹腔镜下根治性全膀胱切除回肠原位新膀胱术　膀胱癌是泌尿系统最常见的恶性肿瘤之一，位于全部恶性肿瘤发病的第 13 位。目前，对于肌层浸润性及部分高危非肌层浸润性膀胱癌患者，根治性膀胱切除术＋尿流改道术是标准治疗。以前多采用开放手术方式，随着腹腔镜技术的快速发展，腹腔镜下膀胱癌根治术因其创伤小，出血量少，术后恢复快等优点已逐步取代传统开放手术。与其他尿流改道术相比，回肠原位新膀胱术具有低内压、高容量、原位排尿等优点，该术式取消了腹壁造口以及腹壁外挂集尿袋，最大限度地接近患者的生理状态，显著改善了患者的术后生活质量。

3. 机器人辅助腹腔镜技术　达芬奇机器人外科手术系统包含操作控制台、床旁平台和 3D 立体成像及显像系统三部分组成。这是 21 世纪现代外科发展里程碑式地创作，推进了微创外科手术跳跃式地发展。机器人较腹腔镜具有更短的学习周期，并且可以减少术者手部震颤带来的不利影响。与传统腹腔镜相比在组织结构分离、创面缝合、闭合血管以及重建等方面明显占优势，表现为术中出血少、术中输血比例降低、肿瘤学效果相同、术后具有较好的尿控能力及性功能，因此备受外科医生喜爱。泌尿外科是对微创手术需求最高的学科之一，大部分手术均可在腔镜下完成。有数据表明，全球机器人手术量统计，妇产科手术排列第一，泌尿外科和普外科手术分别排列第二和第三；国内泌尿外科手术位于第一，普外科手术紧随其后。可见，机器人手术在泌尿外科中具有非常好的应用前景。

4. 肾移植技术　是目前最为成熟的器官移植技术之一。肾移植是公认的治疗终末期肾病的最佳方案。近年来随着移植技术的改进与提高以及新型免疫抑制剂的不断涌现，大大降低了急性排斥反应的发生率，从而使急性排斥反应所致的早期移植物丢失大为减少，肾移植术后人／肾 1 年存活率已超过 90%。

5. 输尿管镜钬激光碎石取石术　输尿管上段结石是临床泌尿外科常见疾病，患者多为青壮年群体。传统的治疗方式为输尿管切开取石术，虽然也能达到治疗目的，但由于输尿管生理位置特殊，在做切口、术中的复杂操作方面会延长治疗的时间，直接影响患者的预后效果。输尿管镜钬激光碎石是近年来临床上常用的治疗措施，能够通过钬激光治疗机产生的脉冲直接作用于机体结石，可将结石粉碎成直径小于 2mm 的粉末状或颗粒状物质，保证碎石可从导管彻底排出，无需行钳夹取石，大大降低输尿管管腔损伤的发生风险；且产生的能量可以令光纤末端与结石之间发生水气化，使微小的空泡形成，最大程度上减少对周围组织造成的损伤，具有安全、省时、高效等特点。

6. 经尿道钬激光前列腺剜除术　良性前列腺增生临床症状为排尿困难、夜尿多、尿频、尿急、尿失禁等,甚至可导致肾衰竭,影响患者生活质量。随着激光技术发展,经尿道钬激光前列腺剜除术逐渐成为临床主要治疗术式之一。钬激光属于新型技术手段,可在切除、修整过程中边操作边止血,有助于减少出血量,利于辨认周围正常组织,进而避免对周围组织造成损伤。同时,剜除过程沿包膜进行,不需要穿破包膜,无需分块切除,提高切除速度,但包膜分离要求更为精细,技术要求更高,手术时间更长。与金标准经尿道前列腺电切术相比,该技术具有适应性广、出血少、术后恢复快、导尿管留置时间短等优势。

7. 骶神经调节术 俗称膀胱起搏器,是指利用介入技术,将骶神经刺激器施加于特定骶神经来抑制和兴奋神经通路调节异常骶神经反射弧,进而影响并调节膀胱、尿道或肛门括约肌以及盆底骶神经支配的靶器官功能,从而起到治疗效果的一种神经调控技术。患者能够通过类似远程控制的外部设备来控制刺激器的开关和程控设定,使排尿功能障碍的症状得到改善,可用于治疗保守疗法无效或不耐受保守疗法的非梗阻性尿潴留、膀胱过度活动症的症状,包括急迫性尿失禁、尿频、尿急。

8. 精囊镜技术 随着泌尿外科内镜技术逐渐成熟,部分学者开始利用更为纤细的内镜进入精囊或射精管等以诊治精道远端病变,精囊镜技术应运而生。最早开展精囊镜检查可追溯到 1998 年,OKUBO 等曾报道应用 6F 输尿管镜进入到一例直肠切除术后皮肤精囊瘘患者的精囊,首次利用内镜检查到精囊呈多房结构。2002 年,YANG 等报道应用经尿道精囊镜技术诊治血精,其后国内外多个医疗中心也相继开展了精囊镜技术。既往研究证实精囊镜技术可安全有效地应用于治疗血精、精囊结石、射精管囊肿、射精挂梗阻及精囊肿瘤等。

二、泌尿外科发展历程

小萌的疑问

> Q:我对泌尿外科很感兴趣,满怀好奇又有些害羞。想问一句,"包皮环切"是泌尿外科的手术之一吗?那泌尿外科有没有什么辉煌的历史呢?
>
> A:你说的没错,"包皮环切"是如今很多人最早接触到的泌尿外科专科词汇。虽然说起来都是各种小广告惹的祸,但追溯起来,包皮环切术确实是最早的外科手术之一。

泌尿外科是一个古老的专科,具有悠久的历史,在临床医学的发展进程中始终占有重要地位。在有文字记载之前,考古发现 7 000 年前的史前埃及古墓中即发现有膀胱结石。尿石症的手术治疗也远早于其他手术,早在公元前 4 世纪,膀胱结石的取石手术就已是一项专业工作。在希波克拉底的医学誓言中,取石术是唯一被提及的医学专业。他说:"对于结石患者,我不动刀,而让有熟练技术者去做。"另一个人类最早进行的手术是现在所称的包皮环切术,是《圣经·旧约》中最早提到的两个手术之一。古埃及人大约公元前 4 世纪就已开展这个手术,历史上最早有关包皮环切术的文献出自古埃及,在第六王朝(公元前 2345 年至公元前 2181 年)的陵墓壁画中出现割过包皮的男性,同时期的浮雕作品描绘一名成年男性以立姿接受割礼。留存到现时的木乃伊中,有的包皮已割除。我国在 1 000多年前即有用葱管导尿治疗尿失禁的记载。

小萌的疑问

> Q:泌尿外科在整个外科里面有没有值得一提的特别之处呢?
>
> A:当然有!提到泌尿外科的特点,绝对非"微创"莫属!从腹腔镜到机器人手术,泌尿外科医生都是最早接触及熟练掌握的医生群体之一。

由于泌尿系统是与外界相通的器官,使内腔镜的应用成为可能,泌尿外科应用内腔镜诊断和治疗疾病已有 100 多年历史,不但提高了泌尿外科的诊疗水平,也有力推动了内腔镜在医学领域的应用与发展。20 世纪 80 年代以来,得益于现代电子学和现代光学技术的发展,新的医疗设备和内镜不断问世,泌尿外科的诊断和治疗模式发生了革命性的变化,产生了腔道泌尿外科学,现称为微创泌尿外科学。中国的微创泌尿外科虽起步稍晚,但随着国际交流与合作的进程及对微创技术领域研究的不断深入,中国的微创泌尿外科事业取得了迅速发展,我们与发达国家的差距也在不断缩小,国内很多医院泌尿外科微创手术占总手术的比例已达 50%~70%。国外目前应用的腹腔镜技术(经腹腔或腹膜后径路及手助腹腔镜手术);单孔腹腔镜手术(laparoendoscopic single-site surgery, LESS)和 3D 腹腔镜技术在国内一些大的医学中心均已成熟和常规开展,经自然腔道内镜手术(natural orifice translumenal endoscopic surgery, NOTES)在许多单位也已有成功的报道。微创手术覆盖了泌尿外科肾上腺、肾脏、输尿管、膀胱、前列腺手术的绝大多数领域,不仅在数量和规模上发展迅速,也形成了自己的特色。在每年的世界腔道泌尿外科大会(World Congress of Endourology, WCE)、欧洲泌尿外科学会(European Association of Urology, EAU)和美国泌尿外科协会(American Urology Association, AUA)年会上,均有许多来自中国大陆的医生与国外同行同台竞技或进行学术交流,提高了我国在泌尿外科领域的学术地位。

机器人辅助的腹腔镜手术在 21 世纪初刚开始应用于泌尿外科时尚有不少质疑和争论,经过多年的发展,其优势已不言而喻。新一代的达芬奇系统不仅能够提供十几倍的放大效果及完美的 3D 立体视觉,还可通过软件处理消除手术医生手部的震颤,使手术更为精细;其图像清晰,手眼协调性好,可减轻术者的疲劳,延长术者的手术生命力(体力、视力)(图 5-5)。国外许多大型医院都已拥有达芬奇机器人系统,有的医院甚至拥有 2~3 台。国内发展势头强劲,常规的肾上腺、肾脏、膀胱、前列腺手术都已迅速开展。

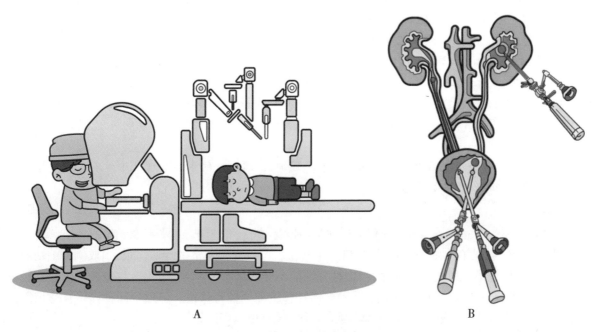

A

B

图 5-5　机器人辅助的腹腔镜手术

A. 手术机器人示意图;B. 腔镜手术示意图。

器官移植成熟应用于临床已有 60 年,而肾移植无疑是器官移植的先驱,无论手术例数还是成功率均遥遥领先,为其他大器官移植的开展积累了成功的经验。

我国泌尿外科事业的发展主要是在中华人民共和国成立后,20 世纪 60 年代,各地相继建立了泌尿外科,虽然起步稍晚,但发展毫不逊色,生机勃勃。进入 21 世纪以来,随着各相关学科如医学遗传学、医学免疫学、分子生物学、基因工程技术、影像学、计算机信息技术和高分子生物材料学的迅速发展,现代泌尿外科学进入了一个飞速发展的时期,取得了许多突破性的进展。

三、走进泌尿科

情景导入

  小萌第一次来到泌尿外科肾移植中心病区跟随主任教学查房。在这里她看到的大多是肾移植术后围术期以及术后长期慢性排异出现并发症的患者。经过更换隔离衣、戴头帽等操作后,小萌来到了肾移植病区的核心地带——监护室。听团队师兄讲,这里的患者都是"大熊猫",因为服用免疫抑制剂的原因,他们不能住在普通病房,怕被传染造成细菌、真菌、病毒感染,这里的护士都是 24h 特级护理的。所以,小萌感到一种严肃的气氛。这时,管床住院医生王师兄开始向主任汇报病史:"患者男性,39 岁,未婚。患者 2003 年因头痛于当地医院就诊,查血压 160/100mmHg,肌酐 400μmol/L,尿蛋白 4+,予以百令胶囊等保肾治疗,效果不佳。2004 年复查肌酐 1 000μmol/L,遂行左前臂动静脉瘘成形术,并开始规律血透。平素身体状况一般。患高血压 10 余年,未服药物控制,自诉平时血压 110~120/60~70mmHg。有肝炎、结核或其他传染病等病史及其密切接触史,有"乙肝、丙肝"感染病史,曾服用药物控制,具体不详。患者收治入院后于 2020-03-23 在全麻下行同种异体肾移植术,手术顺利。术后予特级护理、心电监测、吸氧、抗炎、补液、抑酸等对症和支持治疗,密切关注患者各项生命体征变化,注意复查电解质和肝肾功能。"小萌听后产生疑问:"到底是什么原因导致患者尿毒症的呢? 高血压肾病?"主任再次提问,"今日情况如何?"王师兄接着汇报:"昨日入量 1 579ml(静脉),出量 118ml(尿)+ 160ml(引流),引流管在位畅,引流暗红色液体;尿管在位畅。心肺(−),移植肾周稍有压痛,无明显肿胀。辅助检查:血常规:白细胞 4.67×10^9/L,淋巴细胞计数 0.10×10^9/L,血红蛋白 91g/L,血小板 88×10^9/L,钾 3.70mmol/L,他克莫司 13.9ng/ml。床边移植肾 B 超示:移植肾血流充盈一般,较前相仿,动脉流速稍低。"主任听后指示:今日予以注射用甲泼尼龙琥珀酸钠 200mg,撤减普乐可复剂量,继续普乐可复 + 骁悉抗排斥治疗;继续美平 + 拜复乐 + 卡净抗感染治疗;多巴胺升压治疗,保持上肢收缩压 130~140mmHg;继续予以奥氮平口服;继续予以前列地尔静推;予以申请洗涤红细胞及血小板;辅以白蛋白、呋塞米、保肝、护胃、营养支持等对症支持治疗;定期监测肝肾功能电解质,监测移植肾 B 超。

  小萌对于肾移植术后患者的管理感到事无巨细,如此细致的术后管理让小萌不由地对肾移植医生的辛勤付出产生了敬意。

  肾移植(renal transplantation)通俗的说法又叫换肾,就是将健康者的肾脏移植给有肾脏病变并丧失功能的患者。人体有左右两个肾脏,通常一个肾脏就可以支持正常的代谢需求,当双侧肾脏功能均丧失时,肾移植是最理想的治疗方法,当慢性肾功能不全发展至终末期,可用肾移植方法治疗。肾移植因其供肾来源不同分为自体肾移植、同种异体肾移植和异种肾移植。习惯把同种异体肾移植简称为肾移植,其他两种肾移植则冠以"自体"或"异种"肾移植以资区别。

  肾移植与透析相比长期的综合费用低,肾移植成功后可缓解或纠正大部分尿毒症及透析的合并症,所以肾移植与透析疗法相结合可延长尿毒症患者的寿命,改善生活质量。相信随着科学技术的发展和医学的进步,肾移植将更优越更安全。

场景导入

小萌这次跟随泌尿外科的师兄们前来手术室参观学习,主要目的就是参观机器人手术。以前早就听说手术机器人是现今最为先进和精密的手术操作系统,也不知道机器人手术是不是通过智能机器人设定程序后自动完成,而不需要医生操作的呢? 大师兄赶紧纠正道:"这其实是一种误解。实际上达芬奇机器人是由外科医生操作机械臂来完成的。达芬奇机器人的机械操作十分灵巧,是外科医生手指的延伸,它能完成一些传统开放手术和腹腔镜手术不能完成的精细动作,使得手术操作更加精准。"师兄继续给小萌介绍正在进行的这台机器人手术。患者张先生左肾肿瘤根治术后第5年,复查时在右肾及肾上腺发现手术转移病灶,泌尿外科机器人手术团队为最大程度保留患者肾功能,选择进行机器人辅助下孤立肾肿瘤切除术加肾上腺肿瘤切除术,手术时间仅1h,术中出血和术后引流较少,术后患者恢复良好。由于一枚肿瘤位于肾门部,紧贴肾动脉,手术难度较大,易出现副损伤。术中通过术者娴熟精准的操作,并充分利用达芬奇机器人机械臂可全角度旋转,精准定位的优势,快速精确地切除肾脏肿瘤、缝合切口,且肾动脉阻断时间不超过15min,减少了患者肾脏的缺血再灌注损伤,有利于患者术后肾功能的维护。

腹腔镜技术被越来越广泛地应用于泌尿外科手术,这一微创的手术方式适用于许多常规的泌尿外科手术,如肾部分切除术、膀胱切除术、前列腺肿瘤切除术等。但由于泌尿系统解剖学上的特殊性,某些疾病的手术存在术野显露困难的问题,且腹腔镜手术器械无法弯曲,技术难度极大,手术复杂程度和手术并发症发生率较高。相较于传统腹腔镜技术,达芬奇机器人具有精确解剖和精细操作的特点。其具有三维立体视野和10~15倍的视觉放大效果,使得手术精确度大大增加;同时减少创伤,使手术指征更广;减少术中的组织损伤和术后的并发症发生率;减少出血量和术后疼痛,缩短患者住院时间,使其能更快愈合恢复。从术者操作的角度看,机器人技术可以增加视野角度,减少手部颤动的影响,且机器人机械臂较腹腔镜更为灵活,可以从不同角度在靶器官周围进行操作,较人手更能适应狭窄空间的操作,减少术者疲劳。

目前国内很多医院已经将手术机器人独特的深部操作和精细操作的技术优势广泛应用于各种泌尿外科手术,包括前列腺癌根治、肾切除、肾盂成形、全膀胱切除、输精管吻合、输尿管成形、活体供肾切取等。其中,前列腺癌根治术是最能体现其技术优势的手术,手术机器人提供宽阔视野和准确、灵活的控制能力,能够清楚呈现组织、器官的解剖构造和神经血管束的走行,精细的分离有利于淋巴结的清扫,准确的缝合保证了吻合的高质量,手术中精确保留前列腺侧筋膜有利于减少手术对患者性生活的影响,术后病理检查和随访都显示了良好的肿瘤切除效果。该术式近年在国内外得到迅速推广,提高了患者术后恢复速度和生活质量。

（王　巍）

第四节　骨　　科

一、骨科概述

骨科学又称矫形外科学。是一门研究人体运动系统疾病的学科,包括骨骼肌肉的解剖、病理生理、治疗方法、康复方法等。经过数百年的发展,骨科学已成为外科中不可缺少的部分,包含创伤骨科、骨关节、脊柱外科、骨肿瘤、手足外科、运动医学等亚专科,亦可分为儿童骨科和成人骨科两大系统。随着社会的发展,我国人口老龄化占比逐年提高,60 岁以上人口占比从 2007 年的 11.6% 迅速上升至 2017 年的 17.3%,2020 年我国 60 岁以上人口将达 2.48 亿人,预计 2025 年左右突破 3 亿。老龄化与骨科类疾病发病率正相关,据《2018 中国卫生健康统计年鉴》显示,我国居民在 14 岁以下骨科类疾病发病率为 2.8%,15~44 岁的发病率为 20.8%,而 45 岁以上的发病率则达到了 76.4%。保守估计,中国每年新增的骨科病患者至少在 200 万人以上。因此,重视骨科疾病的预防,推动骨科诊断、治疗和康复技术的发展,对于我国医疗和社会发展有着重要的意义。

（一）骨结构及骨科诊疗技术

小萌的疑问

Q: 骨科的患者是不是都是骨折,而且老年人多呢? 除了骨头,还涉及其他器官吗?

A: 提到骨科,大家想到最多的就是骨折了,老年人因为骨的脆性增加容易发生骨折;但是骨骼系统除了骨,还有许多的肌肉、肌腱组织,各种复杂的骨连结,因此还涉及更多疾病,如肌肉劳损、筋膜炎等慢性劳损,骨性关节炎、椎间盘突出等退行性疾病,当然还有更复杂的,比如先天性脊柱畸形合并有肺功能障碍。

1. 骨的结构　　骨由骨膜、骨质、骨髓及血管、神经等构成(图 5-6),包含多种细胞和基质。细胞有骨细胞、成骨细胞和破骨细胞;基质有胶原纤维、蛋白多糖和羟磷灰石结晶。骨膜由纤维结缔组织构成,分为骨外膜和骨内膜。骨外膜紧密附着在骨的内外表面,含有成骨细胞和破骨细胞,参与骨的发育和修复,还富含血管、神经,提供骨营养。骨内膜分布于骨髓腔内表面,内含成骨细胞和破骨细胞,参与成骨和破骨过程。骨质是骨的主要成分,分为骨松质和骨密质。骨松质由许多针状或片状的骨小梁互相交织构成,分布在骨的内部和长骨的两端。骨密质由紧密且规则排列的骨板构成,分布在骨的内、外层,骨质厚而致密,具有较强的抗压力和抗扭转能力。骨髓分布在骨髓腔和骨松质的网眼中,婴幼儿时期骨髓都是红骨髓,随着年龄增长,长骨骨髓腔中的红骨髓逐渐被脂肪组织替代,变为黄骨髓。成人的红骨髓主要分布在扁骨、不规则骨、长骨骺端。红骨髓具有造血功能,当人体大量失血时黄骨髓可转化为红骨髓,恢复造血功能。

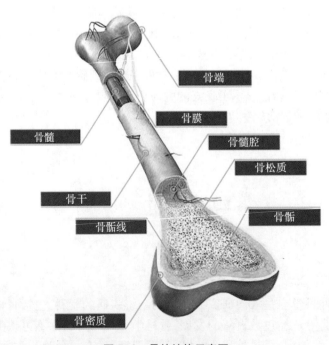

图 5-6　骨的结构示意图

成人一般有 206 块骨头，儿童因许多骨骺未愈合，骨头数量较成人多，217~218 块，根据不同部位可将骨分为颅骨、躯干骨和四肢骨（图 5-7）。骨头上还附着肌肉、肌腱、韧带等多种软组织，构成人体运动系统，可完成各种活动。人体骨骼主要起到支持、保护和运动的功能。

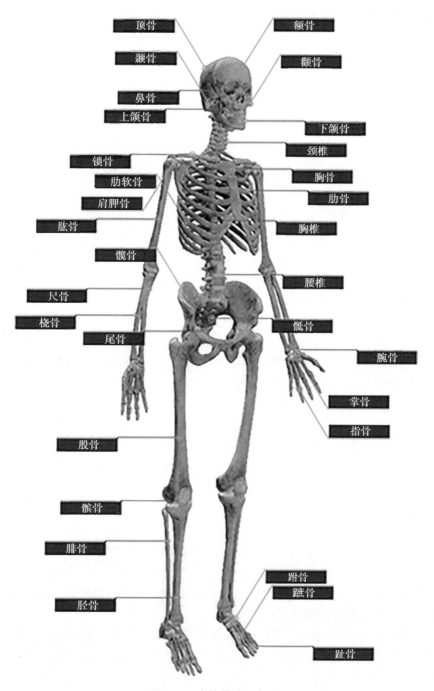

顶骨	额骨
颞骨	颧骨
鼻骨	
上颌骨	下颌骨
	颈椎
锁骨	胸骨
肋软骨	肋骨
肩胛骨	
肱骨	胸椎
髋骨	
	腰椎
尺骨	
桡骨	骶骨
尾骨	
	腕骨
	掌骨
	指骨
股骨	
髌骨	
腓骨	跗骨
	跖骨
胫骨	
	趾骨

图 5-7 人体骨骼示意图

骨与骨藉纤维结缔组织、软骨或骨相连，形成骨连结，根据连结的不同方式，可分为直接连结和间接连结。直接连结是骨与骨之间借纤维结缔组织、软骨及骨直接连结，无间隙，运动范围较小或完全不能活动，可分为纤维连结、软骨连结和骨性结合三种。间接连结又称关节，是骨连结的最高分化形式，骨与骨之间无直接连结，骨面间有间隙，充以滑液，借周围结缔组织相连，活动度大。

小萌的疑问

Q：这么听起来，骨科的疾病还是挺复杂的，感觉很多都是看不见、摸不着的，那么有哪些检查手段可以帮助诊断骨科疾病呢？

A：骨科的疾病繁多，确实有很多是看不见又摸不到的，即使是能够看到表面的现象，比如骨折，其内在的损伤也是需要相关检查评估的，下面我们就将介绍一些骨科常用的检查方法。但是有一点要记住，不可以单凭辅助检查的结果来诊断一个疾病，疾病的诊断一定是病史、体格检查和辅助检查相一致的情况下得出的结论。

2. 骨科常用诊断技术

（1）体格检查：是初步识别病情的重要手段，不容忽略，一般按照视诊、触诊、叩诊、动诊、量诊和特殊检查的顺序进行，先健侧后患侧，先主动后被动。

（2）X线摄片：骨的密度很高，与周围软组织有良好的自然对比，所以X线检查是临床骨科中最常用的检查方法，通过观察骨的密度、皮质形态，对大部分骨关节疾病可做出定性、定量、定位的初步诊断。

（3）CT检查：是X线片的进一步补充与完善。CT检查能够准确观察骨的形状、大小、骨折内结构等，也能够显示椎骨、椎管及椎间关节等结构，大大提高了对脊柱和椎管内外病变等诊断水平。

（4）MRI检查：MRI对骨骼、肌肉、韧带、软骨、脂肪等产生的信号强弱不同，因此有着精确的对比度。MRI可显示关节软骨、软骨盘、肌腱、韧带、滑膜等，特别是各种损伤，因此在骨关节和脊柱检查中应用广泛。此外，MRI对软组织和骨肿瘤辨别清晰，可显示肿瘤的范围，解剖部位，侵犯范围及瘤体与血管、神经的关系，MRI对骨和软组织炎症敏感度高，如股骨头坏死的早期病变仅有脂肪组织坏死时MRI即可有阳性发现。

3. 骨科特色手术

（1）石膏固定术：是骨科最常用的治疗技术，是骨折、韧带软组织损伤、关节损伤等常用的固定方法。良好的石膏固定可以有效的限制肢体的活动，促进损伤的康复。根据石膏的形状可分为石膏托、石膏夹板、管型石膏、躯干石膏和特殊类型石膏。

（2）牵引术：是利用力学作用与反作用原理，缓解软组织的紧张与回缩，使骨折或脱位复位，能够预防和矫正畸形。常见的牵引术有皮肤牵引、上肢肘伸位牵引、上肢肘屈曲牵引、下肢皮牵引、小儿下肢悬吊式皮肤牵引、骨牵引、头部牵引、上肢骨牵引、下肢骨牵引、骨盆悬吊骨牵引等。

（3）骨折复位内固定术：严重的骨折通常无法通过外固定维持良好的复位，需要利用金属螺钉、钢板、髓内针、钢丝或骨板等物直接在断骨内或外面将断骨连接固定起来的手术，以保持骨折端的良好复位，促进骨折的愈合，称为内固定术。

（4）人工关节置换术：是指将人工关节假体，通过外科技术植入人体内，替换患病关节功能，达到缓解关节疼痛，恢复关节功能，如人工膝关节置换、人工髋关节置换、人工踝关节置换、人工肘关节置换等。

（5）关节镜技术：是近来来飞速发展的关节外科技术。关节镜手术是一种微创手术，利用内镜，可以直接观察关节内部结构，开始主要应用于膝关节，后相继应用于髋、肩、踝、肘关节及手指小关节等。关节镜可以看到关节内几乎所有的部位，比切开关节看得更全面，由于图像经过放大，因而看得更准确，而且切口很小、创伤小、瘢痕少、康复快、并发症少，某些情况下麻醉过后，即可下地活动，对患者增强战胜疾病的信心大有好处。

（6）脊柱孔镜技术：是目前广泛应用于临床的一种脊柱微创技术，因其具有手术创伤小、术中出血量少、术后恢复快、住院时间短、并发症少等优点，一经问世便得到了广泛的认可和快速的发展。目前已应用于腰椎间盘突出症、腰椎管狭窄症、椎间盘感染等疾病的治疗。

（7）骨科机器人：是推进与普及微创、精准、智能化医疗的典范，已成为医学界的研究热点。骨科机器人近年逐渐成为骨科手术发展的新方向，催生了诸多新的治疗理念和方案，骨科机器人以其微创、精准的特点为解剖和生物力学结构复杂的骨科疾病提供了更加个性化、智能化、精准化的治疗方案，成为骨科临床治疗发展的一个重要方向，目前主要应用于脊柱微创、关节置换以及创伤骨折等方面。

（二）骨科的亚专科

小萌的疑问

Q：作为一名医学新生，到骨科去见习、实习要注意哪些事情呢？

A：新时代，大部分医院的骨科都分出了不同的亚专科，比较常见的是创伤骨科、关节外科、脊柱外科和骨肿瘤科。不同的亚专科，对知识储备的要求也不尽相同。

1. **创伤骨科**　常见疾病：①四肢骨折，如肱骨骨折、尺桡骨骨折、股骨骨折、胫腓骨骨折、髌骨骨折等（图5-8）；②慢性劳损性疾病，如肌腱炎等，常见的有肱骨外上髁（网球肘）、桡骨茎突狭窄性腱鞘炎、跟腱炎、腕管综合征在、肘管综合征等；③骨筋膜室综合征。

2. **关节外科**　常见疾病：①骨性关节炎，即四肢骨关节的退行性改变，也就是老百姓常说的关节炎，这应该是最常见的疾病了。但是作为医学生，你一定要讲出"骨性关节炎"，不然你可能会被相关老师吐槽，因为专业的关节炎还包括感染性关节炎等其他关节炎性疾病。②关节的慢性劳损，如膝关节半月板、交叉韧带损伤、髋关节撞击综合征。千万别小看这些疾病，因为他们可能影响到运动员的职业生涯（图5-9）。③感染性关节炎。

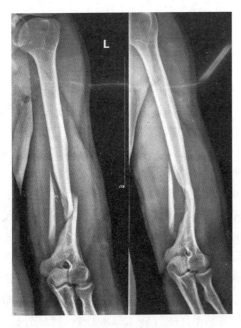

图5-8　骨折

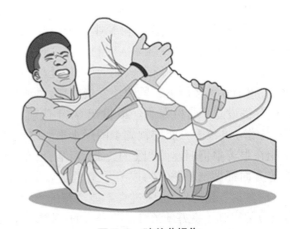

图5-9　膝关节损伤

3. **脊柱外科**　常见疾病：①脊柱椎间盘突出，因为颈椎和腰椎的活动度较大，而胸椎相对固定，所以颈椎和腰椎间盘突出更为常见（图5-10）；②脊柱骨折，常发生在胸腰椎移行处，应为这里是应力更为集中的部位；③腰椎管狭窄症、腰椎滑脱；④脊柱的慢性劳损，如腰肌劳损、棘上韧带炎、棘间韧带炎等。

4. **骨肿瘤科**　常见疾病：①良性骨肿瘤，如骨瘤、骨软骨瘤、巨细胞瘤（具有复发、恶变和转移倾向）（图 5-11）；②恶性骨肿瘤，如骨肉瘤、尤文氏肉瘤等；③骨转移瘤，常见的有前列腺癌、乳腺癌、膀胱癌等骨转移。

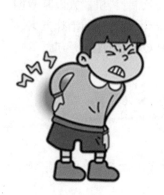
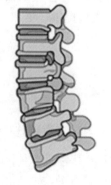
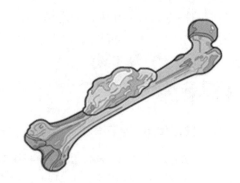

图 5-10　腰椎间盘突出症　　　　　　　　　　　　图 5-11　骨肿瘤示意图

小萌的疑问

Q：骨科是一门"老牌"专业了，而且我早有耳闻，这是一门"扛大腿"专业，这是真的吗？

A：提到骨科，大家脑海中常会闪现出"扛大腿"的景象，这是骨科手术的特色之一，因为四肢的骨折最为常见，术中进行手术区域消毒、复位与临时固定常需"扛起大腿"，长时间维持在一定的体位，可见这是"专业而又充满体力的劳动"。但是，骨科的学习可不仅仅是"扛大腿"，现代的骨科有很多的亚专业，比如创伤科、关节外科、脊柱外科、骨肿瘤科、手足外科等，甚至一些大医院还分出运动医学等新兴亚专科。

二、我国骨科的发展历程

20 世纪初，西医骨科在我国尚处于萌芽阶段，仅在少数大城市中发展。中华人民共和国成立前，一些出国深造的医学生相继回国，大力推进了我国骨科专业的发展。1921 年，北京协和医院外科学系成立了我国第一个西医骨科专业，美国人 George Wilson Van Gorder 担任首任主任，1936 年，孟继懋成为北京协和医院第一任华人骨科主任。1937 年，中华医学会成立骨科学组，当时只有 6 名成员，分别是孟继懋、牛惠生、叶衍庆、胡兰生、任廷桂和朱履中。这个医学组为我国骨科的兴起奠定了基础。此后，我国骨科经历了一段快速发展时期，骨科在各大医院成为独立的专科，甚至在厂矿和县级以上的医院都设立了骨科专业。20 世纪 60 年代前后，在骨关节结合的手术治疗、中西医结合治疗骨折及断肢（指）再植等方面均领先于国际水平。之后有一段时间，骨科医务工作者的处境非常艰苦，但先辈能在艰苦中仍旧遵循"医、工、研"相结合，在骨科的基础理论研究、骨肿瘤、显微外科、人工关节置换等方面都做出了骄人的成绩。20 世纪后期，随着基础医学和临床医学的不断发展，许多过去被认为的"禁区"被打破，很多过去不能治疗的疾病（如强直性脊柱炎的后凸畸形、严重类风湿关节炎畸形等）都得到了良好的治疗。直至今日，我国骨科形成了创伤骨科（含手外科）、关节外科、脊柱外科、骨肿瘤四个成熟的亚专业。

三、走进骨科

骨科疾病的种类较多，且较难鉴别，因而在骨科门诊中，准确判断疾病的部位、性质显得尤为重要。病史、症状和辅助检查在骨科疾病的鉴别诊断中发挥了关键作用。病史和症状有助于骨科医生了解患者的身体问题，初步明确疾病的病因、部位与类型，辅助检查则进一步帮助骨科医生明确疾病，继而找寻合理有效的治疗方法。体格检查和影像学检查是骨科辅助检查的重中之重,二者相辅相成,共同帮助骨科医生准确诊断疾病。

情景导入

　　小萌来到了骨科门诊,想进一步了解一下骨科医生们是怎么看病的。刚坐下来,只见一个年轻的小伙儿在朋友的搀扶下,一瘸一拐地走了进来。骨科的张医生询问了病史了解到,小伙子是刚才和朋友打球的时候崴了一下脚,脚踝疼痛肿胀,所以过来就诊。小萌觉得小伙子小题大做了,崴脚还不是常有的事,哪里需要专门来看医生,回去休息休息不就好了。张医生却非常严肃,他仔细询问了小伙子受伤时的情况和现在的症状,并对小伙子进行了详细的体格检查。小伙子脚踝肿的厉害,有明显的触痛和叩击痛。张医生说道:"你目前的情况还是怀疑有骨折的,让你的朋友去分诊台借一个轮椅,赶紧推着你去做个X线片检查吧!"小伙子听了张医生的话,有点紧张了,马上去做了检查。小萌好奇地问张医生:"医生,如果考虑骨折的话,为什么不直接让小伙子把X线片、CT和MRI检查都做了啊,这样多省事多方便啊?"张医生笑而不语。不一会儿,小伙子的X线片检查结果出来了,在腓骨远端有个撕脱性骨折。张医生给小伙子熟练地绑好了石膏,开了些止痛和消肿的药,叮嘱了些注意事项,小伙子感激地离开了。看着小伙子离去的身影,张医生和小萌解释道:"X线片、CT和MRI检查的确是骨折检查的三大法宝,但不是说所有情况都是需要三项检查的。像刚才这位小伙子的情况,X线片是最方便、最迅捷,也是最廉价的检测方法。再说了,小伙子的情况也不是非常紧急,如果X线片不能准确判断情况,再安排他做一个CT也不迟啊。这样一来,既不耽误诊治,又节约了医疗资源,也减轻了小伙子的经济负担,这不是一举三得嘛!"小萌听了张医生的话,对张医生的医术和医德钦佩起来,这一次,她不仅学会了诊治患者要细致入微,不得马虎,也学会了综合考虑多种因素,选择最佳的辅助检查方案。

　　骨科的体格检查不同于传统的内、外科体格检查,其检查顺序为视、触、动、量、听、特殊检查。对于骨科患者,需要通过视诊观察是否存在明显的外伤、畸形或病变,通过触诊判断有无疼痛或骨擦感,通过动诊判断有无活动受限及反常活动,通过量诊测量是否有缩短和肿胀,通过听诊判断是否有骨擦音、弹响、捻发音等。对于一些特定的骨科疾病,同时需要进行特殊的体格检查,从而进一步鉴别,如支腿抬高试验及加强试验鉴别腰椎间盘突出,搭肩试验鉴别肩关节脱位,握拳尺偏试验鉴别桡骨茎突狭窄性腱鞘炎,浮髌试验鉴别膝关节积液等。

　　影像学检查是骨科疾病诊断不可或缺的重要一环。常用的骨科影像学检查主要为X线片、CT和MRI三种(图5-12)。X线片检查是将所有的内容压缩在一张平面,主要用于骨骼的检查,诊断价值有

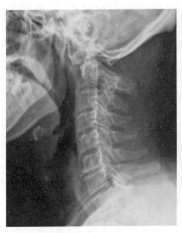 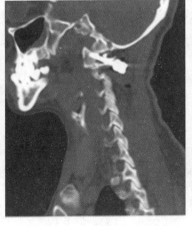 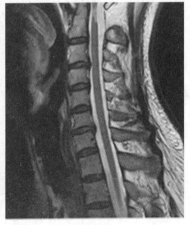

图5-12　X线片、CT和MRI

限;CT 成像是基于 X 线片的进一步升级,分辨率高于 X 线片,能做断层扫描,有水平位的切面,能够清楚地判断病变的位置、大小,还可以进一步做增强检查来判断病变的性质;磁共振是利用磁场来成像,其适用于软组织的检查。针对不同的疾病和情况,骨科医生常常运用一种或多种方法,从而明确患者的诊断。

情景导入

> 离开了骨科门诊,小萌还在思考刚才张医生说的话,突然听到"哎呦!"一声,定睛一看,原来是一位老奶奶不小心摔了一跤,直接坐到了地上,小萌连忙跑了过去,慢慢地扶起老奶奶,关切地询问老奶奶有没有什么不舒服。老奶奶谢过小萌,稍微活动了一下,说道:"小姑娘谢谢你了啊,我还好,就是腰有点痛,不过也是这么多年的老毛病了,应该不是摔的。谢谢你,我先走了啊。"小萌刚要和老奶奶道别,突然想起了张医生给小伙子看病时的细致,连忙拦住了老奶奶,让老奶奶一定要去骨科门诊看一看。老奶奶拗不过小萌,便电话联系了女儿,同时和小萌一起回到了骨科门诊。张医生详细询问了老奶奶的情况,做了体格检查,并建议老奶奶去做一个 X 线片的检查。检查结果出来了,老奶奶因为摔倒,腰椎压缩性骨折了。这个时候,老奶奶的女儿也赶到门诊了,在了解了事情的前因后果后,非常感谢小萌。老奶奶在和张医生沟通了解治疗方案后,办理了住院手续,治疗腰椎的压缩性骨折。老奶奶和女儿谢过小萌和张医生后,便去病房住院了。张医生看着小萌说道:"老年人骨质较为疏松,摔到后容易骨折。好多老年人得了椎体压缩性骨折,自己不知道也不重视,没有得到及时的治疗,导致脊柱变形甚至瘫痪。这一次你可是帮了老奶奶大忙啦!"小萌听了张医生的话,心里油然而生一种自豪感,同时她也感觉到了细心和仁心对于医生的重要性,这也让她对未来的医学生涯更加期待。

骨科疾病是急诊中常常接诊和处理的疾病。交通业、建筑业的发展和人口老龄化增加了骨折等骨科疾病的风险。骨折是骨科最常见的疾病,然而判断患者是否有骨折,明确骨折的部位和性质,找寻合适的治疗方法,需要骨科医生具有扎实的医学功底,同时还有丰富的临床经验和细致的诊疗过程。

骨折多由外伤所受暴力造成,也可由积累性的劳损引发。日常生活中,骨折并不少见,但不是所有骨折都会引起患者的重视。有些情况下,患者在受伤后,不能准确判断自身损伤的类型与程度,未能及时就诊,从而耽误骨折的治疗。遭受外伤后,如果出现了肢体功能受限、畸形、骨摩擦音或骨擦感,基本上可以初步认定是骨折,然而轻微的外伤或不明显的症状并不能完全排除骨折,因而外伤后至医院就诊和检查十分重要。如果未能及时处理骨折,会导致多种并发症的产生,如畸形愈合、关节变形、创伤性关节炎、骨坏死等。因而,尽早地发现骨折,根据骨折的类型选择闭合复位或手术复位,内固定或外固定,并适时适量地进行功能锻炼,有助于患者骨折部位的生理修复和功能恢复。

情景导入

> 小萌刚和张医生处理完老奶奶的住院手续,突然 4 位急诊医生抬着一块脊柱搬运板走进了诊间,只见搬运板上躺着一位被"五花大绑"的大叔。张医生接诊后了解到,大叔是附近工地上的建筑工人,刚才在工作时被倒塌的石块砸到腰部,当时下半身就没有知觉了,工友们立即拨打了 120,120 医生处理后转运到了医院治疗。张医生急忙询问了具体情况,给大叔做了体格检查,开立了 X 线片、CT、MRI 检查和注射用甲泼尼龙琥珀酸钠等药物,并做好了急诊手术的准备。在

患者去做检查的间隙，小萌不解地询问张医生，这个大叔是什么情况。张医生眉头紧锁地说道："这个大叔腰部受到了重击，现在受伤部位以下没有浅感觉和深感觉，很有可能是外伤导致的脊髓损伤，这也是为什么急诊会把他绑在脊柱搬运板上的原因，就是为了防止脊髓的二次损伤。如果是脊髓损伤的话，情况比较危重，在确诊后需要立即进行手术。目前世界上仍没找到非常有效的治疗脊髓损伤的方法，我们能做的是尽快保住未损伤脊髓的功能，后期再予以康复治疗。"检查结果出来了，大叔果然如张医生所说，是腰椎骨折导致的脊髓损伤。一切准备就绪，大叔被推进了急诊手术间，张医生也准备上台手术。看着张医生离去的背影，小萌觉得他逐渐变得伟岸高大。这一次参观骨科，小萌收获了很多，不仅仅是医学知识上的收获，也是医学情怀和医学品德上的收获。

外伤不仅仅会造成骨骼的损伤，同时也有可能造成患者软组织的损伤，如肌肉挫伤、韧带断裂、脊髓损伤等。韧带断裂是较为严重的软组织损伤，在体格检查和 MRI 等影像学检查确诊后，需进行韧带修复，从而保证后期关节功能的恢复，避免创伤性关节炎等并发症。软组织损伤中，脊髓损伤是最为严重的一种。严重的脊髓损伤往往会导致患者损伤平面以下的感觉功能消失，不仅给患者带来身体和心理的严重伤害，也给整个社会造成巨大的经济负担和医疗负担。现阶段，关于脊髓损伤的治疗方法有限，对于脊髓损伤患者，首先需要在现场对患者进行救护，防止脊髓的二次损伤，对于高位脊髓损伤患者，需要维持呼吸道通畅、恢复通气、维持血循环稳定。脊髓损伤患者的现场救治和转运完成后，如何防止脊髓进一步损伤并保护正常的脊髓组织是重中之重。手术恢复脊柱序列和稳定脊柱、药物治疗以及高压氧等康复治疗是目前临床上常用的治疗方法，然而其治疗效果仍较为局限。近年来，关于脊髓损伤治疗的专家共识相继问世，治疗方法也逐渐标准化。但不可否认的是，脊髓损伤仍是困扰世界医学界的一大难题，仍需每一位骨科医生去研究和探索。

（周　正　唐　健　曹晓建）

第五节　麻醉/手术室

视频：手术室导引

一、麻醉与手术室概述

（一）麻醉的基本概念

小萌的疑问

Q：麻醉就是打针挂吊瓶吗？

A：大多数患者以为进入手术室打的静脉针，挂的吊瓶就是"打麻醉"，其实这与麻醉不完全是一回事，这在医学上准确的说法应是"开放静脉通路"，绝大部分的麻醉都需要这样挂吊瓶以便给药以及抢救之用（图 5-13）。

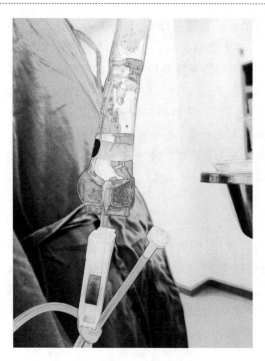

图 5-13 开放静脉通路

人类在不断探索大自然的过程中，曾遭受过无数次的挫折和病痛，这促使人类觉醒。麻醉学，如同人类朝思暮想的最美诗篇跃然纸上，人类对医学进步的渴望如同一泓盈盈的湖水，开启了一泻千里的阀门。

"麻醉"（anesthesia，希腊文 *narcosis*）一词源于 William T.G. Morton（1846 年 10 月 16 日在美国麻省总医院首次向公众成功示乙醚麻醉的牙科医生）的私人信件。希腊语中 *an* 是"没有"的意思，*esthesia* 是"知觉"的意思，因此"麻醉"的原意是指感觉或知觉的丧失，麻醉最基本任务在于消除手术所致的疼痛。

知识窗

麻醉的含义

麻醉是通过药物或其他方法使患者整体或局部暂时失去感觉，以达到无痛的目的，从而为进一步的手术或其他治疗创造条件。

（二）麻醉的范畴

小萌的疑问

Q:"打一针"就睡着了，那麻醉就结束了吗？

A: 对全身麻醉的患者来说，麻醉的过程是"打一针""睡着了""睡醒了离开手术室"。殊不知，"打一针"，患者"睡着了"，麻醉医生的工作才是刚刚开始。随后的气管插管、动脉穿刺、深静脉穿刺，对患者生命体征、麻醉深度、液体治疗、凝血功能、酸碱电解质平衡及器官功能保护的精细调控，每一个步骤都有条不紊、准确精湛。

随着外科手术和麻醉学的发展,麻醉已远远超过单纯解决手术止疼的早期目的,麻醉工作的范围也不仅仅限于手术过程,而是涵盖了麻醉前后整个围术期的准备与治疗、手术麻醉期的监测(图5-14)、提供良好手术条件、保障患者安全以及手术中突发事件的抢救处理。

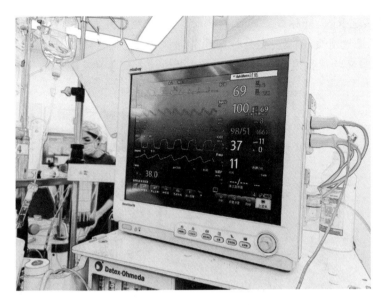

图 5-14　手术麻醉期体征监测

此外,麻醉学科还担负着危重症患者的复苏急救、呼吸治疗,疼痛治疗及无痛诊疗等任务,麻醉工作者的足迹已遍布整个医院,麻醉与围术期医学科应时而生。

知识窗

围术期医学科

麻醉科医生要突破"中间科室"的思维,不单要关注术中患者的医疗质量与安全,更要意识到术中麻醉管理的优质与否,这将会影响到患者围术期安危,甚至术后数月乃至数年的转归与预后,这是麻醉走向围术期医学科的第一步。

（三）麻醉的类型

小萌的疑问

Q: 麻醉是不是就是睡一觉啊？睡醒了手术结束,这样的感觉还是不错的。

A: 不是哦,虽然"睡一觉"的麻醉能满足绝大部分手术需求,但是对于孕妇手术,这种麻醉方法便不是最佳选择,而是优先选用半身麻醉,以减少药物对胎儿的影响。

麻醉的种类很多,主要包括全身麻醉、椎管内麻醉、局部麻醉三大类。全身麻醉主要是通过药物作用于中枢神经系统使患者处于睡眠状态,椎管内麻醉和局部麻醉是药物作用于外周神经,对全身影响小,麻醉方法的选择是根据手术需求和患者情况的综合评估。

临床上常将两种不同的麻醉方法联合应用,称为联合麻醉,主要是取长补短,使麻醉更易于控制,效果更加完善,同时减少副作用。

知识窗

全 身 麻 醉

麻醉药经呼吸道吸入、静脉或肌内注射进入体内,产生中枢神经系统的暂时抑制,临床表现为神志消失、全身痛觉消失、遗忘、反射抑制和骨骼肌松弛(图 5-15)。药物对中枢神经系统抑制是完全可逆的,当药物被代谢或从体内排出,患者的神志及各种反射逐渐恢复。

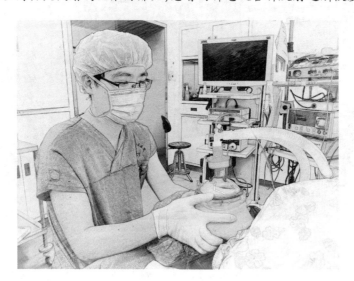

图 5-15　麻醉

（四）麻醉手术室与临床医学

小萌的疑问

Q: 手术室那么大,手术区域如何保障无菌?

A: 手术室在设计的时候就严格分为污染区、清洁区和无菌区。手术开始前关闭门窗减少空气污染,同时采用层流系统,保持空气净化效果;医务人员更换手术衣,佩戴帽子和口罩;手术前皮肤消毒,穿无菌手术衣隔离;巡回护士建立无菌区;手术过程中医务人员严格遵守无菌操作……。这些流程和操作就可以保障手术室的无菌。

外科学发展三大里程碑分别是无菌技术、麻醉和输血术。这 3 种技术在手术室(operating room)得到了完美的体现和结合。手术室的空气层流净化系统,不仅可以满足普通手术的无菌需求,更可以满足器官移植、心脏瓣膜、血管、人工关节置换等手术所需的高度无菌环境,而无菌技术的严格实施则须保障手术过程中的所有操作符合无菌要求。

手术室作为平台为外科手术营造了无菌环境,而日新月异的麻醉方法、药物和仪器更是促进了外科的飞速发展。近 50 年来,外科和麻醉的发展相互促进、相得益彰,各种器官移植,心血管,神经外科等大手术、复杂手术以及机器人手术也得以安全的开展。

麻醉在临床医学中不仅为各学科患者提供安全的手术条件,同时可以对各临床科室的危重症患者发生的呼吸循环衰竭、心搏骤停进行急救。

无 菌 技 术

　　无菌技术是医疗护理过程中,保持无菌物品、无菌区域不被污染、防止病原微生物入侵人体的一系列操作技术。无菌技术作为预防医院感染的一项重要的基础技术,医护人员必须严格遵守操作规程,以确保患者安全,防止医源性感染的发生(图 5-16)。

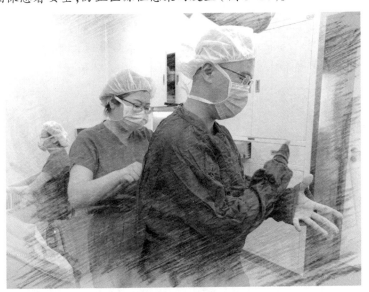

图 5-16　无菌术

(五)手术室安全服务

　　Q:网上听说手术可能会出错,比如患者计划做眼睛手术结果做成心脏手术,造成严重后果,如何防止这类事情再次发生?

　　A:你说的这种情况确有发生过,虽然罕见却造成极其恶劣的社会影响。为了杜绝这种人为过错,医院强化了手术麻醉服务的流程,从术前、术中、术后的每一个环节、每一个要素实施防范,以患者安全为核心,参与手术的所有医护人员均应严格按照标准流程操作。

　　手术室安全服务涉及患者整个围术期,从手术前的风险评估、术前讨论、麻醉访视、手术标记到手术中的三方核查、术中输血、手术物品的清点、手术标本的处理以及手术后的手术记录和术后观察。每一个环节都有明确的标准条款以保证围术期安全服务。

　　人们常说的"三查七对",便是医疗安全服务的一部分,"三查"指操作前查、操作中查和操作后查,"七对"是查对床号、查对姓名、查对药名、查对剂量、查对时间、查对浓度和查对用法。"三查七对"主要针对患者服药、注射和输液的查对制度,手术中常用于麻醉药品、抗生素等的核查工作。

　　手术室安全核查制度即三方核查是保障手术患者、手术部位不出错的关键制度。患者入手术室时和麻醉前,由手术医生、麻醉医生、巡回护士和患者本人共同核查患者身份、手术部位和手术方式等基本信息。手术实施前和手术结束前,手术医生、麻醉医生、巡回护士再次核查患者身份和手术方式等信息,以确保手术安全进行。

(知识窗)

交接班制度

围术期的交接班包括手术前的接送患者和手术后的转运患者。手术前手术室护士去病区接患者,与病区护士交接病情、病历;床旁交接患者、核对姓名、手术标记和术前准备,并签字确认;危重患者需有专科医生、手术室护士和麻醉医生陪同。术后转运由麻醉医生、手术医生、护士共同护送回病房,床头交接病情和术中情况并签字。

二、麻醉的发展历程

麻醉发展的历史经历了"无痛 – 安全 – 舒适"三个阶段,具体内容如下。

(一)麻醉的起步阶段——战胜疼痛

(小萌的疑问)

Q:几千年来,人类虽一直探索止痛的方法,但似乎没有多大进步,麻醉学并非有着"悠久历史"的学科,那么麻醉发展历史性节点在哪?

A:19 世纪中叶,自从一氧化二氮(笑气)和乙醚开始用于手术麻醉,麻醉学的发展进入了快车道,在无数麻醉前辈的推动下,各种新的技术手段等被发明并应用于临床,开启了麻醉的新篇章。

据史书记载,我国的麻醉起步比西方早 1 600 多年。《后汉书·华佗传》中记载"以酒服麻沸散,既醉无所觉,因刳破腹背,抽割积聚",这是最早成功用于外科手术的全身麻醉,只可惜三国战乱,华佗心死,"麻沸散"药方没能流传下来。明朝大医学家李时珍在《本草纲目·草部》中记载了一种名为曼陀罗的草药具有神奇的麻醉功效,曾被中医广泛应用,对麻醉的发展起到了促进作用。

在西方,尽管人们热衷于镇痛的研究,但迫于宗教势力的反对,患者常常是被捆绑着接受手术。阿拉伯国家和印度一度采用鸦片、大麻镇痛,但因严重成瘾性被弃用。历史选择了 1846 年,机遇赐给了牙科医生 Morton,他在老师 Charles Jackson 的帮助下,经过多次动物实验和亲身体验之后,于 1846 年 10 月 16 日,在波士顿麻省总医院公开演示乙醚全身麻醉,成功地切除患者颈部肿瘤,开创了现代麻醉学的新纪元。7 年后,随着英国女王 Alexandrina Victoria 接受吸入氯仿战胜了分娩疼痛,人类战胜疼痛的美好愿望终于露出了曙光。

(知识窗)

疼 痛

疼痛(pain)是一种令人不愉快的感觉和情绪上的感受,并伴现有或潜在的组织损伤。疼痛包括伤害性刺激作用于身体引起的痛觉,也包括机体对伤害性刺激的痛反应,是医学上最常见的症状之一。

（二）麻醉的发展阶段——安全保障

小萌的疑问

Q：乙醚为什么渐渐退出麻醉的舞台？

A：乙醚的问世，曾让人们为战胜疼痛而欢呼，然而，残酷的现实告诉人们，乙醚并非想象的那般"有效"，在实施麻醉的过程中，乙醚的特殊性臭味令患者难以接受，更有患者因其不可控性而不幸死亡。伴随着新型药物的诞生和先进的麻醉管理，乙醚的光芒逐渐淡去。

1880年，苏格兰外科医生William Macewen首次报道以气管插管技术替代气管切开行全身麻醉期间的气道管理。但直到20世纪20年代，英国麻醉医生Ivan Magill制造出橡胶气管导管，气管插管的方法才得以在临床广泛应用，至此全麻的最大风险才得以控制。

然而，人们对生命安全的忧患并未因此停下脚步，各种不可预知的突发事件警示着人们要对生命的迹象进行监测和把控。1986年美国麻醉医师协会（American Society of Anesthesiologists，ASA）规定了全身麻醉的5个标准监测指标（心电图、血压、体温、脉搏氧饱和度、呼气末二氧化碳监测），麻醉的安全性出现了又一次飞跃。

知识窗

气 管 插 管

气管插管是指将一特制的气管内导管经声门置入气管的技术，是全身麻醉时维持气道通畅、通气供氧、呼吸道吸引和防止误吸的重要手段。紧急气管插管已成为心肺复苏及伴有呼吸功能障碍的急危重症患者抢救过程的最有力武器（图5-17）。

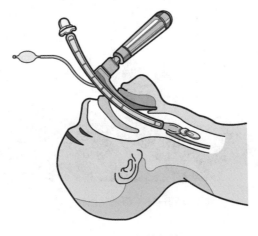

图5-17　气管插管

（三）麻醉的现阶段——提高麻醉舒适需求

小萌的疑问

Q：麻醉机解放了麻醉医生的双手，监护仪充当麻醉医生的眼睛，如今药物和设备都这么先进，麻醉医生应该很轻松吧？

A：随着人们生活质量的提高，促使麻醉的意义不再是单纯地满足于解除患者疼痛和保障患者的生命安全，它正转向为患者提供更好的舒适化体验和更高层面的个性化需求，麻醉医生的工作岗位也从手术室走到全院各角落，麻醉医生肩上重担分毫不减，反有增加。

随着现代麻醉药物和技术的不断进步，麻醉已经成为手术患者必不可少、外科医生同舟依赖的安全保障。1983年喉罩的发明应用有效解决了困难气道和气管插管反应；1986年里程碑式的静脉麻醉药丙泊酚和1996年超短效的阿片类镇痛药瑞芬太尼的上市，使得患者麻醉苏醒快速且彻底；1996年脑电双频指数（bispectralindex，BIS）的问世以及近年来可视化技术的应用，使得麻醉管理逐渐由经验学转向了科学，麻醉对生命的调控也变得愈加明晰可辨。

社会的发展需要医学，人类的文明离不开麻醉。纵观历史，正是麻醉学科的蓬勃发展才保证并支撑了医学科学的不断进步，正是麻醉技术的日新月异才使人类在疼痛面前保留了尊严，并最终战胜疼痛，从安全走向舒适化医疗的今天。

知识窗

舒适化医疗

舒适化医疗是伴随着理想的麻醉药物和先进的麻醉给药技术发展而来，通过追求医疗的舒适化、人性化，使患者在整个就医过程中达到心理和生理上愉悦感、无痛苦和无恐惧感，是医学发展的必然趋势（图5-18）。

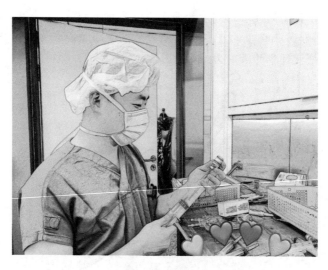

图5-18 舒适化医疗

三、走进手术室

（一）手术前的准备工作

情景导入

小萌今天第一天进手术室，特意起了个早，7：30到手术室，更换洗手衣后去交班。诺大的会议室7：40竟然没有空位了。20min的烧脑早会后，小萌跟着大伙去了手术室。进入手术室，小萌就被操作台上一长排的药品整懵了,心里嘀咕这些药是干什么的。患者尚没有进手术室,麻醉医护人员在麻醉机边上忙忙碌碌,巡回护士和洗手护士更是推个车备好各种器械和无菌物品,一路静脉一路动脉输液架上排排站,麻醉机、监护仪、插管用品一切步入"战备"状态。

1. 术前访视　手术前一天,麻醉医生要去病房访视患者,除了解外科系统的疾病外,还要了解并存疾病和既往病史,以及手术中可能发生的并发症。目的是:根据患者情况做出麻醉前病情评估;指导患者熟悉麻醉相关问题,消除焦虑恐惧情绪;与外科医生和患者取得一致的处理意见并签署知情同意书;最终制订麻醉方案。对于疑难危重病例开展会诊或麻醉前病例讨论,术前访视不仅可以提高安全性,减少并发症,更可以加速患者康复,缩短住院天数,提高患者满意度。

2. 手术团队　手术室团队合作的使命是保障患者的生命安全。2位麻醉医生、2位手术室护士、3位外科医生的七人合作应该是每台手术的标准配置,他们的服务对象是患者,他们齐心协力只为尊重生命(图5-19)。

3. 手术前准备　我们常说的手术前准备主要包括两方面:患者体格和精神方面的准备、麻醉前药品和设备的准备(图5-20)。

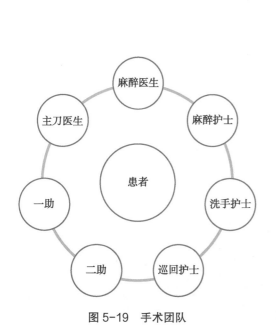

图 5-19　手术团队

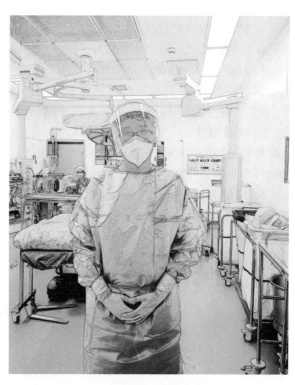

图 5-20　手术前准备

(1)患者体格和精神方面的准备:①患者体格方面的准备。改善患者的营养状况、纠正生理功能紊乱和治疗并存病、及时停用或更换药物、术前禁饮禁食以及一切其他方面的准备。②患者精神方面的准备。消除患者及家属对手术和麻醉的恐惧、顾虑,并增强患者信心。

(2)麻醉前药品和设备的准备:①麻醉前药品的准备。除了镇静药、肌松药、镇痛药等全身麻醉药品以外,急救药品是每台麻醉手术必不可少的。②麻醉前设备的准备。麻醉机及气源、气管内插管用具、吸引装置、动静脉穿刺物件、监护仪等。

此外,手术前准备工作还包括手术部位标记、手术器械、耗材、无菌物品,空气净化,合理的室温和湿度等,以及特殊患者的防护工作。

（二）全身麻醉的诱导和苏醒

情景导入

　　小萌的带教老师形象地将"全身麻醉的诱导和苏醒"比喻成"飞机的起飞和降落"。小萌听的云里雾里，不一会小萌就见识了一次这样的"飞行"。患者是45岁男性，因体检发现肺部结节住院，拟在全麻下行肺结节切除术。由于结节直径只有6mm，术前先去放射科穿刺定位，将定位针穿刺在结节的位置以便于外科医生术中发现。患者入手术室比较痛苦，小萌想这一定是穿刺针在作怪，术后可能更疼。核查患者后，麻醉医生娴熟的进行血压、心电图、脉氧的监测，开放动脉静脉通路，起飞前的安全检查一切就绪后，麻醉医生开启"飞行"任务，麻醉药通过静脉通路进入体内，患者逐步进入无痛苦无记忆的睡眠状态，其实"飞机"尚在滑行阶段，随后的气管插管，机械通气将"飞机"平稳飞行至平流层，开启手术之旅。手术历时1h，期间麻醉医生不停调控麻醉深度、电解质和维持呼吸循环稳定，"飞行"非常平稳。手术结束，"飞机"开始准备着陆，停用麻醉药，患者逐渐苏醒。待拔除气管导管后呼吸循环平稳，患者神志清楚，这时才算"飞机"成功着陆。患者微微一笑，术前的痛苦面容居然也烟消云散了。

　　围术期手术种类繁多，麻醉医生本着"以不变应万变"的原则灵活应对各类手术以及术中可能出现的各种突发状况。以全身麻醉为例，围术期麻醉过程包括麻醉诱导、麻醉维持及麻醉苏醒。

　　1. 麻醉诱导　是指一个使患者从清醒状态转为可以进行手术操作的麻醉状态的过程。就全身麻醉本身而言，诱导是风险较大的环节，可能出现某些并发症甚至惊险的情况，如血压剧降、心律失常、心肌缺血、呼吸道梗阻、心脏停搏等，因此诱导常被形象的比喻为飞机的起飞。

　　2. 麻醉维持　全麻诱导完成后即进入维持阶段，诱导和维持并没有明显的界限，直至手术结束。麻醉维持阶段需将麻醉深度与手术刺激的强弱相适应，及时处理术中可能出现的情况如失血性休克、过敏性休克等，要避免引起术后苏醒延迟，同时也要避免术中知晓。

　　3. 麻醉苏醒　全麻的苏醒是指停止应用麻醉药到患者完全清醒。全麻后及早苏醒有利于患者重要器官自主调节能力的恢复，有利于患者的康复。宛如飞机的降落，苏醒期拔除气管导管是最具风险的时刻，必须根据病情和苏醒状况掌握好拔管指征，过早或不恰当的拔管都会造成严重后果（图5-21）。

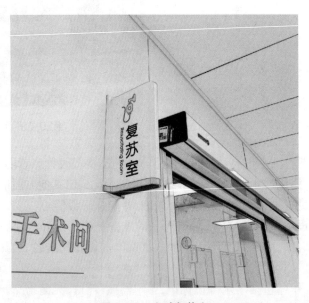

图 5-21　麻醉复苏室

全身麻醉看似平静,其实患者的全身系统都经历了不同的挑战。大家关心的镇痛贯穿了手术的全过程,根据需要可延长到术后48h。现在多主张多模式镇痛,联合使用不同作用机制的镇痛药物和不同镇痛措施,通过多种机制产生镇痛作用,以获得更好的镇痛效果,同时将药物副作用降到最低。

(三)急诊手术的麻醉

情景导入

> 小萌在手术室的最后1周,跟着带教老师去了急诊手术室。小萌心里暗自窃喜,"择期手术多,每天加班,急诊手术又不会时时有,终于可以小歇一会儿了"。小萌的如意算盘还没开始就被一串电话铃声吵醒,"你好,这里是急诊抢救室,5床需要紧急气管插管""你好,一台颅脑外伤,10min后送手术室做颅内血肿清除术""你好,骨科一台开放性骨折……"小萌一下懵了,带教老师迅速分配任务让小萌去脑外科手术间准备。麻醉药品、麻醉机、监护仪刚刚准备好,患者已经被送进房间。患者昏迷不醒,病情不详,接上监护仪,血压高,脉氧低,小萌不知所措。带教老师忙而不乱,嘱吸氧的同时动静脉穿刺,快速评估心肺功能,和家属了解病情并告知风险,随后进行麻醉诱导,各种药物和监测手段的灵活运用,患者血压、脉氧都趋于稳定,手术得以正常进行。此刻,小萌对麻醉又有了新的认识。

急诊手术是麻醉科工作的一部分,24h开放,主要针对急诊手术、外出气管插管等紧急突发情况的处理(图5-22)。严重多发伤者,病情紧急、危重、复杂,多数需要紧急手术治疗,因就诊时多呈现休克,需在抗休克治疗同时进行手术治疗,以挽救生命。

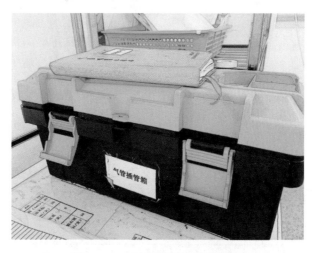

图5-22 时刻准备的气管插管箱

急诊创伤或休克患者常需输血治疗。术中输血(图5-23)应由手术医生和麻醉医生共同确定,由输血医生取血,输血科根据手术需要,术前备血供血,再由两名医护人员核对血袋标签及发血单信息无误后,方可实施输血。

危重患者的麻醉处理直接影响患者治疗效果和预后,麻醉医生不仅要正确及时处理麻醉问题,还要在心肺复苏、休克治疗、创伤后呼吸困难的防治等方面竭尽全力。不同于择期手术,急诊手术不确定因素多,错综复杂,稍有不慎可就可能步入陷阱。麻醉医生须如履薄冰,谨慎入微,方能化险为夷。

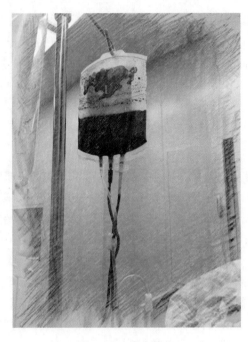

图 5-23　术中输血

（蒋金娣　高　梅）

第六节　重症医学科

一、ICU 概述

视频：ICU 导引

（一）ICU 的概念

小萌的疑问

Q：许多外科手术后患者常常被送到 ICU，那么 ICU 就是术后恢复病房吗？

A：这被传统观念认为是 ICU 的起源，但目前 ICU 已发展成为救治生命受到威胁或可能出现危险的患者的专业科室。

ICU 的英文全称是 intensive care unit，中文名称是重症医学科，过去也有称为加强护理单位、重症监护室、重症监护病房、加强治疗病房等，香港及广东地区多称为深切治疗部。其原意是使较为危重的患者得到集中的管理。

术后恢复室（recovery room）或麻醉后监测治疗室（post-anesthesia care unit，PACU）是手术室与病房间的一个缓冲区域，也是术后患者转归病房的中转站。由于患者手术结束后数小时内，麻醉药物的作用尚未完全消失，身体保护性反射尚未恢复，有可能会发生气道梗阻、通气不足、呕吐误吸或循环功能不稳定等并发症，如果不能得到精心护理和严密监护，就可能出现意外，甚至死亡。术后恢复室就是对麻醉后患者进行严密观察和监测，使术后患者平稳度过麻醉苏醒期的单位。术后恢复室的建立是现代麻醉的重要组成部分，也是加快手术室周转，提高手术室利用率的途径之一。

ICU 的发展与术后恢复室的建立有着密切的渊源。早在 1846 年全身麻醉开始后不久就出现麻醉恢复室的设想。1863年,南丁格尔就撰文提到,当时"在小的乡村医院里,把患者放置在一间由手术室通出的小房间里,直到患者恢复或至少从手术的即时影响中解脱的情况已不鲜见"。这种"小房间"就是复苏室,也被认为是ICU理念的最初起源。1873年美国麻省总医院(Massachusetts General Hospital)建立了麻醉恢复室。

术后恢复室照看全麻术后短时间需要加强监测的患者直到他们从麻醉中恢复过来,而ICU则是较长时间照看病情最严重的患者(图5-24)。

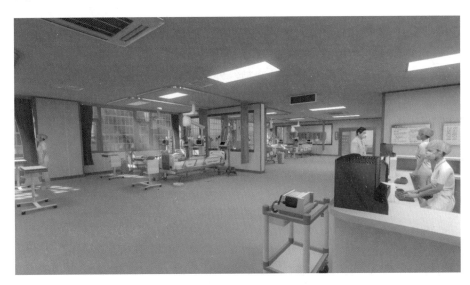

图5-24　ICU

知识窗

重症医学与重症医学科的定义

重症医学(critical care medicine,CCM)定义为研究危及生命的疾病状态的发生发展规律及其诊治方法的临床医学学科。它是一门新兴的、跨学科的边缘学科。

重症医学科(ICU)是重症医学的临床实践基地,它以重症医学系统理论与实践为基础,专门从事重症患者救治的专业化队伍的临床基地,是医院重症患者集中管理和救治的单位。重症医学的发展使许多过去认为已无法救治的患者得以存活或延长其生存时间获得救治机会,是现代医学进步的一个显著标志,直接反映医院的综合救治能力,体现医院整体医疗实力,是现代化医院的重要标志。

(二)ICU的分类

小萌的疑问

Q:为什么有的医院有很多ICU,如外科ICU、呼吸科ICU、综合ICU?

A:根据需求不同,ICU可以分为综合ICU、专科ICU。

综合ICU是目前国内最常见的一种形式。主要处理医院各个专科的重症患者,有专职的ICU医护人员,擅于从整体角度处理多器官多系统的问题,脱离了专科的局限,并且患者来源广、病种多,有利于医生专业水平的提高,节省医院人力和物力。

专科ICU往往附属于某一专科,主要收治本专科的重症患者,故一般来说对本专科问题有较强的处理能力,有利于深度和精准监护,但也可能造成资源浪费,医疗费用增加。常见的专科ICU有外科ICU(surgical intensive care unit, SICU)、神经外科ICU(neurocranial surgical intensive care unit, NSICU)、心脏外科ICU(cardiac surgical intensive care unit, CSICU)、呼吸ICU、冠心病ICU(coronary care unit, CCU)等。

现代医学专业分工越来越细,在一些专科特色突出的医院由于学科的发展以及专科患者的特殊性、复杂性,也建立了专科ICU,比如外科ICU、内科ICU、儿科ICU(PICU)、急诊ICU(emergency intensive care unit, EICU)。有的外科ICU又分为神经外科ICU(NSICU)、移植ICU(transplant intensive care unit, TICU)、心脏外科ICU(CSICU)、烧伤ICU(burn intensive care unit, BICU)、产科ICU(obstetric intensive care unit, OICU)等;内科ICU又分为呼吸ICU、冠心病ICU(CCU)、神经内科ICU(neurology intensive care unit, NICU)、肾病ICU(kidney intensive care unit, KICU)等。

知识窗

ICU 的亚专科

ICU的亚专科不同于专科ICU,它是指在重症医学的整体学科体系下,为了促进重症医学专业的发展和精细化管理,建立重症呼吸、重症循环、重症肾脏、重症消化与营养、重症神经、重症感染等亚专科。

(三)ICU 的收治范围

小萌的疑问

Q:是不是所有病情危重,随时可能死亡的患者都要收到ICU去抢救啊?

A:不是的,目前医学上被认为不可救治的疾病,如晚期肿瘤、脑死亡、临终状态等均不应进入ICU。因为这直接涉及ICU资源使用的合理性和有效性。无原则地扩大收治范围,将意味着不能确保对那些真正可以从ICU获益的重症患者的收治和救治。

任何需要进入ICU的患者原则上均应由ICU医生会诊后决定,或由专门的抢救组的负责人决定。反之,在ICU医生认为患者应当转出时,任何专科均不得以任何借口拒收患者。对ICU的收治与转出制度必须有明确规定,否则就无法保障ICU有限的床位的正常周转和合理利用。

知识窗

ICU 的收治范围

1. 急性、可逆、已经危及生命的器官功能不全,经过ICU的严密监测和加强治疗短期内可能得到康复的患者。
2. 存在各种高危因素,具有潜在生命危险,经过ICU严密的监测和适时有效治疗可能减少死亡风险的患者。

3. 在慢性器官功能不全的基础上，出现急性加重且危及生命，经过 ICU 的严密监测和治疗可能恢复到原来状态的患者。

4. 慢性消耗性疾病的终末状态、不可逆性疾病和不能从 ICU 的监测与治疗中获得益处的患者，一般不是 ICU 的收治范围。

（四）ICU 的"精兵强将"

小萌的疑问

Q: ICU 的医护人员怎么那么厉害呢？感觉他们个个都是身怀绝技的高手！

A: 相比普通病房，ICU 接受全院各个专科的急危重症患者。因此 ICU 医护人员都要经过各学科系统化、专业化的综合培训，掌握全面的重症医学专业知识和各种急救监测治疗技能，能够较早识别危重症患者病理生理的变化，对病情做出综合判断，具备更强的抢救、护理的专业知识和技能。

ICU 的特点就是"三集中"：①集中了各种病情多变、病情最危重的患者；②集中了医院最先进的设备包括监测和抢救设备；③集中了最先进的理论知识和技术以及掌握这些理论和技术的医护人员。

ICU 的专业性决定了需要更多的专业医护人员，通常医生与床位数之比为（0.8~1）∶1，护士人数与床位数之比为 3∶1 以上，并且根据需要可以配备适当数量的医疗辅助人员（呼吸治疗师、康复师、专科药师等）。

（五）ICU 的"十八般武器"

小萌的疑问

Q: ICU 靠什么"武器"来挽救重症患者啊？

A: ICU 除了有水平高超的专业医护人员外，还拥有许多高精尖科技和贵重的医疗仪器设备，这些设备如心电监护仪、血气分析仪、脑电监测仪等可以帮助我们及时准确的监测和评价患者的病情，以便及时发现和处理，还有些设备如呼吸机、血透机、体外膜肺氧合（ECMO）等可以用来支持和替代患者的脏器功能，为抢救患者赢得时间和机会。

工欲善其事，必先利其器。ICU 是全院危急重症患者最集中的地方，是离死神最近的地方。这里不仅需要专业知识更广泛、基础知识更扎实的医护人员，更需要各种各样高精尖的仪器设备才能将死神阻挡在 ICU 门外。

ICU 的仪器设备包括以下几大类：

1. 基础设施　每床配备完善的功能设备带或功能架，提供电、氧气、压缩空气和负压吸引等。最好有备用的不间断电源（uninterruptible power supply, UPS）系统和漏电保护装置。适合 ICU 使用的病床，配备防褥疮床垫。

2. 监护设备　每床配备床旁监护系统，进行心电、血压、脉搏血氧饱和度、有创压力监测等基本生命体征监护。每个 ICU 单元至少配备便携式监护仪 1 台、中央监护系统一套。

3. 床边快速检验设备（point-of-care testing, POCT）　包括血气分析仪，电解质测定仪，血糖测定仪，血、尿及大便常规检查仪器，肝肾功能检查仪器，凝血功能检测仪，床边 B 超，床边 X 线机等。

4. 抢救治疗设备 呼吸机、除颤仪、床边血液透析仪、纤维支气管镜/胃镜、主动脉内球囊反搏（intra-aortic balloon counterpulsation, IABP）、降温毯、微量输液泵（推注泵和滴注泵）、体外膜肺氧合（ECMO）等（图5-25）。

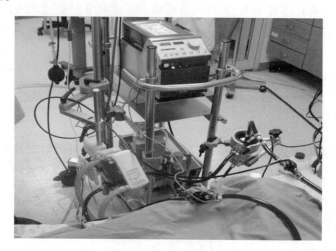

图5-25　ECMO机

（六）重症医学科与临床医学

小萌的疑问

Q：综合性ICU是完全独立的科室，ICU的患者又来源于其他科室，那么患者归谁负责啊？

A：虽然专业化的ICU是完全独立的科室，ICU医生全权负责患者的医疗工作。但同时ICU又是高度开放的、与专科联系最广泛和密切的科室，因此专科医生应参与并协助ICU的治疗，特别对专科问题，专科医生负有直接和主要的责任。

重症医学科的出现，正是跳出既往临床医学按器官分科的狭隘。重症医学科没有门诊，它收容各科最危重的患者为服务和研究的对象，待患者病情稳定后再及时转回原来科室。它为危重患者提供最全面和高质量的服务，它为其他临床科室分担最繁重的医疗工作；其他科室是它存在的根据，它是其他临床科室坚强的后盾。一般要求专科医生每天至少一次巡视本专科的患者，并向ICU医生提出要求和建议；ICU医生也有义务将病情和治疗计划详细向专科医生报告，以取得理解和支持。无论在任何时候，ICU医生请求专科会诊时，专科医生均应及时到场。对待ICU切忌两个极端：一是缺乏信任，指手划脚，事事干预；二是完全依赖，将患者弃之不管。这两种态度都是源于对ICU的功能缺乏了解。

知识窗

ICU的管理形式

ICU的管理形式主要有三种：

1. 封闭式管理的ICU　患者由ICU的专科医生（intensivist）负责全部医疗工作，原专科医生负责专科病情处理，这是大多数ICU采用的体制。这种形式有利于ICU医生全面、系统地管理患者，从整体观点为患者提供全身支持，为原发病的治疗提供了机会。目前欧美发达国家已经发展到由ICU专科医生领导的多学科协作小组共同对重症患者进行诊治的管理模式。

2. 半封闭式管理的 ICU　患者由 ICU 医生和原专科医生共管，实质上 ICU 医生起到了辅助作用。这种形式在某种程度上缓解了 ICU 医生数量不足的困难，但容易发生相互推卸责任的可能，也不利于重症医学科医生专业队伍的稳定和专业技能的提高，最终将无法提升整个医院的抢救水平。

3. 开放式管理的 ICU　这种 ICU 只有病区护士，没有 ICU 专职医生，患者由原专科医生主管。这种形式实质上并不是真正意义的 ICU，近年来已逐渐被淘汰。

（七）ICU 在公共卫生事件中的作用

小萌的疑问

Q：为什么说 ICU 在严重急性呼吸综合征、禽流感等突发公共卫生事件救援中起着重要作用？

A：突发公共卫生事件发生时可能导致大量的伤员且病情复杂多变、进展迅速，死亡率高。ICU 集中收治突发公共卫生事件中的危重患者可以降低死亡率，减少伤残率，提高公共卫生事件抢救成功率，减少突发公共事件对民众的不良影响。在严重急性呼吸综合征（severe acute respiratory syndrome，SARS）、禽流感、汶川地震等突发公共卫生事件中，ICU 均发挥出重要作用，彰显独特的学术地位和优势。

纵观 ICU 的发展史，我们不难发现，ICU 是在 20 世纪 40 年麻醉恢复室的基础上逐渐演化，并在突发公共卫生事件中催生发展的。1942 年的美国波士顿大火、1949 年在美国洛杉矶发生的脊髓灰质炎以及之后几年在丹麦等欧洲国家流行的脊髓灰白质炎，面对突如其来的大灾难，把重症患者集中起来，组织麻醉科、呼吸科等统一监护和治疗，这种救治医疗模式，在突发公共卫生事件的抢救中做出的成绩和贡献，奠定了 ICU 的发展。

国内的 ICU 自 20 世纪 80 年代初逐渐建立起来。2003 年严重急性呼吸综合征（SARS）肆虐，重症患者不断增加，病死率不断增加之时，卫生部及时部署，把重症 SARS 患者转入 ICU 集中救治，对 SARS 的成功救治和疫情控制起到非常关键的作用。2008 年汶川大地震，大部分重症伤员都在 ICU 中得到救治，社会大众对 ICU 有进了一步的认知。正是伴随着这样一件件紧急的社会公共事件，ICU 得到快速发展，也逐渐得到人民群众和政府的认可和重视。

2019 年岁末，新型冠状病毒（COVID-19）突袭而来。疫情早期，一些新型冠状病毒感染患者病情急剧恶化，很快出现呼吸衰竭和多器官功能障碍，死亡率很高。为保卫人民群众生命安全、阻击疫情发展、加强重症患者救治力量，尽最大努力提高重症救治成功率，党中央实施"四早"（早发现、早隔离、早诊断、早治疗）、"四集中"原则（集中患者、集中专家、集中资源、集中救治），特别是对重症患者进行集中救治。重症医生凭借扎实的救治能力，在与疫魔斗争中充分发挥专业特长，全力以赴挽救每一位患者。在隔离重症监护病房里，重症医护人员穿戴厚重的防护用品，行动极其不便，内衣和鞋袜被汗水湿透，不敢喝水，不敢上厕所，有人还不得已穿着尿不湿，却不停地忙碌着，奉献着满腔的工作激情，常常需要连续工作 6~8h。每一次气管插管、吸痰、气管切开……，就面临一次高风险被传染的机会；有创机械通气、连续性肾脏替代治疗（continuous renal replacement therapy，CRRT）、体外膜肺氧合（ECMO）等，每一项床边治疗措施，都需要付出比平时更多的努力。但重症医生不负众望，不辱使命，面对如此大规模的"战疫"，以高度的责任感，齐心协力，全力以赴，充分发挥了火线上的中流砥柱作用，最终在全体医护人员的共同努力下，实现了把重症和危重症新冠肺炎患者的死亡率降下来的目标。

知识窗

突发公共卫生事件

突发公共卫生事件是指突然发生、造成或者可能造成社会公众健康严重损害的重大传染病疫情、群体性不明原因的疾病、重大食物和职业中毒以及其他严重影响公众健康的事件。

二、ICU 的发展历程

小萌的疑问

Q：为什么说 ICU 是 20 世纪 60 年代外科领域的五大里程碑之一？

A：器官移植、影像技术、显微外科、完全肠外营养和 ICU 被誉为 20 世纪 60 年代外科领域的五大里程碑。ICU 是麻醉复苏室的发展，外科术后的患者在复苏室集中看护和救治，围术期死亡率大大下降。此后在 20 世纪 30~40 年代，脑外科、心脏外科相继建立了术后恢复室。1958 年，现代心肺复苏之父 Peter Safar 博士在美国的巴尔的摩建立了世界上的第一个 ICU。到了 20 世纪 60 年代，由于临床分科愈益精细，危重患者数量增加，加之各类高精尖的监护仪器和诊断设备的问世，各种 ICU 犹如雨后春笋般相继成立。正因为 ICU 的出现，使得外科术后的危重症患者的手术成功率和安全性大大提高，死亡率大大下降。

（一）西方 ICU 的起源与发展

19 世纪 50 年代的克里米亚战争期间，韦洛伦斯·南丁格尔（Florence Nightingale）首先提出将术后病情最严重的患者放在距离护士站最近的病房，以便能更密切地观察他们。这不但是护理学和医院管理的革命，而且这种"术后患者应安置在一个特定场所进行康复治疗"的设想也被认为是 ICU 理念的最初起源。

1923 年 Dandy 在美国马里兰州巴尔的摩市约翰·霍普金斯医院为脑外科患者开设了一个特殊的三张病床的术后恢复室，使用受过专门训练的护士来帮助监测和管理患者，使术后 24h 内的死亡率下降近 50%。1930 年 Kirschner 在德国 Tubingen 大学的外科病房设计并创建术后恢复室与 ICU 混合型病房。这些早期的术后恢复室其实就是麻醉后恢复和外科 ICU 的组合。之后许多外科单位也跟着仿效。第二次世界大战期间，在欧洲以及军队中逐步建立起创伤单位。1943 年建立休克病房。1942 年开辟烧伤病房（burns unit）。20 世纪 50 年代之后，若干重大事件促进了术后复苏室向更高层次发展。1952 年丹麦哥本哈根发生脊髓灰质炎大流行，并发呼吸衰竭的患者大量死亡，为了抢救呼吸衰竭患者，麻醉师 Bjern Iisen 建 105 张病床的大型治疗单元，雇佣 250 名医学生应用"铁肺"进行人工通气，260 名护士照顾患者，这个在当时集中人力、设备来治疗重症患者的模式就是现代 ICU，最终使病死率由 87% 下降至 40% 以下，成功挽救 900 多名患者。1958 年，现代心肺复苏之父 Peter Safar 博士在美国的巴尔的摩建立了世界上的第一个 ICU。到了 20 世纪 60 年代，由于临床分科愈益精细，危重患者数量增加，加之各类高精尖的监护仪器和诊断设备的问世，各种 ICU 犹如雨后春笋般相继成立。

重症医学科的发展与相关学会的建立及其推动作用密不可分。1972 年，美国在 28 位医生的倡导下创立了危重病医学学会（Society of Critical Care Medicine，SCCM），旨在建立一个有自己的临床实践方法、人员培训计划、教育系统和科学研究的、独立的临床和科研的学科，逐步提出并完善了以血流动力学、组织氧代谢监测为基础的高级生命支持治疗措施。1980 年在日本 Nishimura 和菲律宾的 Gomez 倡导下成立了西太平洋危重病医学会（Western Pacific Association of Critical Care Medicine, WPACCM）。1982 年欧洲成立了欧洲危重病医学会（European Society of Intensive Care Medicine, ESICM）。并对危重病医学所涉及的各种复杂临床病症，如脓毒症（sepsis）、多器官功能障碍综合征（multiple organ dysfunction syndrome，MODS）等，从基础到临床，提出了一些新认识和可行的干预措施。这些都标志着危重病医学作为一门新兴的学科跻身于当今医学科学之林。

（二）中国 ICU 的建设与发展

中国医疗机构的重症医学科（ICU）发展起步较晚，1970 年以后北京、天津的一些医院创建了"三衰病房""集中观察室"等治疗危重病的单元，已经逐渐开始实现将危重患者集中在专门设立的区域或病房内集中管理的发展模式。1982 年，曾宪九教授、陈德昌教授在中国医学科学院北京协和医院建立了国内第一张现代意义的 ICU 病床。1984 年北京协和医院正式建立加强医疗科（危重病医学科）。此后，国内少数大医院陆续建立 ICU，但发展缓慢。1992 年卫生部为了加快我国 ICU 的发展步伐，在其颁布的三级医院等级评审标准中将 ICU 列为等级评审标准之一，极大地促进了中国 ICU 的发展，国内大医院相继建立了 ICU。1997 年中国病理生理学会危重病医学专业委员会成立。2005 年 3 月，中华医学会重症医学分会成立，这些均为进一步确立中国危重病医学学科地位以及持续快速发展注入了新的活力。2003 年的严重急性呼吸窘迫综合征（SARS）、2008 年暴发的手足口病和汶川地震让管理层充分认识到了重症医学科的重要性。2008 年 7 月，重症医学科被国务院列为临床医学二级学科。2009 年 1 月 19 日"重症医学科"列入临床一级诊疗科目。随着各专业学科的快速发展，在大型医院，由于危重患者数目多，一些专科 ICU 亦相继建立和发展，如外科 ICU（SICU）、内科 ICU（MICU）、冠心病 ICU（CCU）、急诊 ICU（EICU）等。中国的 ICU 进入快速发展的道路。

三、走进 ICU

情景导入

　　今天是小萌第一天去 ICU。7:30 到 ICU，就发现 ICU 内热闹非凡，医生护士正在忙忙碌碌。护士有的正在床边交班、有的在吸痰、有的在操作仪器，床位医生有的在认真做体格检查，有的在抽动脉血气，有的在看化验单。她的带教老师韩老师早已经到了科室，正在忙碌着。韩老师告诉她，周一是 ICU 多学科联合查房，要早到准备。交班时值班医护人员不仅交代了晚夜间收治的重症患者还有病情发生变化的患者，从患者的基本信息、主要诊断、主要存在问题和异常的检验检查结果、需要进一步关注的问题和进一步处理措施都汇报得很详细。听完交班，天呐，小萌就惊呆了，这么忙碌的夜班还能休息吗？交完班后小萌跟着大伙去 2 号房间查房。这是一个多发性创伤、肝肾衰竭、腹腔感染的患者，身上几乎插满了管子，如胃管、气管插管、胸腔引流管、多根腹腔引流管、尿管、透析导管、中心静脉导管等。小萌发现参加查房的除了 ICU 科主任、副主任、主治医生、住院医生以及轮转医生和护士、护士长外，还有她熟悉的普外科王主任、心脏内科李主任、影像科的刘主任，以及她不认识的康复师、营养师、药师等。听完管床医生汇报完病例和诊治经过，上级医生补充，ICU 科主任简要介绍了目前患者诊治过程中的难点、疑点，以及需要其他专科解决的问题。参加多学科查房的主任认真仔细地查体和查看相关检验检查结果后，大家进行了热烈的讨论，特别是有些重要的细节问题和存在治疗矛盾的地方，大家反复推敲、精心计划，也有争论不休的时候。小萌当时很感叹 ICU 重症患者的救治过程，或许只有参与救治的医护人员才能深刻体会其中的艰辛曲折。这个过程离不开 ICU 和其他学科之间亲密高效的多学科合作。

（一）重症医学科多学科协作查房

重症患者常常合并有多器官,多系统的疾病、损伤、功能障碍,病情危重且错综复杂,需要多学科通力合作(图5-26)。为了确保疑难重症患者能够得到最合理的诊疗方案、最优化的治疗结果,以解决临床疑难危重病例的诊断和治疗问题,常常需要多学科协作查房,以便认真梳理研究疾病,充分运用各种技术手段,发挥多学科诊疗的优势,制订方法合理、疗效确切、程序最优的诊疗路径和综合诊疗方案,从而提高医疗质量。

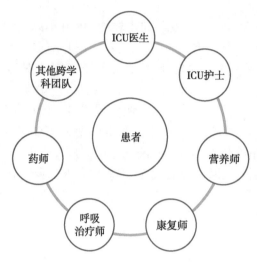

图 5-26 ICU 的多学科查房

（二）重症患者的安全转运

情景导入

> 上午多学科查房讨论意见时对患者发热、感染灶不明还有很大争议,尤其是腹部是否需要手术探查,外科主任觉得没有手术指征。尽管患者还需要较大剂量的升压药物维持血压并且靠呼吸机支持呼吸,但为了寻找感染源,ICU科主任权衡了利弊,决定尽快冒着风险安排患者行胸腹部CT检查。查房结束后,带教韩老师顾不得喝口水,就联系CT检查室,请求加急安排CT检查。CT室听说是ICU的重症患者,立即同意优先安排危重症患者。接着韩老师又打电话联系家属,告知转运风险并签字。其他的医护人员也忙个不停,到处准备东西。小萌看着这场面简直像打仗一样。四五个医护人员护送的转运床上,除了患者就是一大堆仪器设备,有转运呼吸机、吸痰器、转运监护仪、氧气瓶、微量泵等,还有个护士拎着一个装满药品的抢救箱。电梯都是提前联系好的,到了电梯口,电梯就在等着,到了CT室,尽管门口排了许多做CT的患者,但一看到重症患者来了,大家纷纷让路,几乎是直接送到CT检查床上。CT扫描结束,患者又被立刻送回ICU。韩老师立即联系外科王主任看片子。无缝衔接,一路顺利,简直是太棒了！小萌跟在后面护送患者来回检查,尽管出了一身汗,但觉得很有成就感。

重症患者的转运是ICU的重要工作内容之一,转运途中患者发生并发症的风险增加,甚至死亡。重症患者转运的目的是为了寻求或完成更好的诊疗措施以期改善预后,根据转运实施的不同地域,重症患者转运分为院内转运及院际转运;院内转运是指在同一医疗单位不同医疗区域之间的转运;院际转运是指在不同医疗单位之间的转运。转运前应该充分评估转运的获益及风险。转运前应将转运的必要性和潜在风险告知患者或其代理人,获取患者或其代理人的知情同意并签字。为了降低转运途中的风险,医务人员在转运前要协调、联络,配备专业人员和设备,制订适当的计划和应对可能的突发事件的抢救措施。重症患者的转运应由接受过专业训练的医务人员完成并使用符合要求的转运床。转运开始前应尽可能维持患者呼吸、循环功能稳定，并有针对性地对原发疾病进行处理。转运前应与接收方及相关人员进行沟通，做好充分准备，以保证转运安全。转运过程中需配备监护治疗设备及抢救药品。转运期间应提供必要的监测治疗措施，并且尽可能保持原有监测治疗措施的连续性，并做好记录。院际转运的运输方式的选择需要综合考虑患者的疾病特征、转运距离、转运缓急、转运环境、护送人数、携带设备、准备时间、路况和天气以及患者的经济承受能力等。转运方式通常包括陆路转运及飞行转运。

（三）重症患者的抢救与器官功能支持

情景导入

中午小萌匆匆吃完饭，突然"叮铃铃，叮铃铃……"急促的电话铃声引起了她的注意。"喂，你好！这是 ICU。"早有反应快的护士冲到电话前拿起电话。虽然小萌听不见对方讲什么，但看到接电话的护士表情越来越沉重，她感觉好像要发生什么大事了。果然，那位护士放下电话，冲韩老师讲道："韩医生，马上要来一个急性心肌梗死、支架置入术后心跳骤停、休克的患者，需要用 ECMO 转运过来！""好的，立即通知 ECMO 小组成员，启动 ECMO 抢救程序"，韩老师说完就飞奔出去，不一会儿就拉来了 B 超机和一个奇怪的铁家伙。莫非那就是号称"续命神器"的ECMO？小萌赶紧向老师求证。得到老师肯定的答复后，小萌一脸崇拜地望着这个铁家伙。数分钟，ECMO 团队成员基本到齐，手术包、预充液体、药物均一起调度过来，送往心脏科导管室。这是一个急性大面积心肌梗死患者，上午 10 点通过急诊绿色通道，转入胸痛中心行冠状动脉造影及支架植入术，术中造影证实冠状动脉左主干末端开始完全闭塞，右冠脉弥漫性病变，在左主干血管植入支架，恢复正常的冠脉心肌梗死溶栓治疗（thrombolysis in myocardial infarction, TIMI）三级血流。术后患者反复发作室性颤动，持续胸外按压和反复多次电除颤后，患者自主心律已经恢复，但出现顽固性休克，大剂量的肾上腺素、去甲肾上腺素维持血压，心脏超声提示心脏收缩无力，急性心源性休克，动脉血乳酸大于 15mmol/L，同时已出现昏迷、无尿等多脏器功能障碍表现，已行气管插管，呼吸机辅助通气。韩老师和 ECMO 小组其他成员一起，与心脏科医生商讨以及征得家属同意后，立即做穿刺置管、ECMO 预充、运转，经过 ECMO 团队的齐心协力，十几分钟，ECMO 就正式运转起来，患者血压稳定，面色较前红润，瞳孔对光反射出现、吞咽反射出现，并开始出现躁动，提示复苏抢救初期成功。最后在 ECMO 的支持下，患者转入 ICU 继续抢救治疗。

ICU 对重症患者的日常诊疗不同于普通病房，因为 ICU 面对的患者常常病因不明，但已经表现为多器官受损，必须先做器官功能支持，挽救生命，为追查病因并针对性治疗赢得时间和机会。而普通病房通常是寻找患者的病因，再进行针对性治疗。

重症患者常发生多器官功能障碍综合征（multiple organ dysfunction syndrome, MODS）。所谓MODS 是指机体在遭受严重创伤、休克、感染或大手术等急性损害 24h 后，同时或相继出现两个或两个以上的器官或系统同时或序贯发生可逆性功能障碍的临床综合征。MODS 起病急、发展快、病因复杂，防治困难，死亡率极高。

MODS 的治疗策略仍然以器官功能支持治疗为主，主要是纠正器官功能障碍已经造成的生理紊乱，防止器官功能进一步损害，通过延长治疗时间窗、消除致病因素，促进脏器功能逐渐恢复。临床上常用的多器官功能支持手段有：针对呼吸衰竭、急性呼吸窘迫综合征，应用无创与有创呼吸机、体外膜肺氧合（ECMO）、体外 CO_2 清除技术（extracorporeal CO_2 removal, ECCO$_2$R）等。针对心脏与循环衰竭应用主动脉内球囊反搏（IABP）、ECMO、左右心室辅助装置（ventricular assist device, VAD）等。针对肾衰竭有各种连续性肾脏替代疗法（continuous renal replacement therapy, CRRT）包括连续性静

脉 – 静脉血液滤过透析（continuous venous–venous hemofiltration，CVVH）、连续性静脉 – 静脉血液透析（continuous veno–venous hemodialysis，CVVHD）、连续性静脉 – 静脉血液透析滤过（continuous veno–venous hemodiafiltration，CVVHDF）、缓慢连续性超滤（slow continuous ultrafiltration，SCUF）等。针对肝功能衰竭有各种人工肝支持方法，包括血液灌流、血浆置换、分子免疫吸附等。针对肠道功能衰竭有完全肠外营养（total parenteral nutrition，TPN）等。

（王彬彬　堵俊杰　左祥荣）

第六章　妇产科诊疗单元

妇产科学是专门研究女性生殖系统生理、病理变化以及生育调控的一门临床医学学科。历经岁月的发展，现今已经分为妇科、产科、生殖医学多个亚学科。今天就让我们与小萌一起和妇产科来一次亲密接触吧。

第一节　妇　科

视频：妇科导引

一、妇科概述

人类第一本妇产科学专著《Kahun 妇科纸草书》写于公元前 1825 年。Herophilus 于公元前 4 世纪第一次对人类女性生殖器进行了描述。而历史上誉为妇产科学的创始人则是 Soranus（公元 98—138 年），其撰写的《论妇女病》对月经、避孕、分娩、婴儿护理等做了详细论述。

传统的中医是世界上最古老的医学形式之一。在殷商的甲骨文记录中就已经有"疾育"这一类产科名词。我国最早的妇产科专著《经效产宝》写于公元 6 世纪，其中论述了产科各种病症及处理方法。而成书于隋唐的《诸病源候论》中就有专门章节讨论和记录妇产科疾病。宋元时期妇科专著《妇科百问》《妇人大全良方》对当时的妇科疾病的诊治做了系统的整理和阐述。明清时期，医学名家辈出，中医妇产科理论有了长足的进步，使得中医妇科理论更为系统化和条理化。在西医传入中国之前，传统中医妇产科为中华民族的生生不息做出巨大贡献。

19 世纪中叶，西医开始传入我国。妇产科学在传统中医的基础上，中西医并存，共同发展，涌现出如"万婴之母"林巧稚这样的一大批优秀的妇科专家，为中国妇产科的进步做出了杰出贡献。

妇科大部分疾病需要手术治疗，因此与外科学同步发展。美国外科医生 McDowell 于 1809 年完成的巨大卵巢囊肿切除，是人类历史上第一例腹部手术。历经 100 多年的发展，尤其是 20 世纪医学发展的突飞猛进、日新月异，腹腔镜、宫腔镜手术在整个医学界翻开了手术方式的新篇章。

随着生物技术的进步，未来妇科学的诊治理念和模式又将不断更新。

小萌的疑问

Q：小萌今日来到的是一所医科大学附属妇产医院。看着医院门诊大厅熙熙攘攘的人群，有人挺着孕腹，洋溢着为人母的喜悦，而有人则满脸愁容，心情不佳，那作为妇产医院的重要主体，妇科主要服务对象是什么？诊治哪些疾病呢？

A：妇科服务的对象是女性，主要就诊疾病是女性特有疾病，由于我国学科划分，乳腺疾患不被包含于妇科诊治范围。妇科常见疾病包括：妇科炎症性疾病、妇科占位性病变、妇科内分泌疾病、妇科退行性疾病以及妊娠相关性疾病，其他可在妇科就诊的还包括一些生殖道发育畸形、生育咨询、妇女保健相关的问题。

（一）妇科的布局

妇产科的规模和布局在各级医院中发展并不平衡，在一些规模较小的医院，妇科、产科是统一的整体；在一些规模较大的综合医院，以及专科医院，妇科和产科相互独立，并且形成各自独特的发展模式和布局。

妇科的布局主要分为两个部分：住院部和门诊部。在住院部妇科可以根据亚专业学科特点、发展方向等分成多个专业组或者病区，如妇科肿瘤、普通妇科、妇科内分泌、盆底功能重建、计划生育等特色专业治疗组。每个专业组在科主任的统一领导下，在各学科带头人指引下各自发展特色病种和关键技术。

妇科是从外科系统独立出来的，所以妇科在某种意义上讲就是女性盆腔外科，所以妇科的主战场是在手术室。在住院部，手术室是妇科的重要组成部分，妇科手术室可以是专属于妇科的专用手术室，也可以是全院共用的手术平台。在手术室一般配套各式麻醉机、呼吸机、生命支持系统，以及各式手术器械（图 6-1）。近年来，微创理念逐渐成为妇科手术的主流方向，所以在妇科手术室配套先进影像系统、微创器械、能量器械，同时在手术室配套建有代表世界外科先进水平的手术机器人系统已经成为一些大医院的主流。

小萌的疑问

Q：小萌来到手术室参观，现代化的手术室里有各式各样的先进仪器，一位女性患者正在接受子宫切除的手术，奇怪的是她的主刀医生并没有在她身旁，反而在隔壁房间的一个铁家伙面前忙活，这又是为什么呢？

A：随着新技术的发展，手术器械有了很大的进步。现在我们已经步入机器人手术时代，这位患者就是在接受着达芬奇手术机器人的手术治疗。借助强大的机械制造技术和传感技术，人们可以实时远程操控机器人进行手术治疗，因为机械手臂极佳的稳定性和多维度操作，可以极大地提高手术的精准度和多角度，能够轻松完成一些高难度的手术。而在以往，这种高难度手术常需要术者更多的实际操作技巧和若干次的技能训练。

门诊是妇科诊治患者的第一线，门诊承担大量患者的诊疗工作，一般妇科门诊主要分为诊间和治疗室。门诊治疗室的设置，常常可以用来完成妇科门诊所需的一般检验，如分泌物检查、B 超检查等，同时能够在门诊完成一些妇科特殊的诊疗，如阴道镜检查、活检、宫颈病变的门诊治疗、宫腔镜的检查治疗、门诊计划生育手术、盆底功能康复治疗等。一些无需住院手术介入的疾病大多在门诊可以接受治疗。这些相关治疗室的设置一般和所属医院的妇科专业学科发展方向，以及学科建设密切相关。

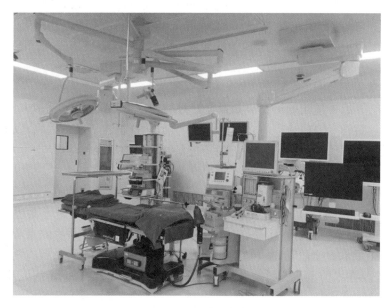

图 6-1　妇科手术室

　　随着生活节奏加快,为了提高床位周转率及利用效率,减少患者住院时间,节约住院费用,控制医保费用,以及随着加速康复外科理念的深入人心,一种将门诊和住院综合在一起的日间病房,或者日间手术模式逐渐在国外以及国内大的综合性医院出现。对于那些在妇科门诊就诊后,明确诊断,具有手术指征,计划手术治疗的患者,经过严格的术前评估,符合日间手术指征者,可以安排进入日间手术流程。患者可以在门诊完善相关的术前检查,手术前一天在家自行进行术前准备,于手术当日办理住院并完成手术,术后于日间病房观察无特殊情况,可予当日办理出院手续。术后康复随访情况可借助先进的即时通信系统进行。如妇科常见的宫腔镜下手术、宫颈手术以及腹腔镜检查手术,大多可按照日间手术形式进行。此举一方面可以提高医疗效率,同时也有利于患者术后居家康复。

（二）妇科诊疗流程

小萌的疑问

　　Q：小萌路过急诊大厅,门外一阵急促的鸣笛吸引了小萌的注意,很快一架平推车推着昏迷的患者冲入急诊室。急诊室护士紧急安排患者就诊,并快速开通患者静脉通道及接上生命监护仪。妇科医生接诊后,迅速进行查体,并自阴道后穹隆抽出不凝血,考虑患者是异位妊娠破裂导致腹腔大出血,目前处于休克状态。妇科医生一边指导抗休克治疗,一边紧急联系手术室,和患者家属谈话后,行急诊手术治疗。看着这惊心动魄的场面,小萌不禁疑惑妇科手术都是这么刺激,让人热血沸腾吗?

　　A：异位妊娠是常见妇科急诊,异位妊娠所致大出血需要紧急手术治疗。在急诊室遇到此类患者,需要紧急启动应急预案,争分夺秒,因为这种情况下,时间就是生命。所以在平时,科室会制订应急预案,建立抢救程序并且定期开展专项技能培训和快速反应团队急救演练,这样才能在遇到紧急情况的时候,医护各司其职,密切配合,从分诊,到接诊、快速检测、紧急送入手术等过程中有条不紊。而更多的妇科疾病诊治是按照一般的诊治流程,从病史采集、体格检查、辅助检查等,得出诊断,到最后给出治疗建议。虽然不惊心动魄,但润物细无声,同样体现医者缜密的诊断思维和全面的治疗水平。

妇科诊疗流程,因病情轻重缓急而有所区别,首先经过导医台分诊后,如果系妇科急症,常需经妇科急诊处理。妇科急诊是医院急诊体系的组成部分,能够对妇科急症患者进行详细的检查,并鉴别诊断,最终实施相应治疗,如果需要急诊手术处理,那就要及时收住入院,并和时间赛跑,及时手术处理。

如果只是妇科常见病,可以直接分诊到妇科普通门诊,经过妇科医生详细问诊、体格检查和辅助检查,最终得到诊断,并给予适当的治疗。如果是妇科疑难疾病,或者反复就诊未见好转,可以就诊于相应妇科专家门诊。就诊专家门诊需将之前的就诊记录、检查报告等准备妥当,以便医生查询。还有一些疾患可能涉及多学科、多个系统,单独妇科不能解决,需要多个学科、专业通力合作,那此类患者需要就诊于多学科综合治疗(MDT)门诊,由主诊医生初诊并进行资料汇总,和相关科室的会诊医生约定时间后,共同讨论,最终给予患者一个综合意见。

在门诊就诊的患者中,有一部分患者需住院接受治疗。患者住院后常常需要进行一次系统的检查,对患者病情及各重要系统进行一个整体评估,这种评估对需要进行手术的患者尤为重要。通过术前检查可以明确有无手术治疗适应证,同时发现有无手术治疗的禁忌证,或者高危因素。如果存在手术治疗高危因素,需要在术前请相关科室会诊,综合评估手术风险,结合患者病情及意愿,最终决定手术方式和时机。

在术前和患者及家属充分沟通,并取得患者的知情同意,是诊疗过程中的重要一环。充分向患者及家属交代病情,提供可选择的治疗方案,分析治疗方案的优缺点,和风险告知,并给出专业的意见,这些是术前沟通的重要内容。术前沟通需要一定的技巧,并有一定的方式和方法,既要充分尊重患者知情权又要对患者进行保护性治疗,既要能够完整的交代疾病及治疗的风险,又要能够不过分夸大风险,而打击患者的治疗信心。真诚沟通,用仁心去面对每个患者,是医患沟通成功的法宝。

完成手术后,协助患者度过术后危险期,并促进患者术后恢复,减少手术应激,是术后治疗的重点。除了给予必要的治疗外,术后护理是妇科诊疗的重要一环,三分治疗,七分护理,说的就是这个道理。随着快速康复外科的理念在临床实践中应用,围术期各项快速康复措施的实施,能最大程度地减轻手术相关应激,加速患者术后康复进程,降低并发症发生率,改善外科患者预后,从而达到节省费用、缩短住院时间、提高患者满意度、促进患者早日康复的目的。

患者出院并不是诊疗流程的结束,出院后的随访及复查,是妇科诊疗中不可或缺的一部分。出院后随访以及复查能及时了解治疗效果,评估疗效,并能够及时发现新出现的问题。同时出院后随访、复查资料的总结,能够积累宝贵的临床经验,并能够指导我们下一次的临床实践。

从门诊到住院,从术前评估到术后康复,从入院到出院随访,这是妇科诊疗的一个完整流程。

(三)妇科的亚专科

妇科包括妇科肿瘤、良性普通妇科、妇科内分泌、女性盆底医学和功能重建、计划生育等亚专科。

1. 妇科肿瘤 涵盖了女性生殖系统所有器官的恶性肿瘤、交界性肿瘤。随着现代外科手术方式的改进、手术器械智能化的快速发展、分子生物学诊断方式的精细化推进,妇科肿瘤的预防、诊断与治疗的全部理念发生了颠覆性的变化,人们更愿意用对待慢性病的理念战略性的对待这些原本谈虎色变的疾病,医者更耐心、患者更平和。比如,20世纪90年代德国科学家Hausen等确立了人乳头瘤病毒与子宫颈癌之间的关系,大部分宫颈癌的致病原因得以明确,随着2006年人类第一个肿瘤疫苗,也就是人乳头瘤病毒疫苗的问世,全球宫颈癌的预防及早期诊断、早期治疗取得了辉煌的成就,子宫颈癌有望在未来30年成为第一个可消灭的女性生殖器官恶性肿瘤。

2. 良性普通妇科 则是包揽了女性一生所有与生殖器官相关的疾病,从幼儿妇科、青春期发育及月经相关问题,到妇科感染、异常子宫出血、子宫内膜异位症,以及子宫卵巢输卵管良性肿瘤、异常妊娠等纷繁复杂的各类疾病。这些疾病既有内科特色的保守治疗,又有外科的个体化手术治疗,充分考验着医者内外兼修的深厚功底。每一个病例,每一位患者,都是年轻医生最好的教科书,在学习中成长,成长的过程必然一路艰辛,泪水与汗水换来的是面对患者时的从容和淡定。

3. 妇科内分泌　因复杂的内分泌调节机制,不同患者有完全不同的临床表现,使得很多年轻医生望而却步。但是,生殖内分泌是女性一生生长发育、孕育生命、维持正常月经来潮、平稳绝经的基石。一旦揭晓了生殖内分泌的神秘,就会发现那些跳跃的激素水平波形图原来可以很亲切。

4. 女性盆底医学和功能重建　是古老而又年轻的亚专科。20 世纪 50 年代我国大规模的"两病(子宫脱垂和尿瘘)"防治,极大地改善和提高了我国妇女的生活质量和健康水平。随着对盆底功能研究的进一步深入,以及现代女性对生活品质的追求,医学界对盆底医学和功能重建有了新的认识、新的评估手段、新的治疗策略。未来的盆底医学一定是希望和努力一路兼程。

5. 计划生育　作为我国特有的亚专科,随着国家基本政策的调整,面临着新的任务,新的征程。

(四)妇科诊疗技术

医学的进步,除了医学理论的深入和发展以外,更离不开各种先进诊疗技术的支撑。同样,妇产科学的每一次进步,也是在先进诊疗技术的辅助下,向前迈出坚实的脚步。

妇科内分泌疾病是妇科常见疾病,常被称为妇科疾病中的内科病,其病情多样、复杂、善变。一个优秀的妇科内分泌医生善于在繁杂的临床信息中找到疾病的蛛丝马迹,妇科内分泌激素的检测是辅助诊断内分泌疾病的好帮手。女性内分泌激素在中枢神经系统的影响及各靶器官的相互协调作用下,发挥正常生理功能,各器官间激素水平相互调节,相互制约。因此测定性腺轴上各激素的水平,对于妇科内分泌疾病的诊断、疗效观察、预后评估等有重要意义。同时因为女性性腺激素具有周期性特点,在周期的不同时间点监测激素水平,具有不同的临床指导意义。常用的性激素检测有下丘脑促性腺激素释放激素测定、垂体促性腺激素测定、垂体催乳素测定、雌激素测定、孕激素测定、雄激素测定等,每种激素测定具有相应的临床意义。一个合格的妇科医生可以能够选择在合适的时间点去监测多种激素,并利用激素检查结果对疾病做合理的解释。

随着宫颈癌元凶——人乳头状瘤病毒(human papilloma virus, HPV)的揭示,宫颈癌已经成为一个可以预防,可以早期发现,并能早期治疗的疾病。宫颈癌阶梯筛查策略在宫颈癌的防治过程中起了非常重要的作用。随着生物技术的进步,各种筛查手段的使用,使得宫颈癌早诊率越来越高。现阶段我们主要采取细胞学、病毒学筛查－阴道镜检查－宫颈活检的筛查策略。细胞学、病毒学筛查主要应用在体检中,使用特殊的工具,刷取女性宫颈转化区的细胞及分泌物样本,置入特殊固定液中,然后通过对宫颈细胞形态分析、病毒分型以及定量分析,得出细胞学和病毒学的筛查证据。如细胞学和病毒学有异常,则需要进行阴道镜检查,阴道镜是将经醋酸作用后的阴道和宫颈光学放大 10~40 倍,直接观察这些部位的血管形态和上皮结构,以发现与癌变相关的异形血管、异形上皮,并在阴道镜指导下行病变组织活检,提高宫颈病变的确诊率。宫颈疾病筛查能够在早期发现并诊断宫颈疾病,从而减少宫颈癌的的发病,为最终消灭宫颈癌做出巨大贡献。

随着微创观念深入人心,用最小的损伤来解决问题,逐渐成为妇科手术的主流,妇科内镜技术近年有了长足发展。妇科内镜包括宫腔镜和腹腔镜两种。女性子宫是一个空腔器官,经阴道自然腔道可以直接到达宫腔,宫腔镜恰恰是利用这个自然腔道解决子宫内病变,利用水为介质,宫腔镜可以直视下进行宫腔检查,并对病变进行相应处理。腹腔镜则充分利用腹腔这一巨大的空腔,在腹部做一小切口,腹腔内充入二氧化碳气体,将光源和摄像系统置入腹腔,可以直接观察腹腔腔内器官的病变,然后经腹部其余小切口,置入操作器械进行手术操作。原来需要很大切口才能进行的手术,现只需要通过 4~5 个钥匙孔大小的切口就可以完成,这有助于减少患者的损伤,缩短患者术后的恢复时间。现在妇科医生又在微创的道路上更进一步,利用阴道自然通道,进行经自然腔道内镜手术(natural orifice translumenal endoscopic surgery, NOTES),使无瘢痕手术成为现实。

（五）妇科治疗中的人文关怀

小萌的疑问

　　Q：小萌在妇科门诊参观，参加了一场特别的医患交流会，会议的主题是"黄丝带在行动"，黄丝带是啥呢？它又有什么特殊含义呢？

　　A："黄丝带在行动"是由世界子宫内膜异位症公益组织 Worldwide EndoMarch 发起的，针对一类特殊的妇科疾病——子宫内膜异位症的一场医患宣教活动，目的是唤醒社会各界对子宫内膜异位症的关注和重视，并特别呼吁女性群体关爱自身健康。

　　在妇科领域，由于治疗的对象是女性，女性由于自身特殊的生理结构和社会分工，更需要妇科医生更多的关心和爱护，所以存在很多和"黄丝带在行动"类似的公益活动，目的就是在对女性的医疗活动中，更好地体现人文关怀，关注重点不仅是疾病本身，同样也关注患者的心理精神状态。

　　随着生物－心理－社会医学模式逐渐取代了生物医学模式，人文精神在医疗行为中越来越受到重视。世界卫生组织在 1948 年将健康定义为：健康是身体的、精神的健康和社会适应良好的状态，而不仅是没有疾病或不虚弱。在妇科领域，1994 年世界卫生组织将生殖健康正式定义为：在生命所有阶段的生殖过程、功能、系统性良好，并保持身体、心理和社会适应的良好状态，而不仅仅是没有生殖系统疾病或不虚弱。妇科疾病是女性常见病、多发病。女性作为一个特殊的病患群体，具有独特的心理和生理结构，她们心理敏感，心思细腻，同时要追求外在美，保持女性特征，要求保护个人隐私等特点，所以在医疗行为中对于人文关怀的渴望有着更高的需求。在诊疗过程中往往更要求在解除病痛的同时能够减轻损伤，保持外观美丽，以期维持个人魅力和家庭稳定，更好地适应社会。因此，在运用现代科学技术为女性患者诊疗时，不仅要治好病，还要充分考虑到社会文化的作用，努力减少其精神创伤和焦虑，尽可能提高生活质量。

　　在妇科诊治过程中，因为疾患和女性的隐私密切相关，首先需要保护患者隐私，在恰当的时间，恰当的环境进行诊治。同时在制订患者治疗方案时，除了考虑患者疾病本身的特点，还要充分考虑患者诊治疾病以外的需求，综合考虑患者的家庭情况、婚姻状况、夫妻关系，甚至所处环境等，结合患者的需求，和患者商讨最适合的方案。充分尊重患者治疗疾病以外的需求，是我们在诊疗过程中体现人文关怀的重要组成。

二、走进妇科

情景导入

　　今天小萌来到妇科门诊，诊区墙壁上粉色的配色，墙角的绿植，轻柔的音乐，温馨的就诊环境，无不体现对女性同胞的关怀。轻轻敲开带教老师李主任的诊室门，今天小萌要和李老师一起上门诊，了解妇科门诊的基本诊治流程。

　　李老师给小萌介绍，妇科门诊作为妇科诊疗的第一环节，担任着对妇科疾病筛查、诊断及初步治疗的任务。每天会有各种主诉的妇科患者来到门诊寻求帮助，这要求妇科医生通过简洁有效的病史询问，迅速抓住问题的关键，形成诊断印象和处理意见，这很考验医生的沟通能力和处理问题的能力。同时由于妇科疾病的隐私性，在问诊，治疗的过程中要时刻注意保护患者隐私。

　　正说着，这时候分诊台送进来一个脸色苍白的年轻女性，精神萎靡，神情极差，感觉随时都有摔倒的可能。李老师赶忙安排患者坐下后，对患者进行问诊。原来这是一个在校的大学生，今年24岁,这2个月一直是"大姨妈"不走,每天阴道出血,时多时少,因为忙于考研,无暇顾及,今天是在宿舍里晕倒后,才被同学紧急送来妇科门诊。李老师大体了解病史后,测量患者血压及心率,判断患者目前血压心率相对平稳后,进行了进一步的检查。李老师让小萌把患者单独带到隔壁的检查室,在单独的检查室,李老师又仔细询问患者的一些隐私问题,避免了患者当众回答时的尴尬。最后李老师对患者进行了初步处理:检查血常规,血人绒毛膜促性腺激素,B超检查。

很快检查结果出来了,这位患者血红蛋白只有52g/L,血人绒毛膜促性腺激素正常,B超检查提示子宫内膜15mm,回声不均,双层卵巢多囊样改变。李老师看了结果,建议患者收住入院,患者有点犹豫。李老师解释道,患者由于长时间阴道出血,目前处于重度贫血的状态,并且仍有阴道出血,需要进行输血、止血治疗,如果不能快速止血及补充血容量,患者的贫血症状有继续加重的可能和再次晕倒的风险。并且患者子宫B超提示内膜回声不均,不排除有内膜病变的可能,需要住院后进行确诊和治疗。听了这些解释后,患者明白了目前疾病的危险性和治疗的迫切性,同意住院。

给这位患者安排好住院后,李老师对小萌说,在门诊接待患者,一方面需要扎实的医学基本功,另外一方面需要很好的沟通能力,能够从患者的主诉中提取有效的医学信息,并且能够让患者接受并理解你的医学意见,这是很关键的。沟通是一切行动的开端。

月经失调是妇科门诊最常见的病种之一,约占妇科门诊就诊的1/3以上。在妇科学中,月经失调有专门的术语:异常子宫出血(abnormal uterine bleeding,AUB),它是指不符合正常月经周期"四要素"(即月经的频率、规律性、经期长度和出血量)的正常参数范围,并源自子宫腔的出血,并且要排除妊娠和产褥相关的出血,也不包含青春期前和绝经后的阴道出血。所以要求在病史询问时要仔细鉴别,判定出血的时间、规律、量,这是一个烦琐的工作,也是一个抽丝剥茧,寻找线索的过程。

异常子宫出血类型多样,国际上对AUB按照病因分为两大类:器质性疾病及功能性疾病。共分9个亚型,为方便记忆,按英语首字母缩写为"PALM-COEIN",即:P表示子宫内膜息肉(polyp)所致AUB(简称AUB-P)、A表示子宫腺肌病(adenomyosis)所致AUB(简称AUB-A)、L表示子宫肌瘤(leiomyoma)所致AUB(简称AUB-L)、M表示子宫内膜恶变和不典型增生(malignancy and hyperplasia)所致AUB(简称AUB-M)、C表示全身凝血相关疾病(coagulopathy)所致AUB(简称AUB-C)、O表示排卵障碍性(ovulatory dysfunction)AUB(简称AUB-O)、E表示子宫内膜局部异常(endometrial)所致AUB(简称AUB-E)、I表示医源性(iatrogenic)AUB(简称AUB-I)、N表示未分类(not yet classified)的AUB(简称AUB-N)。其中AUB-O即排卵障碍性异常子宫出血最为常见,约占AUB的50%。

对异常子宫出血的治疗,首先是止血,纠正贫血,并且进行相关的检查,如影像学,性激素,凝血功能等,来寻找异常子宫出血的病因。有时为了寻找病因,还需要进行一些侵入性的检查,如宫腔镜、诊刮术等获得子宫内膜,行内膜病理的检查。根据异常子宫出血的病因,如是器质性疾病可能需要采取手术治疗,而对功能性的出血,则可以使用药物进行调节月经周期治疗。

情景导入

今天小萌来到妇科病房,跟随着李主任在病房里巡查,看着妇科医生诊治患者快速、果断,井井有条,处处体现着专业的素质。不禁感叹,一个新手妇科医生经过怎样的训练和培养才能成为一个成熟的妇科医生?李主任介绍到,作为一名新手妇科医生,必须经过住院医生的轮转培养,主治医生历练摔打,副主任医生的进阶深造,最后才能成为一个主任医生。但是千里之行始于足下,万丈高楼起于垒土,只有做好每一天的工作,从点滴做起,一步步积累,最后才能成为一个专业的妇科医生。

小萌和李主任来到前两天门诊收治的大学生小姐姐的房间，小姐姐经过输血及药物止血治疗，现在阴道出血已经停止，贫血的症状得到改善。李主任介绍说，小姐姐半年之前月经规则，近半年由于备考压力大，月经开始紊乱，常常会推迟40多天才会来，并且脸上常常有痤疮等症状，自己并未在意。此次月经来潮后，一直未停止，直到出血导致晕倒后才来治疗，目前经过激素检查提示小姐姐的睾酮水平升高，结合B超检查提示双侧卵巢多囊样改变，考虑小姐姐是由于卵巢排卵功能障碍所致的AUB，可以应用口服激素类药物调整周期，改善高雄激素所导致痤疮等症状。

小姐姐隔壁床位也住着一位因为阴道出血来住院的大妈，出血量比小姐姐少多了，那她为什么要来住院呢？小萌疑惑地询问道。李主任解释道："阴道出血是妇科常见的症状，每个年龄段，因为阴道出血导致的原因常常不一样。在生育年龄，异常阴道出血常常和妊娠，异常子宫出血等相关，而在绝经后阴道出血，需要考虑出血的部位，排除器质性，甚至恶性疾病的可能。"

大妈已经绝经多年，这一次是因为反复阴道出血去门诊就诊，门诊医生对大妈进行了B超检查，B超提示大妈的子宫内膜厚约12mm，并且回声不均，并有血流信号，门诊医生给大妈安排了宫腔镜检查，使用特殊的内镜进入宫腔后，发现子宫内膜厚且脆，并可见到增生的血管，术中刮出内膜送病理检查提示子宫内膜腺癌，大妈这次住院是准备接受手术的。

听着李主任的介绍，小萌心想，原来同样的阴道出血可以有多种原因导致。妇科医生就是在这些临床信息中仔细甄别，寻找疾病的千头万绪，最终找到病因，并提供解决办法。

子宫内膜恶性肿瘤，也称为子宫内膜癌（endometrial cancer，EC），是起源于子宫内膜的恶性肿瘤，好发于中老年女性，尤其是已经绝经的女性。子宫内膜恶性肿瘤是女性生殖系统三大肿瘤之一，其全球发病率占女性新发肿瘤的7%。近些年随着全社会生活水平提高，饮食结构的变化，激素类药物的使用，以及生活方式的改变，老年人群及超重人群所占比例越来越高，同时随着更先进的检查，检测手段的应用，子宫内膜癌的发病率逐年提高，这种现象在全球日益明显。

不规则阴道流血、阴道排液，以及腹痛等，是子宫内膜癌的典型临床表现。早期患者常无典型症状。而对于生育年龄女性，异常阴道出血常常和月经失调相混淆，容易引起漏诊、误诊。当子宫内膜癌发展到晚期时，患者常常有消瘦，盆腹腔肿物等症状，当有其他器官发生转移时，会伴随有转移器官的症状。

B型超声波因其较高的穿透率，同时子宫内膜和子宫肌层之间对比明显，所以经阴道超声检查常常是子宫内膜病变的首选筛查方法。子宫内膜活检是确诊子宫内膜癌的重要方法，病理检查是确诊的金标准。因传统诊刮存在较大概率漏诊，目前大多采用宫腔镜下内膜组织活检。宫腔镜下子宫内膜活检可以大大提高诊断效率，减少漏诊。

子宫内膜癌的治疗是以手术为主的综合治疗，并根据患者年龄、疾病分期、肿瘤临床病理等情况，术后补充放疗和/或化疗。目前对于子宫内膜癌的手术治疗，可以是保留生育能力的保守性手术，如宫腔镜手术，术后使用激素治疗；也可以是全面的分期手术，这需要切除子宫、附件，以及可能转移的淋巴结。随着精准治疗，以人为本等理念的提出，以及一些新技术的应用，如前哨淋巴结显像、肿瘤基因检测等，子宫内膜癌的治疗更趋向于减少手术创伤，进而保留女性生育、生殖功能。

情景导入

今天小萌要参加妇科的科室周会，什么是科室周会呢？李主任介绍说，每周固定时间，全科医生聚在一起，对一些疑难病例进行分析并制订后续治疗方案，在商讨的过程中也会分享国际上对于疾病的最新诊疗理念和临床研究的结果等，这就是科室周会。因为医学是一个需要终生学习的学科,所有医生需要不断更新专业知识,紧跟国内、国际的先进理念、技术及诊疗方案,不断充实自我。对于科室定期组织的专题学习活动,以及举办的英文主题讲座,一定要主动参与,充分调动自我学习的积极性和专注度,因为科室的学习多数是为了年轻医生的培养而量身定做的,主任们会针对某一主题进行深入浅出的分析讲解,不仅关注疾病目前的诊治流程和规范,更着眼于科研方面的推动力,对未来诊疗发展进行展望和期待,这样的学习机会总会令年轻医生受益匪浅。

这次科室周会主要讲解内容是子宫内膜异位症治疗的新进展,主讲人从一例典型的子宫内膜异位症的病例展开,旁征博引,引经据典,并且结合当今最新的临床治疗指南,对该例患者的治疗提出新的见解。讨论阶段,全科医生各自发言,发表见解,偶尔会有小的学术争论。最后科室主任对整个内容进行了总结。

参加了这样一次学术讨论,小萌感觉对子宫内膜异位症有了深入的认识,并且体会到作为医学从业者,必须与时俱进,不断更新自己的知识。医学的进步就是在每一次的学术更新及碰撞中产生的。

子宫内膜异位症是一类比较常见的妇科疾病。该病最早发现于19世纪中期,最常发生在盆腔腹膜、卵巢,也可发生在直肠阴道隔、膀胱等少见位置。这类疾病病因不明,但和雌激素密切相关,所以主要发生在育龄期妇女。由于子宫内膜异位症有较高的复发率,并伴有一定的侵袭性,所以一直是困扰妇科医生的难点。

子宫内膜异位症患者可以没有任何症状,也可以导致生育力低下,或者不同程度的盆腔痛。所以对有不孕且合并长期痛经的患者需要考虑子宫内膜异位症的可能。

腹腔镜是诊断子宫内膜异位症的最佳方法,子宫内膜异位症在腹腔镜下可以有多种表现,可以是散在的腹膜异位病灶,卵巢的子宫内膜异位囊肿,或者严重的器官组织粘连。

对子宫内膜异位症的治疗,我国著名的妇产科学家郎景和院士曾经提出这样一个原则:减少和消除病灶,缓解和解除疼痛,改善和促进生育,减少和避免复发。所以在对子宫内膜异位症的治疗中需要应用多种方法,采取多种手段来达到这样的治疗目的,包括手术、药物、辅助生育等方法。

(冯明明　曹燕　邢燕)

第二节　产　科

视频:产科导引

一、产科概述

(一)产科的定义

小萌的疑问

Q:产科就是医院里常常听到大家说的"生孩子"的概念吗?

A:伴随着产科学的飞速发展、在国家生育政策不断改革的大背景下,产科的范畴早已超越单纯接生孩子这一狭义的释义了。现代产科学是提供系统、规范的优生优育全程服务体系,整合了孕前保健、孕期保健、住院分娩、产后保健、儿童保健等内容。

医学总会带给人们无尽的挑战与思考,它也让我们从本质上更加了解生命、敬畏生命。在医院这座偌大的医学圣殿里,有人遭遇了生活中不曾设想的意外,将生命的句号留在了这里;有人在这里为了生存放手一搏、拼尽全力;有人在这里坦然面对生死,静静地接受命运的安排。尽管医院总是充满了与命运抗争、与疾病对抗的悲伤故事,但在这座白色巨塔的中心,产科却似乎总是这里最特别的一隅,这里的人们经常带着对新生命诞生的期盼和对未来的无限憧憬而来,再带着对生活的无尽遐想和面对未知的无限勇气笑着离开;这里总能让医院变为可以留下苦乐相交,但更多是被快乐和希望填满记忆的地方;这里总是充满着阳光和无限的可能,这里每天孕育着新的生命,培育着未来的希望,承载着无尽的爱意,流淌着涓涓的希望,展现着生命最初美好和善良的样子,展示着生活里平等、祥和的一面。而今天小萌将要走进的便是这样一方阳光、温暖充满着希望,却也需要时刻警惕、争分夺秒、果断应对的高压科室——产科。

知识窗

现代产科学

随着社会的进步、科学的发展,人们对健康和生活质量的要求不断地提高,医学服务模式也不断地发生着变化,从生物医学模式发展为生物-心理-社会医学模式,因此也对现代产科服务提出了更高的要求。现代产科学采用网格化全方位管理机制,打造无缝连接"一条龙"管理体系。从孕前、产时到分娩后,全方位为母婴安全保驾护航。

(二)产科网格化全方位管理机制

小萌的疑问

Q:什么才是现代产科服务模式呢?

A:现代产科服务模式所强调的产科网格化全方位管理机制,是指整合孕前保健、孕期保健、住院分娩、产后保健等内容,提供系统、规范的优生优育全程服务,打造无缝连接"一条龙"管理体系。全方位为母婴安全保驾护航。

1. 孕前科普和孕产期保健 近年研究提出了"胎源学说",形成了人类"健康与疾病发育起源的新概念",生命早期的环境不仅可以决定生理、结构、免疫、代谢和行为学的发育,而且可改变机体的响应模式,影响未来疾病的易感性及非传染性疾病的发生。因此,对于有生育计划的夫妇或是怀孕早期的孕妇及家属,在孕前或漫长孕期的起步阶段即强化科普知识的宣传、科学备孕并进行规范的孕产期保健,可引导他们正确认识妊娠风险、提升自我保健和妊娠风险防范意识,这也是产科网格化全方位管理模式的起点。

在产科门诊,小萌发现产科、妇女保健、儿童保健专家共同参与制订了针对性的孕产妇健康教育材料,利用微信公众号、多媒体渠道、门诊等候区域、病区循环播放宣教视频等多种方式多渠道地广泛开展健康教育与健康促进工作,普及孕育健康知识,使每个孕产妇成为自身健康的第一责任人,积极参与配合医疗保健活动。她们都表示科普文章用诙谐易懂的文字解读专业知识,使她们能够第一时间了解到正确的孕期保健知识、配合医院的妊娠风险分级管理工作,按时建卡规范产检、及时复诊不失访。真正深化了孕产妇与医院的双向沟通机制和管理体系。小萌还参加了一节以"产前检查内容解读、孕期营养体重管理"为主题的孕妇学校课程,主讲老师告诉小萌:科室强化孕妇学校在孕期保健及孕妇管理方面的重要作用,将妊娠风险教育作为孕妇学校开班第一课。设计生育服务咨询室,开展包括儿科、内分泌科、心内科、小儿胸心外科等多学科协作诊疗机制。可综合评估妇女基础健康状况、生育能力和年龄等因素，客观告知妊娠概率和风险，引导广大孕产妇正确认识高龄高危妊娠风险，规范提供孕期指导。小萌也慢慢感受到在产科母婴安全的圆满结局背后是一段漫长、艰辛、需谨慎对待、严格管理、医患互信、全力配合的旅程。

2. 产科建卡及就诊流程 孕 18~20 周孕妇至产科门诊建立大卡（即孕产妇保健手册）是产科门诊重中之重的内容。小萌跟随一位孕 19 周来院建卡的孕妇体验了一次完整的建卡产检过程。随着孕周的不同，胎儿和准妈妈的情况都会出现较大的差异，因此建卡的孕妇在产科门诊首先需由专职医务人员询问怀孕相关情况并录入信息系统，进行孕产妇妊娠风险初评。随后准妈妈进入诊间就诊，由产科医生进行风险复评，开立建卡组套，根据孕妇的不同情况完善相关检查，并预约下次产检时间。

3. 孕产妇妊娠风险评估及动态管理机制 妊娠风险分级为"橙色""红色"和"紫色"的孕产妇作为重点人群纳入高危孕产妇专案管理。专档管理的信息化电子化，实现了对孕产妇妊娠风险进行分级管理，给予个体化诊疗的分级化；实现了根据病情变化，及时调整妊娠风险分级和相应管理措施的风险评估动态化；通过信息化平台转诊孕妇建立绿色通道，远程会诊指导正在不断完善联网转诊信息化。保证高危孕产妇专人专案、全程管理、动态监管、集中救治，确保做到"发现一例、登记一例、报告一例、管理一例、救治一例"。对患有可能危及生命的疾病不宜继续妊娠的孕妇，由副主任医生以上任职资格的医生进行评估和确诊，告知本人继续妊娠的风险，按照以上高危疾病的处理原则提出科学严谨的医学建议。

4. 产前诊断及胎儿疾病治疗技术 产前诊断中心提供包括遗传咨询、医学影像筛查、生化免疫、细胞遗传等产前诊断技术项目，产前筛查主要开展孕中期母血清筛查，筛查以 21 三体为主的胎儿染色体异常和神经管畸形；同时在超声介导下开展各种介入性产前诊断技术，羊水胎儿脱落细胞培养染色体核型分析、经腹穿刺绒毛取材、胎儿脐带血穿刺。同时采用培养法进行胚胎停育绒毛染色体分析，并常规开展外周血淋巴细胞染色体核型分析。分子诊断则针对单基因遗传病进行诊断，包括杜氏进行性肌营养不良基因检测、Y 染色体微缺失、先天性软骨发育不全基因检测、致死性发育不良、*SRY* 对性发育异常的基因检测、软骨发育不良基因检测、苯丙酮尿症基因检测及进行性脊肌萎缩症基因检测等。

产前诊断中心也可能提供遗传咨询、产前咨询服务（图6-2）。遗传咨询的内容涵盖了遗传病的诊断和治疗，预防发病的措施，预后评估，本人、配偶、婚约者以及他们的近亲中发现有遗传性异常者时，指明未来子女可能发病的危险程度（遗传预测），不良基因携带者的检出，产前诊断，结婚、妊娠、生产和婴儿保健的指导，近亲婚姻的危险性，放射性对遗传的影响，亲子鉴定等。

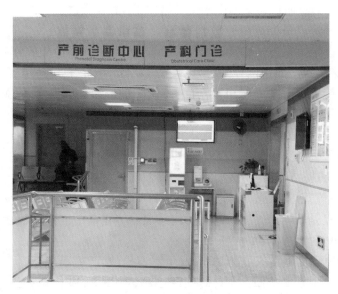

图6-2 产前诊断中心

孕中、晚期胎儿,应用三维超声表面成像技术,可以立体地观察胎儿体表结构,例如面部的唇、鼻、耳和眼睛,头颅的骨缝连接,四肢的姿势、胸腹壁及外生殖器等。应用三维超声透明成像模式,能够突出显示组织结构内部立体特征。最大透明成像显示胎儿高回声的骨质结构,例如脊柱、四肢长骨;最小透明成像则突出显示含液体成分的结构,例如肠腔、膀胱等结构。应用彩色血管成像模式可以观察脐带走行、双胎脐带关系等。高分辨率的三维超声空间 – 时间图像相关技术能够同时观察心脏的2~3个平面,实时观察瓣膜、四腔和大血管的关系,更有助于评价左、右室流出道,并具良好的重复性。随着产前诊断技术的不断发展和日趋成熟,产科逐渐在胎儿宫内疾病的诊断、孕期随访、出生后救治方面形成了一条龙式的完整医疗服务体系。

小萌的疑问

> Q: 在小萌的印象中,一想到生孩子,最经典的镜头就是"产妇满头大汗、被剧烈的产痛折磨的声嘶力竭,一旁的护士或接生婆使劲地喊'用力、再用力'"。因此小萌在参观产房前还做了小小的心理建设,但真正走进产房,小萌看到的却是全然不同的景象,这是为什么呢?
>
> A: 目前国际上围产技术的潮流是回归自然的"人性化分娩""家庭化产房""全程陪伴分娩""镇痛分娩""降低会阴侧切率、保护女性会阴"等一系列促进产妇自然分娩的服务,从而让分娩的操作更科学、产程更顺畅、产妇更轻松、母婴更健康,能更大程度地满足各个产妇及家属的需要。

5. 产时促进自然分娩、推广镇痛分娩 现代化产房里有宽敞明亮的大待产室,每张病床旁都有高度集成的电子信息采集系统、待产室所有产妇的胎心曲线和监测数据都可统一汇总至信息终端供医生和助产师分析。硬件设置以医疗为核心,更突显人文关怀。自由体位分娩、分娩镇痛、危急重孕产妇及新生儿窒息复苏等急救技术也在不断精进。产房鼓励自然分娩,全面开展各种形式镇痛分娩。小萌也同时了解到"无痛分娩"在医学上称为分娩镇痛,它只是阻断了痛觉,并不阻断感觉,整个过程,产妇都是清醒的。分娩镇痛能减少准妈妈分娩时的恐惧和痛苦,让产妇在时间最长的第一产程得到休息,当宫口开全该用力时,因积攒了体力而有足够力量完成分娩。良好的分娩镇痛不仅能有效控制分娩疼痛,还应有助于降低母体和围生期婴儿的死亡率及并发症率。

最让小萌感到惊奇的是通过科学的助产方式,产妇不需要像过去一样一直躺着,什么姿势舒服就怎么生。自由体位分娩就是产妇用最舒适的姿势、最适合的体位分娩。自由体位分娩有坐、蹲、站、躺等几种分娩方式,比如立式分娩受地球重力的吸引,可以减轻产妇的阵痛,胎儿也更容易向下移动,还可以增大骨盆出口。如蹲位分娩,可以使骨盆出口增加28%,甚至可以帮助难产倾向的产妇转为顺产分娩。与传统单一平卧位相比,自由体位降低产妇会阴侧切、宫颈裂伤、会阴Ⅲ度裂伤发生率,减少产妇产后下肢酸麻情况的发生,降低产后出血、新生儿窒息的发生率,增加产妇的舒适度。

目前国际上围产技术的潮流是回归自然的"人性化分娩",国家也将"自然分娩适宜技术的实践与推广"作为工作重点,建立了孕期管理、剖宫产分娩、阴道分娩、分娩并发症、术后并发症以及新生儿情况等系列产科质量管理指标,强调孕期、分娩期、产褥期的延续性服务与管理。

6. 产后康复 康复是妇幼保健工作的重要内容之一。是继婚前保健、孕前保健、孕产期保健之后,生育健康保健服务的延续和完善。

产妇如果产后发生康复不良的情况时,会发生阴道松弛、产后子宫复旧不良、子宫脱垂、产后抑郁、产后肥胖、性冷淡等状况,影响妇女产后的身心健康、正常生活和工作,甚至造成家庭关系紧张,影响孩子的健康成长。在经历怀孕和分娩后,产妇需尽早的接受系统化、规范化的产后康复保健服务,使自己能恢复到健康的身心状态,更好地投入到生活和工作中。

产后康复利用现代科技手段和方法,针对妇女产后这一特殊时期的心理和生理变化进行主动的、系统的康复指导和训练,包括对产妇心理以及产后子宫、阴道、盆底、乳房、形体、内分泌、营养等进行指导和调整,使产妇在分娩后1年内身体和心理得到快速、全面的健康恢复。

开展产褥早期康复,帮助产后乳房疏通,子宫复旧,产后形体塑形(包括腹部、臀部、下肢),产后疲劳恢复,盆底康复治疗等,产科逐渐形成了孕期、分娩期、产褥期一体化的管理模式。并对出院的产妇开展延伸服务,开设母乳喂养咨询门诊、母乳喂养短信平台、产科微信公众号、对特殊产妇提供产后上门访视、每月定期开展社区行活动等。

知识窗

现代产科服务模式

现代产科服务模式强调孕前、孕期、分娩期、产褥期的延续性服务与管理。近年来,除了对产科急危重症综合救治技术不断强化以外,国家将"自然分娩适宜技术的实践与推广"也列为工作重点,要求硬件设置以医疗为核心,更凸显人文关怀。首先在孕前及孕早期阶段,就要提升孕妇妊娠风险防范意识,在全面落实防范行动方面,使每个孕产妇成为自身健康的第一责任人,积极参与配合医疗保健活动,提升自我保健和风险防范意识;医生需通过常规产前检查和评估胎儿健康的技术对胎儿生长发育情况进行跟踪随访;重视胎儿医学－产前诊断及胎儿疾病治疗领域的学科发展,产前诊断中心可提供多种产前诊断服务;在胎儿宫内疾病的诊断、孕期随访、出生后救治方面可形成一条龙式的完整医疗服务体系;随着孕周的推移,产科门诊对高危孕妇进行分级管理,建立风险动态评估制度。实现了对建卡产检孕妇,及时高危预警,专档管理的信息化电子化;实现了对孕产妇妊娠风险进行分级管理,给予个体化诊疗的分级化;在妊娠晚期,产房鼓励自然分娩,全面开展各种形式镇痛分娩;开展产褥早期康复,帮助产后疲劳恢复、乳房疏通,促进子宫复旧,开展产后形体塑形、盆底康复治疗。为出院产妇开设母乳喂养指导门诊,提供延伸服务。

(三)高危孕产妇转诊、急救绿色通道

小萌的疑问

Q:小萌在门诊参观时,曾见证一位凶险性前置胎盘伴出血的孕妇,外地转诊而来,从急诊接诊开始立即为她开辟了多学科抢救绿色通道,各科老师们默契配合、通力合作,从接诊、评估病情、家属知情谈话、送入手术室急诊手术到胎儿平安娩出,总时间不超过30min,请问这样的黄金抢救是如何实现的呢?

A:产科应学科发展和时代要求,建立了危重症救治中心,在诊治难治性产科出血、羊水栓塞、妊娠合并脂肪肝、妊娠期高血压疾病等方面,积累了丰富的救治经验。常年摸索并形成了具有本院特色的重度子痫前期综合救治技术、凶险性前置胎盘围生期诊治技术、妊娠合并心脏病孕产妇的诊疗技术。不断完善母体医学－产科危重症救治技术与高危孕产妇专案管理,针对产后出血、新生儿窒息等孕产妇和新生儿主要死因,制订应急预案,建立抢救程序与完善诊疗规范。每季度开展1~2次专项技能培训和快速反应团队急救演练,提高快速反应和处置能力,制定切实可行的《剖宫产手术紧急程度分级管理制度》,实现了紧急剖宫产30min以内、即刻产房剖宫产5min以内完成。全面为母婴安全保驾护航。

产科经过多年的摸索和经验累积，逐渐形成了系统、有序、规范、全面和先进的妊娠管理模式，尤其以产科危急重症救治、妊娠期高血压疾病管理、早产预防及治疗、高危新生儿管理、胎儿医学为专科特色。在温馨、关怀并以患者为中心的环境中，提供一站式的全方位医疗服务，显著降低了剖宫产率、孕产妇和围生儿死亡率。

针对孕产妇和新生儿主要死因，如羊水栓塞、产后出血、胎盘早剥、重症子痫前期、HELLP［溶血（hemolysis），肝酶升高（elevated liver enzymes），低血小板计数（low platelet）］综合征、妊娠合并心脏病、心功能衰竭、新生儿窒息复苏等，制订应急预案，并逐一建立完善抢救程序与规范。紧急剖宫产自决定手术至胎儿娩出时间（decision to delivery interval，DDI）努力控制在 30min 以内并逐步缩短。每季度开展不少于 1 次专项技能培训和快速反应团队急救演练，寻找不足，持续质量改进，提高快速反应和处置能力。加强产房 5min 紧急剖宫产演练并不断改进流程、加强麻醉科、新生儿科间的沟通配合。针对产后出血、新生儿窒息等孕产妇和新生儿主要死因，制订应急预案，建立抢救程序与完善诊疗规范。建立高危孕产妇救治、转诊等机制，建立多学科急救小组。定期开展安全专题联席会议，梳理在危重孕产妇救治方面存在的管理、技术问题，完善诊疗预案和管理制度，建立孕产妇用血、转运等保障机制，保障产科医生、助产士、新生儿科医生每年至少参加 1 次针对性继续医学教育。完善产科、儿科协作机制，产科与儿科共同确定分娩时机。高危新生儿出生时，新生儿科医生在场抢救。新生儿科、产房设计位置毗邻，并开通急会诊电话，保障新生儿科医生在 5min 内准时到达，帮助抢救新生儿。

为使产科急重症患者及围产儿得到更及时、准确和有效的救治，应全面研究、探讨并制定高危孕产妇管理制度，明确妊娠风险筛查阳性孕妇转诊流程，开辟产科急诊绿色通道、定期加强演练，严抓管理关键环节，加强随访及信息反馈，对急重症患者形成网格化、全方面、产前产时产后全覆盖的高效管理体系：包括如何填写《危急重症孕产妇病史采集单》、如何拨打热线电话、救治绿色通道如何正式启动、院内转运绿色通道流程等。建立快速安全的转诊流程，病情需要转运且具备转运条件的危重孕产妇，保证一步到位，减少转诊次数、缩短转诊时间，为抢救争分夺秒。转出的高危孕妇由转出医疗机构的转出科室人员跟踪监测，以便随时了解病情，利于该患者回相关管辖区时继续监护。同时明确产科危重症救治病区的工作任务及分工。各科高年资主治医生作为重症孕产妇转诊救治平台的人才储备。危重症孕产妇救治与转诊网络领导小组及专家组：以院长为组长，科室主任为副组长，救治小组成员由妇产科、儿科、内科、外科、急诊科、ICU、麻醉科、介入放射及检验等学科的技术骨干组成。区域内危重孕产妇由产科医生负责日常医疗管理，根据专科知识，监测评估母胎状况，对母胎给出妊娠分娩处理方案；患者涉及的专科病情，通过绿色通道紧急会诊相关专家讨论病情，并给出专科指导意见。利用医院建立的医联体及网络平台，建立省、市、县三级危重症孕产妇转诊系统，打通转诊绿色通道。制订"纵横"双向转诊管理办法，包括从基层向上级医疗机构和各科室之间的转诊，完善各项转诊制度、细化转诊流程，保证绿色通道通畅。加强基层妇幼保健机构急救转诊能力培训，定期与管辖范围内医院联系，开展培训及讲座，开展三级考核及危急重症患者抢救流程演练，如妊娠期高血压疾病、凶险性前置胎盘、妊娠期栓塞性疾病等。

已建立产科危重症救治病区（obstetrics intensive care unit，OICU），按照 ICU 的标准，配备完善的设备带、生命体征监护系统、全套的救治设备、床边检查设备，使得危重症孕产妇得到更及时、准确和有效的救治，从根本上保障母儿生命健康。部分医院还专门设置了数字减影血管造影（digital substraction angiography，DSA）手术室，使得凶险性前置胎盘患者及时施行主动脉球囊阻断以及盆腔动脉栓塞的救治得到了保障。产房设置了紧急剖宫产手术室，从决定紧急剖宫产手术到新生儿娩出，已缩短至 10min，有效保证了母婴安全。

（四）产科的亚专科设置

产科的亚专科设置，主要包括生理产科、母体医学、胎儿医学三大方面。生理产科主要涵盖的范围，有孕前期保健、妊娠期管理、分娩期管理、产褥期管理、高危新生儿管理、产后康复、哺乳期保健等；

母体医学则包含产科危急重症救治、妊娠高血压疾病诊治、早产预防及治疗、流产诊治、羊水量异常的管理、ICP 的孕期管理、产科合并内外科疾病的诊治与孕期管理等；胎儿医学则主要注重于遗传咨询、产前筛查、遗传学产前诊断、影像学产前诊断、宫内诊断与治疗、复杂性双胎诊治、出生缺陷的遗传信息管理、新生儿疾病筛查等方面。

二、产科的发展历程

（一）产科内涵的历史演变

传宗接代是地球上各种生物赖以生存与繁衍的重要手段，以使其物种绵延不断，长久存于天地之间，此谓天性。万物如此，人类自然也不例外。早在远古人类便也有孕妇自行分娩并处理婴儿脐带的证据。进入文明社会以后，这种功能及天性逐渐发展成了产科学，开始由医生、助产人员等专业人士指导及处理分娩过程中的相关事宜。而产科学现代化发展过程中的里程碑出现在 16 世纪后，随着麻醉药品的发明和麻醉技术的发展、细菌的发现和抗生素的广泛应用、产科手术的改良精进尤其是1906 年开始改用下腹部横切口的剖宫产手术术式及子宫缝合法的推广，加之现代输血技术的应用，极大程度上降低了围生期及分娩过程中并发症的发生率及母婴死亡率。我国从汉代开始，妇产科便以独立的医学分支存在，称为"女科"。

近年来，我国产科学在母体医学、胎儿医学及普通产科几方面都取得了巨大进步，孕产妇病死率呈明显下降趋势，在广泛学习国外先进理念、经验及技术的基础上，结合我国国情，制订有本国特色的产科规范，促进产科与国际的接轨；同时国内外的产科专家学者也越来越多地参与到世界卫生组织、国际妇产科协会等产科权威机构相应规范的制订工作中去，中国的产科诊治经验和临床循证证据逐渐得到重视并被引入相应的规范修订工作中去。

尽管产科学在我国已经取得了长足的发展并取得了瞩目的成就，但是随着二胎政策的放开，既往高剖宫产率带来的后续效应逐渐显现，产科正在迎来"后剖宫产"时代，随着前次剖宫产史带来的瘢痕妊娠、凶险性前置胎盘、胎盘植入等高危病例迅猛增加；伴随国家生育政策调整接踵而至的，还有经产妇及高龄孕产妇比例的明显增加，推进以产科为核心的多学科协作、推动产前诊断及胎儿医学等的发展，全面提升高危孕产妇管理水平和危急重症救治能力，成为了新时期产科领域的核心命题和全新挑战。

（二）产科的人文关怀

产科门诊不断优化服务流程，提供"一站式"服务，通过建卡预诊门诊，为专卡孕妇提供绿色通道服务，提供生育服务咨询；门诊导医台与产科导医台建立联动渠道，帮助孕妇获得预约服务讯息。产科门诊、产前诊断中心和产科 B 超室的定期例会制度，通过沟通加强各诊疗单元协作。改善信息化管理：优化电子预约系统，提供产科 B 超的检查报告线上查询；丰富候诊大厅的健康教育视频，增加高龄孕产妇健康教育等内容（图 6-3）。

在产房全面推行实时中心胎心监护、"一对一"导乐陪伴分娩、自由体位分娩、分娩镇痛，强化危急重孕产妇诊治及新生儿窒息复苏等急救技术的培训和优化。同时致力于建立分娩风险管理和预警制度，完善相关流程与程序，并进行持续质量改进。加强产程管理，减少孕产妇及新生儿并发症，显著提高阴道分娩率，降低会阴侧切率，禁止无医学指征干预，明确缩宫素、阴道助产技术操作规程，极大程度上减少了阴道分娩中转剖宫产率。重视产程管理和实践，提供系列优质服务，开展产时全程陪伴分娩，通过会阴评分降低会阴侧切率；通过自由分娩体位、无创分娩镇痛、连续硬膜外麻醉分娩镇痛等技术，降低无医学指征剖宫产率。开展产褥早期康复，帮助产后疲劳恢复、乳房疏通，促进子宫复旧，开展产后形体塑形、盆底康复治疗。提供延伸服务，为出院产妇开设母乳喂养咨询门诊、母乳喂养短信平台，产科微信公众号，对特殊产妇提供产后上门访视，每月定期开展社区行活动等。

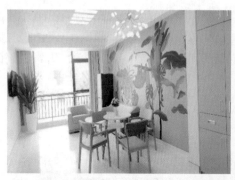
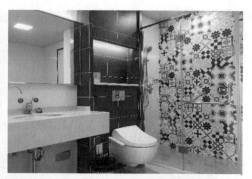

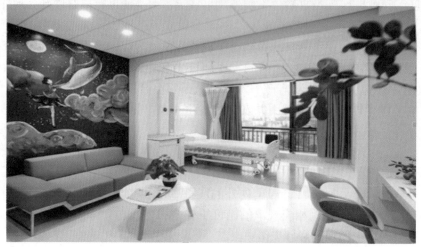

图 6-3　产科病房设施

（三）新时期产科面临的挑战

产科作为医院最高风险的科室之一，承载着对母婴安全的双重职责，随着二胎政策的开放，中国正式进入了后剖宫产时代，高龄产妇、有剖宫产史孕妇再次妊娠的比例明显增高。随之而来的便是产科八类重点高危疾病：妊娠高血压疾病、妊娠合并糖尿病、妊娠合并心脏病、妊娠期肝内胆汁瘀积、前置胎盘、胎盘早剥、胎膜早破、早产发病率有所上升；孕产妇和新生儿主要死因（羊水栓塞、产后出血、胎盘早剥、重症子痫前期、HELLP 综合征、妊娠合并心脏病、心功能衰竭、新生儿窒息复苏等）也日益凸显。

近年来，国家对产科急危重症综合救治技术不断强化，省市级医疗机构建立了多家产科危重症救治中心，不断完善母体医学 – 产科危重症救治技术与高危孕产妇专案管理，针对产后出血、新生儿窒息等孕产妇和新生儿主要死因，制订应急预案，建立抢救程序与完善诊疗规范。每季度开展 1~2 次专项技能培训和快速反应团队急救演练，提高快速反应和处置能力。实现危重孕产妇会诊、接诊和救治的绿色通道，面向基层、边远和欠发达地区提升基层高危孕产妇管理水平和危急重症救治能力。建立危重孕产妇救治紧急情况下的电话、网络远程指导。以便利用信息化手段，提高优质医疗资源可及性。

三、走进产科

情景导入

小萌今天很开心，终于轮到产科门诊学习了，产科门诊在小萌的概念里是一个充满幸福的地方，一个迎接新生命的地方。今日小萌终于有机会亲自感受，她早早就来到了产科门诊。带教的张医生今日上午门诊。对于产科门诊的理解，小萌以为和之前的其他科室一样，就是询问病情，对症处理。来了才发现，原来想错了。产科门诊很大的一部分工作是在孕中晚期的产检，这个当中不仅要对所有孕妇进行孕情询问,而且要核对孕周,测量宫高、腹围,并且在相应的孕周内开出相应的检查,不能有遗漏,特别是一些重要的产前检查,比如筛查宝宝有无畸形的早期胎儿颈后透明层厚度(nuchal translucency, NT)、唐筛、无创DNA、系统B超,这些检查必须及时开立,让孕妇能在指定的孕周内完成检查。张老师告诉小萌,产科不同于其他门诊,孕妇肚子里的宝宝随着时间的推移在慢慢长大,有些检查错过了时间,就不能再补做了。而且不同的孕周,医生需要关注的重点也是不同,检查的结果也是不同的。孕周超过35周除了常规的产检,医生还会让孕妇定时做胎心监护,胎心监护是一种监测胎儿胎心、胎动以及宫缩情况的观察图,产科门诊有专门的检查室进行这项检查,产科门诊的医生不仅要会看结果,也要会绑胎心监护。

短短的一个上午单单是面对一个个孕妇,对其进行体重、血压、宫高、腹围的记录,就已经让小萌觉得疲惫不堪,何况张医生每天面对上百个这样的孕妇,要进行孕情分析,做出相应的指导,而且还有突发情况的孕妇,想想肯定身心压力都很大。小萌正若有所思,这时进来了一位孕妇告诉张医生:她已经孕39+周,第二胎,前一胎是顺产,大宝宝3岁了,早上4点钟开始肚子疼,现在疼的越来越厉害。张医生立马让这位孕妇躺在检查床上,迅速的听了胎心,145次/min,然后让小萌将帘子拉起来,张医生带上检查手套,做了肛查,告诉小萌这个孕妇宫口已经开大到2cm,需要立即让家属办理住院。小萌顿时非常紧张,转运床来了之后,迅速和张医生推着产妇转运至住院部。张医生告诉小萌,前面生过孩子的经产妇,第二次会生的非常快。产科就是一个看起来都很有秩序很有步骤,但总会有突发的紧张情况的科室。需要每个产科医生都能准确判断,当机立断。

孕期保健、产前检查是降低孕产妇死亡率及减少新生儿出生缺陷的重要措施,对母婴健康有重要的意义,也是产科门诊的重要任务之一。这其中包括营养干预措施、对孕产妇及胎儿的评估、预防措施、常见生理症状的干预、提高产前保健利用率和质量的卫生系统干预措施。因此产前检查期间医生需要对孕妇进行高危因素评估;完善各项产前检查,从而有利于孕产妇、胎儿和新生儿健康;也有利于必要的医治、精神治疗和随访。如发现严重胎儿畸形可适时终止妊娠,以免出生缺陷儿的发生,所以正确进行产前检查非常重要。一般来说产前检查应从确诊为早孕开始,首次检查无异常者,应于妊娠20~36周期间每4周检查1次,自妊娠36周起每周检查1次,共做产前检查9次。凡属高危孕妇,应酌情增加产前检查次数。现在都提倡优生优育,所以产检期间提供正确的检查手段和医学建议是降低孕产妇死亡率和围产儿死亡率的关键。

情景导入

小萌跟随着刚刚的孕妇来到了产房。产房是医院里唯一接待新生命的地方,每天都有很多婴儿呱呱坠地,想到这些,小萌的心里激动不已。以前对于生孩子的直观认识还是在电视剧里看到的,总觉得产房应该是一个非常嘈杂的地方,因为生产痛小萌也知道是十级疼痛,电视里的产妇都是疼痛难忍。所以小萌以为产房里孕妇生孩子也和电视上看到的一样,充满着大喊大叫的场景。可是事实上却出乎小萌预料,进到了产房,一切都井然有序,大家都很平静,偶尔有些患者面露痛色,但是也都是可以忍受的。小萌非常不理解,为什么大家生孩子都不痛呢?为什么不是和电视剧场景一样,痛的撕心裂肺呢?产房里的陈老师告诉小萌,因为现在已经普遍开展分娩镇痛,大家不用再忍受分娩时候带来的阵痛,而且分娩镇痛也十分安全,真是现在孕妇阴道分娩的福音。

助产士陈老师跟小萌介绍,小萌看到的待产室是产房的重要一部分,产房的另一部分就是正真的产房,是迎接新生命的地方,也是产妇产后2h休息的地方。小萌换上了洗手衣跟着陈老师进入了后方的产房,第一间产房的孕妇还没有生,助产士老师正在指导孕妇如何使劲。陈老师跟小萌说不要小看这个指导,好多孕妇使劲不科学,反而造成生产不顺利,因此如何帮助孕妇顺利生产是助产士的重要工作。第二个产房在对比之下显得特别安静,只有监护仪器滴滴的声音,小萌探头一看,是一个新手妈妈和宝宝躺在一起,新手妈妈慈爱的看着身旁的宝宝。陈老师说现在提倡母婴同室,早接触早吸吮。因为产后观察的 2h 对于产妇很重要,对于新生儿也很重要。

小萌经过这一下午的学习,对产房有了更直观的认识。现在生孩子可以不痛了,生完之后宝宝和妈妈就已经开始紧密不离了。

分娩疼痛是绝大部分女性一生中经历的最剧烈的疼痛。然而,随着医学技术的进步,分娩镇痛已经得到开展。产科麻醉及分娩镇痛是当代产科热议的话题,国内外均有大量的研究及临床实践。分娩会导致孕妇明显疼痛,区域镇痛及麻醉包括硬膜外阻滞和蛛网膜下隙阻滞,该类方法适合分娩镇痛和剖宫产手术麻醉。分娩过程中,使用区域阻滞技术镇痛,效果确切,且产妇和新生儿不良反应少见。区域镇痛阻滞没有绝对禁忌证,除非患者拒绝;其相对禁忌证是凝血功能障碍。区域阻滞可能导致脊髓或硬膜外血肿形成,但是发生的概率极低。镇痛后会有一部分产妇发热,但与感染无关。而且 META 分析报道显示使用区域阻滞镇痛对产程的影响,可能会延长第二产程约 13.66min,但对胎儿和新生儿没有负面影响。所以在产程任何阶段使用硬膜外镇痛并不会增加剖宫产率,但是硬膜外镇痛会增加阴道分娩助产率。

分娩镇痛可以降低产妇应激反应,让准妈妈们不再经历疼痛折磨,减少分娩时的恐惧和产后的疲倦;在时间最长的第一产程得到休息,当宫口开全时,因积攒了体力而有足够力气完成分娩;减少不必要的耗氧量,防止母婴代谢性酸中毒的发生;避免子宫胎盘血流减少,改善胎儿氧合状态。

中国社会科学院专家李银河就说过:"产妇分娩是否痛苦,反映了一个社会的文明程度。为产妇减轻痛苦,是对生命个体的尊重,也反映了一种生育文明。"总之,分娩镇痛让生孩子也变得很"优雅"。

(殷婷婷 邢 燕)

第三节 生殖医学

今天小萌要参观的是生殖医学中心,她脑海里脑补着医生往试管里狂加营养液,然后从试管里陆陆续续爬出一个个白白胖胖的小婴儿的画面(图 6-4)。真相到底是什么呢? 其实辅助生殖技术只是生殖医学中的一个环节,生殖医学学科包含了妇产科学、男科学、胚胎学、遗传学、伦理学等多个学科,是研究人类早期的生命活动,帮助不孕不育夫妇获得孩子,让家庭圆满、子代健康、社会和谐,人类得以有序繁衍的造福工程。

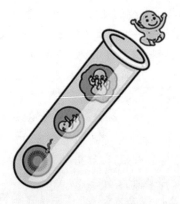

图 6-4 辅助生殖技术

一、生殖医学概述

小萌的疑问

Q：辅助生殖技术是不是就是我们常说的试管婴儿？

A：2010 年，Robert·Edwards 获得了诺贝尔医学奖，标志着辅助生殖技术经过漫长的发展历程已经走向成熟。如今它已经发展到了不惑之年，全球诞生的试管婴儿早已超过 500 万名。但生殖医学作为一门新型学科，对于医学生来讲还是非常神秘而陌生的。它包括我们常说的人工授精、体外受精以及相关衍生技术。

（一）辅助生殖技术的概念

从神农尝百草开始，医学几乎伴随了人类的整个历史。繁衍是生命本质的基本形式。人类对"我是谁？我从哪里来？"的问题追究了几千年。随着基础科学的进展，人们对生命诞生的奥秘充满了好奇。经过 100 多年，从研究低等生物，到哺乳动物，再到人类，通过不懈的探索和实践，1978 年在英国才诞生了世界上第一例试管婴儿 Louis Browm，10 年后的 1988 年中国大陆第一例试管婴儿诞生，拉开了中国生殖医学发展的帷幕。生殖医学乘着科技信息全球化的东风，在生命科学领域蓬勃发展，展现了令人振奋的前景。经过 30 年的飞速发展，中国现在每年的试管婴儿助孕周期数超过 80 万个，已成为世界辅助生殖技术的大国。不仅如此，我国辅助生殖技术的水平已达到世界先进水平，在某些领域还发挥着领跑的作用。

从女性卵巢内取出卵子，同时男方取精，精液经过洗涤后，将精卵放在特殊的培养基中，以其自然结合；或者将单个精子注射到卵细胞中，使卵子受精，形成胚胎，然后再植入母体子宫内孕育成胎儿的过程，人们称之为"试管婴儿"，也就是常说的辅助生殖技术（assisted reproductive technology，ART）。辅助生殖技术的标准定义是指采用医疗辅助手段，将配子（精子和卵子）和胚胎在体外操作。它主要包括人工授精、体外受精胚胎移植术（in vitro fertilization and embryo transfer，IVF-ET）、卵胞浆内单精子注射（intracytoplasmic sperm injection，ICSI）、胚胎植入前遗传学诊断（preimplantation genetic diagnosis，PGD）、卵子体外成熟（in vitro maturation，IVM）等衍生技术。

（二）生殖中心布局——小格局，大智慧

站在现代生命科学技术前沿的生殖医学，着力于帮助患者夫妇获得健康的孩子，在"试管"里"制造"生命。来生殖中心就诊的夫妇，大多因为多年的不孕不育，身心都遭受巨大的创伤。生殖中心不仅要对不孕夫妇检查病因，选择合适的助孕方案，更要对他们倍加体贴，以温暖的人文关怀，解除他们的恐惧、羞耻、愤怒、忧郁的心理问题。生殖中心还更加提倡科普宣教，有的夫妇经过咨询，改善了生活方式，就自然怀孕了。所以生殖中心不仅是治疗疾病，还是治"心"。现代的生殖中心建设也面临信息化、网络化及人工智能带来的各种便利与挑战，为不孕夫妇营造良好的就诊环境和舒适高效的就诊体验。

生殖中心提供不孕不育门诊、各项检查、遗传咨询、手术治疗、诱导排卵、生活方式咨询等相关配套服务。生殖中心根据空间的私密性和净化要求分为门诊区和 ART 治疗区两大部分。由妇科和男科门诊区、检验区、超声检查区、人工授精区和体外受精区组成。大多数生殖中心按照人性化、便捷、温馨、舒适的原则进行设计和功能划分。为了保护不孕不育夫妇的隐私，生殖中心门诊提供一对一的就诊环境，即一位医生每次只接待一对夫妇共同就诊。男科诊室和妇科分开，区域相对独立私密。生殖中心还有配套的抽血处、检验室、超声室和档案室等，提供各种全面的检验、超声、咨询、宣教、会诊等服务，其提供的服务基本上满足不孕不育夫妇就诊的所有要求，不需要辗转奔波。ART 治疗区包括

人工授精实验室和体外受精实验室,这个区域对洁净要求更高。体外受精实验室包括取卵室,胚胎室和胚胎移植室。其中胚胎室作为最核心的部分,需要设计空气层流净化,要求比手术室还要高。

小萌的疑问

> Q: 生殖中心的胚胎室总是大门紧闭,感觉特别神秘,里面究竟是什么样子的?
>
> A: 胚胎实验室是生殖中心的重点区域,是最核心、最神秘、最温暖的生命腹地。里面的空气净化清洁要求很高,必须达到医疗场所Ⅰ类标准,保证对精子、卵母细胞和胚胎的操作尽量接近母体的自然环境,使胚胎宝宝在培养箱里的几天里茁壮健康的成长。

来到生殖胚胎室,这里静静伫立着许多粉白相间的"小孵箱",里面住着胚胎宝宝们。

胚胎室的整体环境以精子、卵子和胚胎为中心的理念进行设计,空气是经过高效层流过滤装置净化,且温度恒定在25℃,相对湿度保持在50%左右,有很多的培养箱,保持在温度37℃,5%的二氧化碳,5%的氧气,操作台维持恒温,处处就像母亲的输卵管和子宫,为胚胎体外操作提供温暖舒适的环境。

进入胚胎室的人员是严格控制的,只有胚胎师才能准许进入,之前还要经过严格的更衣、洗手、风淋和消毒,不能将灰尘杂质带入胚胎室,环境清洁温馨的就像妈妈的怀抱。鉴于精卵和胚胎的珍贵,胚胎室各种设施都是进行特殊装备的。与胚胎亲密接触的各种培养液、培养皿等耗材均需经过严格的质量检测及严格的胚胎毒性试验,保证胚胎培养过程的安全和高效。胚胎室的各项工作步骤繁多,包括精子处理、捡卵、授精、胚胎观察、胚胎冷冻复苏、胚胎移植和卵胞质内单精子注射等。

每一个显微镜下的细微操作对胚胎发育潜力都有着至关重要的影响,因此胚胎室还需要有先进的管理和标准化的操作流程来保证高质量的良性运作。同时,为了应对突发事件,胚胎室还具有风险管理系统和详细的应急措施,使胚胎室在任何情况下都能保证精卵和胚胎的安全。胚胎实验室是生殖医学中心试管婴儿成功率稳定的基石,患者虽然可能见不到里面的工作人员,但是每一位胚胎师都在默默努力呵护着小小的生命,力求做到最好,不负患者夫妇和宝宝的生命之托。

(三)辅助生殖的诊疗流程——谈谈不孕的那些事儿

小萌的疑问

> Q: 什么样的患者需要辅助生殖技术,可以自己选择某种辅助生殖技术吗? 尤其是植入前遗传学筛查技术,听起来十分神奇,是不是可以应用这种技术进行性别选择,或是利用这种技术筛查所有的疾病吗? 比如高血压?
>
> A: 辅助生殖技术不同于手机或电脑,一代比一代更新进步,各种技术的适应证不同,需要"对症下药"。植入前遗传学检测技术虽然可以鉴别性别,但是法律上严格规定,禁止非医学指征的性别鉴定,滥用该项技术会导致人为的性别比失调,是违背伦理的。有一些疾病,如高血压、糖尿病等,是一种由遗传和环境互相作用的多基因复杂性疾病,无法通过PGT筛除。植入前遗传学检测技术仅能筛除已知的染色体异常及单基因疾病,不能解决所有的遗传病。

自然生育是一件美好、崇高、理性的事情,而辅助生殖技术只适合那些不能自然孕育孩子的不孕症夫妇。如果有医学方面的理由,才会考虑人工助孕,必须具有适应证,医生才会建议患者进行辅助生殖的治疗。

小萌的疑问

Q：生殖中心门诊接待这么多不孕不育的患者，什么样的人才算不孕不育呢？

A：目前国内和世界卫生组织（World Health Organization, WHO）对不孕症的定义，是指一对配偶有正常性生活未避孕至少12个月而未孕者，通常在女性称为不孕症，在男性则称为不育症。既往从未怀孕过的夫妇称为原发性不孕，过去有过怀孕史则为继发性不孕。不孕不育是生殖健康领域的常见问题之一，据统计发病率约占育龄夫妇的10%~15%。

当一对夫妇符合不孕不育症的标准来生殖中心初诊时，我们建立的病因初筛的路径，可以帮助这对夫妇找到不孕不育的原因。

1. 第一步：男性精液检查　精液检查简单、价廉、无创，所以作为夫妇的第一线的初筛，评估男性生育力情况。精液常规检查包括精液分析、精子形态学及精子DNA碎片等指数，是判断精子质量是否具有生育力的重要临床标准（表6-1）。

表6-1　WHO精液常规分析指标及参考值范围（2010年，第5版）

参数	参考低值
精液体积	1.5（1.4~1.7）ml
精子总数	39（33~46）$\times 10^6$/次
精子密度	15（12~16）$\times 10^6$/ml
总活力（前向运动＋非前向运动）	40（38~42）%
前向运动（forward motion PR）	32（31~34）%
存活率（存活的精子占一滴精液的比例）	58（55~63）%
精子形态（正常形态比率）	4（3~4）%

2. 第二步：妇科盆腔检查　通过仔细的妇科检查，医生可以了解子宫的大小、位置、质地、活动度，子宫骶韧带根部有无触痛结节，双侧附件有无异常包块和压痛。如果发现盆腔的异常体征，结合临床症状，可以进一步判断盆腔因素原因的不孕症，如发现子宫骶韧带有触痛和结节，怀疑有盆腔子宫内膜异位症者（图6-5），一般还需要通过腹腔镜检查明确诊断。

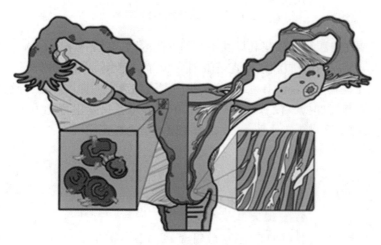

图6-5　子宫内膜异位症

3. 第三步：排卵监测 常用的监测排卵方法有基础体温（basal body temperature，BBT）测定、阴道B超监测排卵、血清性激素测定等。BBT是一种简单监测有无排卵的方法，女性只需在家靠一支体温计就可完成。每天标记早晨的基础体温数值，制成图表，排卵后基础体温会上升0.3~0.5℃，可以回顾性观察是否有排卵，以及黄体期是否达到12~14h。BBT双相型提示有排卵，单相型则无排卵。

阴道B型超声动态监测卵泡的发育及排卵，是观察排卵的可靠方法。可以了解子宫及卵巢的基本形态，测定卵巢内的小窦卵泡计数，以评估卵巢储备功能；可以动态监测排卵，观察卵泡是否能够成熟，达到直径18mm以上；子宫内膜是否能随着排卵发生变化，有足够的厚度接受胚胎的孕育。

对于排卵不良和无排卵的不孕女性，可进行血清性激素测定。因为排卵后血中的孕激素水平会上升，此时测血清孕酮（progesterone，P）水平是确定有无排卵的金标准。如果想了解卵巢的基本状态，一般选择在月经第2~3d，测定血清促卵泡激素（follicle-stimulating hormone，FSH）、促黄体生成素（luteinizing hormone，LH）、雌二醇（estradiol，E_2）的基础值，以及催乳素（prolactin，PRL）、睾酮（testosterone，T）的水平。

4. 第四步：输卵管通畅度试验 子宫输卵管造影（hysterosalpingography，HSG）是推荐常用的输卵管通畅度的检查方法。通过导管向宫腔内注入造影剂，在X线透视下观察造影剂通过宫腔及输卵管的情况——是否能均匀分布于盆腔内，以了解宫腔形态和输卵管是否通畅（图6-6），准确率可达80%。

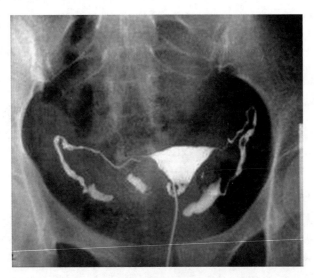

图6-6 输卵管造影

对有的患者，需要在腹腔镜下观察和诊断不孕的盆腔因素，在直视下进行输卵管通液检查更为直观，其准确率达90%~95%。由于腹腔镜检查是微创手术，费用较高，不作为常规一线的筛查手段。

如果完成了以上四步初筛，都没有发现问题，我们把这称为不明原因不孕。这其实并不意味着没有原因，而是说目前有意义的检查没有发现病因，其中部分患者只是生育能力偏低，偶然可以自行怀孕。有的夫妇需要通过试管婴儿体外受精技术，来发现不孕的真正原因。

知识窗

不孕的病因分类

不孕的病因主要包括女性排卵障碍、盆腔因素、男性因素和不明原因不孕四种。

（四）体外受精还有相关的衍生技术

1. 卵胞浆内单精子注射（intracytoplasmic sperm injection，ICSI）　ICSI 技术是借助于显微操作系统，用特殊的固定针固定卵细胞，再用特制的穿刺针抓取精子后，将精子注射到卵子胞质内使其受精的过程（图 6-7）。主要适用于男性精子数量过少，或其他原因的精子受精障碍。

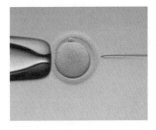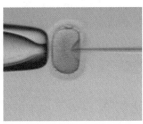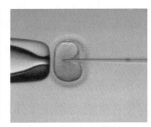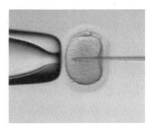

图 6-7　ICSI 过程

世界首例 ICSI 试管婴儿也于 1992 年诞生于比利时的首都布鲁塞尔。Palermo 教授及团队的相关文章发表在著名杂志《柳叶刀》上，成为生殖医学研究史上的又一个里程碑。在中国大陆，第一例 ICSI 试管婴儿于 1996 年在广州中山大学第一附属医院诞生，由庄广伦教授团队完成。目前，ICSI 技术已是男性不育的重要助孕手段。

2. 植入前遗传学诊断（preimplantation genetic testing，PGT）　是辅助生殖技术和现代分子遗传学诊断技术的结合体。该技术是指在胚胎移植之前，取胚胎的部分细胞进行遗传学检测分析，选择健康的胚胎进行移植，从而避免了有遗传病或者染色体异常的胎儿诞生。该技术主要应用于单基因性疾病、染色体病和非整倍体的筛查。1989 年英国的 Handyside 最先将 PGD 技术应用于临床，并于 1990 年获得健康婴儿，开创了更早产前诊断的新时代。1999 年中山大学附属第一医院生殖中心成功诞生我国第一例 PGT 技术的试管婴儿。此后，随着高通量测序以及二代测序等技术在临床的应用，PGT 技术得到更大的提高，能够阻断更多染色体异常以及单基因病的患者通过生育下传给孩子，减少出生缺陷的发生。但是 PGT 技术与 ICSI 技术最大的特点就是人为干预了受精的自然选择过程，这些孩子需要更密切及全面的随访来证实这项技术的安全性。目前 PGT 作为辅助生殖技术领域前沿的技术之一，备受关注。

各项技术适应证见表 6-2。

表 6-2　IVF-ET、ICSI、PGT 的适应证

项目	适应证
IVF-ET	1. 输卵管梗阻，精子和卵子在体内不能自然结合
	2. 不明原因不孕，患者通过人工授精等治疗未能怀孕
	3. 中、重度子宫内膜异位症伴不孕
	4. 多次常规促排卵治疗后没有成熟卵泡生长
	5. 男方的轻度的少弱精子症
ICSI	1. 男方重度少弱精者，精子数量和质量达不到做人工授精的指标
	2. 由于男性梗阻性无精子症需要经睾丸或附睾取精者
	3. 既往 IVF-ET 常规受精失败，或低受精率者
	4. 需要做胚胎遗传学诊断（PGD）的夫妇，因为不能有其他精子的染色体和基因污染，影响结果
	5. 精子顶体异常
PGT	1. 单基因相关遗传病
	2. 性连锁遗传病
	3. 染色体数目和结构异常
	4. 既往多次流产，绒毛染色体提示异常
	5. 反复多次种植胚胎未孕

二、辅助生殖技术的发展历程

（一）辅助生殖技术发展历史

1785 年英国 John hunter 将一位尿道下裂男性的精液注入到其妻子的阴道内，成功地解决了他们的生育问题。采用的技术就是人工授精，现在的人工授精技术是将处理过的精子注射到女性的宫腔里，可以解决部分不孕夫妇的生育问题，辅助生殖技术将性和生育的概念分离开，帮助人类的繁衍。试管婴儿的全称叫做体外授精胚胎移植术（in vitro fertilization and embryo transfer, IVF-ET），将卵母细胞和精子在体外培养液中使其形成受精卵，继而发育成胚胎后，将其移植入女性子宫内。常规 IVF-ET 技术主要用于解决女方因素所致的不孕症患者。

1959 年，美籍华人张明觉先生成功地在体外活化精子，完成了兔子的体外受精试验，移植至兔子的输卵管内，成功诞生了幼兔。1978 年 7 月，在英国的 Edwards 博士和 Steptoe 医生的共同努力下，英国诞生了世界上第一例试管婴儿，开启了人类辅助生殖技术发展的新纪元。中国大陆首例试管婴儿于 1988 年在北京大学第三医院诞生。一位甘肃的妇女因为输卵管阻塞千里迢迢来到北京大学第三医院求子，张丽珠教授和其同行们艰难探索，帮助她完成了当母亲的愿望，这对夫妇为了感谢张老，将生下来的孩子起名郑萌珠，"萌"是萌芽的意思，"珠"是为了表达对张丽珠教授的感激。2018 年，中国大陆首例试管婴儿也已"三十而立"了，如今郑萌珠也回到了"创造"自己的北京大学第三医院工作。并通过自然受孕于 2019 年 4 月在北京大学第三医院分娩了一名可爱的健康男婴。郑萌珠的自然受孕和顺利分娩，再次证实了试管婴儿完全可以顺利繁衍后代。目前，中国大陆已经有五百个生殖医学中心能够开展 IVF-ET，技术水平进入国际先进行列。

（二）走向何方

小萌的疑问

Q：生殖医学只有辅助生殖这些技术吗？

A：随着生殖生物学基础学科及分子生物学的飞速发展，新的辅助生殖技术的发展突飞猛进。生殖医学是一门涉及医学、遗传、伦理、社会学等多学科的综合学科。

1. 冷冻保存技术　冷冻保存技术在辅助生殖技术中起着关键性作用。卵母细胞冷冻可以理解为利用低温技术将卵母细胞冷冻起来，达到"保鲜"的目的。有些年轻的女性患了恶性肿瘤，需要放疗或化疗，对于卵巢和卵母细胞具有不可逆的伤害。现代医疗技术使许多肿瘤患者的生存期延长，在治愈以后还想生育自己的宝宝。生育力保护技术，就是将这些女性的卵母细胞、胚胎，或卵巢组织，放到 -196℃的液氮里保存，等待未来使用的时候，复苏后进行体外受精，又可以实现做妈妈的愿望了。1989 年人类已经研究出玻璃化冷冻技术，显著提高了复苏后卵母细胞的存活率。2004 年意大利诞生了世界首例"三冻"试管婴儿，"三冻"试管婴儿经历了冻卵、冻精、冻胚胎，最后胚胎解冻后移植入母体子宫后发育成胎儿，顺利分娩。其后不久，2006 年 1 月我国首例、国际第二例"三冻"试管婴儿在北京大学第三医院诞生。

2. 生殖工程和干细胞研究　随着生殖医学工程技术的发展，无性生殖、单性生殖以及胚胎切割克隆等技术的成功已不是梦想。各种多能性的干细胞已经被用来对生殖障碍的患者进行实验性临床研究。干细胞治疗就像枯木逢春，涸鱼得水，给重度宫腔粘连及卵巢功能减退患者带来福音。

3. 生殖医学的安全监督体系　回顾人类辅助生殖技术 40 余年的发展历程，每项技术的突破都是建立在科学技术高速发展的基础之上。每项技术的新突破都给不孕夫妇带来新的希望。但每一项新技术必须要经过严格的安全性和有效性验证，以保证人类物种的安全。现有的人类辅助生殖技术和生殖工程技术并不能解决所有不孕不育的问题，人类辅助生殖技术的实施要保证安全规范，保护广大患者的利益和子代的权益，我们还要对人工助孕的后代进行长期的随访、观察和安全性研究，加强技术和伦理的监管，建立一个高效、安全的人类辅助生殖技术临床应用体系。

三、走进生殖中心

情景导入

　　小萌今天的任务是来看生殖中心的遗传咨询门诊，8点钟小萌准时到达门诊，带教的吴主任早已经开始接待患者了。她轻轻推开诊室的房门，吴主任正在详细的询问患者的病情，仔细的研究报告单。小萌轻轻地坐在主任旁边。现在接诊的是一对有反复流产病史的夫妇，二人满面愁容，看吴主任的眼神中充满着期待。吴主任温柔的对他们说："你们前面反复流产三次，夫妻双方染色体检查的结果发现女方染色体异常，这可能是你们反复流产的原因，你们可以继续尝试自然怀孕，也可以采用第三代试管婴儿，就是胚胎植入前遗传学诊断技术，在体外对胚胎进行遗传学诊断，确定正常后再将胚胎植入子宫"，听到吴主任的建议，女方的眼睛猛地一亮，似乎看到了希望，她试探性的问了句："我实在不想冒着再次流产的风险去自己尝试怀孕了，我做第三代试管婴儿成功的概率大吗？"吴主任看着他们期待的眼神，继续耐心而细致的给他们解释，温柔的话语声，将希望播进他们的心田。看着他们满怀希望的离开，一扫刚来时的黯然。

　　专业的辅助生殖临床医生不仅仅是妇科医生，还要有扎实的内分泌知识，更要充分了解辅助生殖的实验室技术。对于每一位来生殖中心就诊的患者，生殖科的医生要做的包括详细询问病史，做必要的体格检查，开具有针对性的检查单（比如输卵管造影、阴道超声、血清激素水平检测、精子质量检测）等，还要通过以上的所有结果，与患者一起商量出一套适合他们的治疗方案。

　　一般来说，女性原因引起的不孕不育主要可能是排卵异常、输卵管异常、子宫异常、阴道异常，或者还有免疫性不孕。而男性不孕主要是精子原因引起的。一名优秀的辅助生殖医生需要通过各种检查来明确不孕原因，制订个体化方案。而不同于普通的妇科内分泌医生或者泌尿科医生，成功的辅助生殖一般是有两步，第一是临床，第二是实验室，比如配子筛选、精卵结合、胚胎孵育等。辅助生殖科室的实验室水平也是生殖科水平的重要体现。

　　生育是一件奇妙而复杂的事情，牵扯到方方面面，生殖医生在辅助生殖的道路上不断求索，希望个体化治疗的方案能给每一个患者带去"好孕"。

情景导入

　　门诊结束后，一对夫妇带着他们刚满月的小宝宝来看望吴主任，感谢她为他们家庭带来一个健康可爱的宝贝。吴主任告诉小萌："这对夫妇是α地中海贫血基因的携带者，他们的孩子有1/4概率是重度地中海贫血。他们非常不幸，3次怀孕的羊水穿刺都提示胎儿患有重度地中海贫血，无奈只能引产。为了逃脱厄运，他们选择第三代试管婴儿，这个孩子就是经过筛选的健康胚胎。目前，我国的胚胎植入前遗传学诊断技术不断进步，用于选择正常或是不致病的胚胎，帮助许多家庭获得健康的孩子"。小萌看着这对夫妇感激的神情和吴主任欣慰的笑容，心生感慨。这一上午的时间，小萌从医患对话间听出了患者的犹豫，无助和脆弱，看着患者满面愁容的推门进来，又满怀希冀的走出去。小萌若有所思：生殖中心像是社会的一个小缩影，每一对不孕夫妇都是一张张难度不同的试卷，有高龄失独的，有反复流产的，也有生育过患有严重遗传性疾病的患儿的……生殖中心的医生用他们扎实的专业基础，细心的帮助患者夫妇找到病因，通过温柔耐心的沟通，减少患者夫妇焦虑和压力，和患者夫妇一起讨论合适的治疗方案，共同迎来新生命的诞生。

辅助生殖医生在外界看来是在按流程进行指导，但是患者多种多样，不孕原因也多种多样，个体化的辅助生殖策略非常重要，而在这当中，对生殖科医生要求更为严苛的是与患者的沟通和心理疏导。生殖中心就诊的患者往往都是已经四处求医，身心焦虑了，对于生殖科的医生来说如何能在短时间内制订合适的诊疗方案，且获取患者的信任和配合极为重要。

一个优秀的生殖医生会根据相关检查明确患者夫妇生育困难的原因，能够根据患者的需要，制订个体化的治疗方案。譬如子宫腔粘连、巨大的子宫腺肌瘤等原因，医生可能会建议通过手术解决问题。对于多囊卵巢综合征或是排卵障碍的患者，医生会建议通过药物促排卵，帮助卵子排出，增加怀孕的概率。那么对于输卵管梗阻、男方严重的少弱精子症等情况，临床医生就需要拿起高端武器，就是"体外受精技术"来帮助他们了。医生会根据患者的具体情况制订促排卵计划，开出的药物由护士或护士指导患者自行注射，通过定期检查卵泡发育情况，当满足要求时就可以来医院取卵了。生命之旅就将从这扇大门开启，在取卵手术间准妈妈接受静脉麻醉，卵子在超声引导下被取出，开始了它孕育征程的第一步。男士在宽敞明亮安静的取精室，将精子排出体外，由传递窗交于医护人员，精子和卵子会被送到胚胎实验室，精子卵子会在这里完成结合，变成可爱的胚胎，胚胎实验室配有先进的设备，还可以通过细胞质内单精子注射技术，帮助遇到困难的卵子、精子结合成受精卵。经过3~5d的体外培养，受精卵回到妈妈的子宫，开始生命的孕育。如果方案的原因或准妈妈身体不适，暂时无法完成胚胎移植。可以将胚胎宝宝进行冷冻保存，液氮的低温环境会对他们进行保护。曾经有个冷冻10年的胚胎，也成功解冻种植回妈妈的子宫内，帮助这个妈妈实现了二胎的愿望。

（王 琳　邢 燕）

第七章　儿科诊疗单元

视频：儿科导引

第一节　儿科概述

小萌的疑问

　　Q：儿科学是临床医学范畴中的二级学科。研究对象是自胚胎期至青春期的儿童,那儿科主要就是研究这些时期小儿疾病的发展和治疗的吗?

　　A：儿科学的宗旨是保障儿童健康,提高生命质量,所以儿科不仅关注儿童的疾病,还关注儿童的生长发育、疾病预防等,要从"以疾病治疗为中心"向"以促进健康为中心"的转变,可以说儿童健康是我们国家"健康中国战略"的基石。儿科的范围还是非常广的。

一、儿科学研究的内容和任务

1. 儿科学研究内容　分为以下四个方面。

（1）研究儿童生长发育的规律及其影响因素,不断提高儿童的体格、智能发育水平和社会适应性能力。

（2）研究儿童时期各种疾病的发生、发展规律以及临床诊断和治疗的理论和技术,不断降低疾病的发生率和死亡率,提高疾病的治愈率。

（3）研究各种疾病的预防措施,包括免疫接种、先天性遗传性疾病的筛查、科学知识普及教育等,这是现代儿科学最具有发展潜力的方面,将会占据越来越重要的地位。

（4）研究儿童中各种疾病的康复可能性以及具体方法,尽可能地帮助这些患儿提高他们的生活质量乃至完全恢复健康。

2. 儿科学的任务　儿科学长远的任务是以"健康的儿童,人类的未来"为出发点,我国政府制定了《中国儿童发展纲要(2011—2020年)》作为近十年的儿童发展行动纲领,并在此基础上进一步制订新的儿童保健医疗措施,为提高中华民族下一代的健康水平而努力。

（1）优化生育,重视孕前及产前保健,减少先天性畸形和智力低下,降低新生儿死亡率,都是极其重要的妇幼卫生项目。儿童保健工作包括围生期保健,新生儿与婴儿保健及托儿所、幼儿园与小学、中学生的保健工作,建立三级保健网,对每一名小儿进行系统管理。"预防为主"的卫生方针对儿科工作特别重要,只要防护得当,容易达到事半功倍的效果。

（2）儿童营养学是儿科学的一个重要部分,对广大儿童的生长发育给予物质上的保证。

（3）对小儿传染病、寄生虫病的科研与预防措施的实施,在我国已有很多成绩,尚需进一步深入开展和巩固。

（4）随着研究小儿心理和精神发育的发育行为学的开展,足以促进婴幼儿智能的迅速成长,更可保护青少年度过心理变化最多的时期,应予以足够的重视。

（5）临床医护人员进行早诊、早治,提高治病的疗效,防止疾病的蔓延,也是预防工作的重要环节。

二、儿科学研究的范围

小萌的疑问

Q：儿科服务对象是不是就是儿科学研究的对象呢？

A：儿科服务对象一般是指能够直接带到临床来就诊的儿童,一般指出生后到青春期这个阶段的儿童（图7-1）。儿科学研究的范围要大于儿科门诊服务的对象,从一个受精卵开始直到青春期都是儿科学研究的范围。

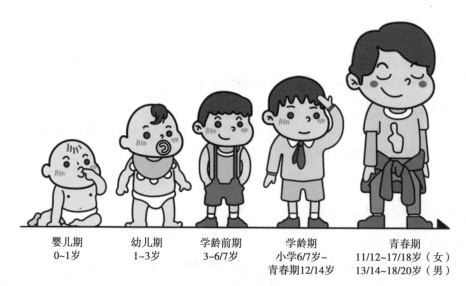

婴儿期	幼儿期	学龄前期	学龄期	青春期
0~1岁	1~3岁	3~6/7岁	小学6/7岁~ 青春期12/14岁	11/12~17/18岁（女） 13/14~18/20岁（男）

图7-1　儿科服务对象

儿科学是临床医学范畴中的二级学科,其研究对象是自胚胎期至青春期的儿童。根据临床特点,主要以年龄划分来研究,目前将儿科学的对象按照年龄及生长发育规律划分为八个阶段：

（1）胚发育期（period of embryo development）：一般以妊娠初8周为胚发育期,从受精卵分化开始,直至大体成形,形成内胚层、中胚层、外胚层三层组织。

（2）胎儿期（fetal period）：从妊娠8周直至出生为止,以组织及器官的迅速生长和功能渐趋成熟为其特点。

（3）新生儿期（neonatal period）：从胎儿期娩出结扎脐带时开始,至生后28d,称为新生儿期。适应宫外新环境,经历解剖生理学的巨大变化,全身各系统的功能从不成熟到初建和巩固,是此期特点。早产、体重低下、不合胎龄、先天畸形、产伤、围生期窒息及各种感染较为多见,发病多,死亡率亦高。此时需要细致的护理工作。

（4）婴儿期（infancy）：指出生后满28d~1周岁的年龄阶段。国际上通用的"婴儿死亡率"指每1 000名活产婴儿中在1岁内的死亡人数。婴儿期特点是生长特别快，1周岁时体重至少3倍于出生体重，身长约为出生时的1.5倍。此时必须供给适量的营养要素，才能预防营养不良及消化不良，否则容易发生佝偻病、贫血和腹泻。在此期间，婴儿对多种传染病易感，必须进行预防，按时进行各种计划免疫以及二类疫苗的接种。婴儿的中枢神经系统发育迅速，条件反射不断形成，但大脑皮质功能还未成熟，不能耐受高热、毒素或其他不良刺激，易见惊厥等神经症状，为促进此期小儿脑组织的生长和智力发育，除适当营养外，出生后早期教育与智力开发是很重要的。

（5）幼儿期（toddler's age）：自1岁至满3周岁之前为幼儿期。体格生长发育速度较前稍减慢，而智能发育迅速，同时活动范围渐广，接触社会事物渐多。此阶段消化系统功能仍不完善，营养的需求量仍然相对较高，而断乳和转乳期食物添加必须在此时进行，因此适宜的喂养仍然是保持正常生长发育的重要环节。此期小儿对危险的识别和自我保护能力有限，因此意外伤害发生率非常高，应格外注意防护。

（6）学龄前期（preschool age）：自3周岁至6~7岁入小学前为学龄前期。此时体格生长发育速度已经减慢，处于稳步增长状态；而智能发育更加迅速，与同龄儿童和社会事物有了广泛接触，知识面能够得以扩大，自理能力和初步社交能力能够得到锻炼。

（7）学龄期（school age）：自入小学始（6~7岁）至青春期前为学龄期。此期儿童的体格生长速度相对缓慢，除生殖系统外，各系统器官外形均已接近成人。智能发育更加成熟，可以接受系统的科学文化教育。

（8）青春期（adolescence）：青春期年龄范围一般从11~20岁，女孩的青春期开始年龄和结束年龄都比男孩早2年左右。青春期的进入和结束年龄存在较大的个体差异，可相差2~4岁。此期儿童的体格生长发育再次加速，出现第二次高峰，同时生殖系统的发育也加速并渐趋成熟。

（9）围生期（perinatal）：有别于上述的分期，是个跨分期的阶段，我国定义为胎龄28周至出生后1周内。此期患儿发病率和死亡率最高，而且与妇产科有密切的联系，需要两个学科的积极合作来共同研究处理这一时期的问题。

三、儿科学的基本特点与病情特点

小萌的疑问

Q：听了那么多，儿科真是一门重要的学科，关乎着我们国家的人口健康素质，关乎着我们国家的未来。我们在门诊看到每个孩子都要记录体重，开医嘱还要用计算器，有的药新生儿不能用，有的药2岁以下不能用，看似很复杂，那具体是怎样掌握呢？

A：从前面的学习，我们也知道了，儿童的发育是有年龄分段的特点，各个器官系统的结构、生理和功能都是逐步发育完善、成熟的，显然和成人是不同的，不是成人的简单缩影。所以在用药及病情判断等方面要区别和严格对待。

1. 基本特点有三个方面

（1）个体差异大，性别差异和年龄差异都非常大，无论是对健康状态的评价，还是对疾病的临床诊断都不宜用单一标准衡量。

（2）对疾病造成损伤的恢复能力较强，常常在生长发育的过程中对比较严重的损伤实现自然改善或修复，因此，只要度过危重期，常可满意恢复，适宜的康复治疗常有事半功倍的效果。

（3）自身防护能力弱，易受各种不良因素的影响而导致疾病的发生和性格行为的偏离，而且一旦造成损伤，往往影响一生，因此应特别注重预防保健工作。

2. 病情特点

（1）儿童疾病发生的种类与成人有非常大的差别，如心血管疾病，在儿童中主要以先天性心脏病为主，而成人则以冠状动脉心脏病为多；儿童白血病中以急性淋巴细胞白血病占多数，而成人则以粒细胞白血病居多。此外，不同年龄儿童的疾病种类也有相当差异，如新生儿疾病常与先天遗传和围生期因素有关，婴幼儿疾病中以感染性疾病占多数等。

（2）儿科患者在临床表现方面的特殊性主要集中在小年龄儿童，年幼体弱儿对疾病的反应差，往往表现为体温不升、不哭、食欲缺乏、表情淡漠，且无明显定位症状和体征。婴幼儿易患急性感染性疾病，由于免疫功能不完善，感染容易扩散甚至发展成败血症，病情发展快，来势凶险。因此儿科医护人员必须密切观察，随时注意病情的细微变化，不轻易放过任何可疑表现。

（3）儿童对病情的表述常有困难且不准确，但仍应认真听取和分析，同时必须详细倾听家长陈述病史。全面准确的体格检查对于儿科的临床诊断非常重要，有时甚至是关键性的。发病的年龄和季节，以及流行病学史往往非常有助于某些疾病的诊断。不同年龄儿童的检验正常值常不相同，应该特别注意。

（4）儿科的治疗应该强调综合治疗，不仅要重视对主要疾病的治疗，也不可忽视对各类并发症的治疗，有时并发症可能是致死的原因；不仅要进行临床药物诊疗，还要重视护理和支持疗法。小儿的药物剂量必须按体重或体表面积仔细计算，并且要重视适当的液体出入量和液体疗法。

（5）儿童的疾病往往来势汹汹，但是如能及时处理，度过危险期后，恢复也较快，且较少转成慢性或留下后遗症，这也常是儿科医生的慰藉。

四、综合医院儿科门诊的设置

小萌的疑问

Q：以前以为儿童看病都得去儿童医院，那综合医院儿科门诊的设置是否有些浪费医疗资源呢？

A：确实有人认为，应当集中优势医疗资源发展儿童专科医院，不应当把儿科医生分散到各个综合医院。但目前的处境是，专科儿童医院虽然满足儿童各科、各种疾病的就诊，但地理位置相对固定，对于常见病多发病的就诊来说，偏远的地区就诊就不方便。特别是因季节性疾病可发生就诊高峰，无法缓解儿科门急诊"爆棚"现象。随着国家"全面两孩"政策及医学院校教学的需要，综合医院健全儿科门诊是非常必要的。而综合医院的儿科门诊可以发挥自己的优势，进行疑难疾病的会诊，有助于患者的治疗。

目前全国儿科医生紧缺，2017年5月发布的《中国儿科资源现状白皮书（基础数据）》数据显示，当前中国儿科医生总数约为10万人，却要服务2.6亿0岁~14岁儿童，平均每2 000名儿童才能拥有1名儿科医生，而美国平均每2 000名儿童拥有2.92名儿科医生，参照此比例，我国儿科医生缺口已经超过20万。这里还不包括资源不平衡分布。因为许多小医院的儿科门诊，是没有人去看病的。

而综合医院的分布比较平衡，可以方便周围就诊的儿童患者，所以从长远角度看，应当适当加大对综合医院儿科的投入，比如配齐人员，调整儿科收费，提高儿科医生待遇等。部分省市已拿出应对政策，如上海市2016年就出台政策，要求二级以上综合医院今后都将设儿科门诊，社区卫生中心也将提供儿科诊疗，复旦大学附属儿科医院等3家知名儿童专科医院将扩建床位。此外，上海还将构建东南西北中五大区域儿科联合体。到2020年，上海超过50%的儿科门诊将实现分时段预约服务。

1. 儿科门诊的一般设置

（1）预诊室：预诊的目的是及时发现传染病患儿，使其在隔离室诊治，防止患儿之间的交互感染。

此外,预诊还可帮助家长鉴别患儿所需诊治的科别,并根据病情的急、重、缓、轻给予适当安排。若遇危重患儿可直接护送至急诊室抢救。

（2）传染病隔离室:室内除应备有检查床、桌、椅及必要的检查用具外,必须备有隔离衣,以及针对不同传染病的消毒设施,包括洗手设备。隔离室最好分为互不相通的几间,分别诊治不同的传染病。若仅设一间,则在同一时间内只可诊治同种传染病患儿。若检出传染病或疑似传染病患儿时,即在该室内进行治疗护理,并在指定的区域内挂号、交费等,或有护理人员代为办理。当患儿离去后,室内必须经消毒处理后方可诊治另一病种患儿。

（3）肠道门诊专用诊察室:根据肠道传染病高发期而设立。一般在每年的4~10月开设。分数个房间设立预诊、挂号、就诊、检验、治疗处理等诊室。

（4）挂号室:小儿经过预检,确系非传染病患儿,凭预诊室卡片挂号。

（5）测体温处:诊前每个患儿测试体温。如体温高达39℃以上者,应酌情给予退热处理,并优先安排就诊,以防高热惊厥。

（6）其他:包括候诊室、检查室、检验室、治疗室、药房、收费处及厕所等。

2. 一站式儿科门诊人性化服务　一般综合性医院儿科,其分诊、挂号、候诊、缴费、取药、治疗等都和成人门诊在一起,增加了儿童就诊和等待的时间。故有医院根据"儿童优先、母亲安全"的理念,建立一站式人性化服务的儿科门诊。将挂号、收费、候诊、检验、检查、药房、医生诊室设在同一层,候诊大厅设空调、饮水设备、图书室、儿童乐园、电脑排号机、大屏幕电视等,指导患者合理就诊、做好分流、开展健康教育、提供便民服务。从多站式到一站式,体现优质高效的服务精神,既符合患者利益服务的需求,也符合医院发展的需要。

3. 综合医院儿科门诊的就诊流程（图7-2）

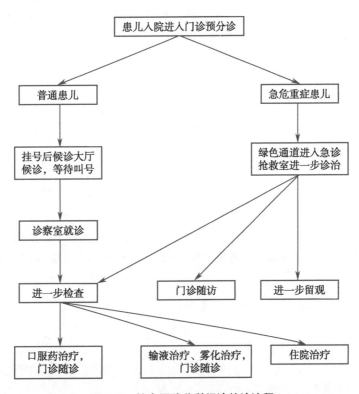

图7-2　综合医院儿科门诊就诊流程

4. 部分特色儿科门诊的介绍

（1）以三甲儿童医院明星医生以及外籍知名专家组成医生团队:①诊所定位。依据并遵从"循证医学"的诊疗方法,为孩子提供国际标准的医疗服务。在全国一线城市有多个自建网点,拥有医生资源、信息系统及资本等优势。②经营模式。诊所客户中有近半是来自于 App 和公众号线上的导流，其余则来自于口碑传播和与线下各类机构进行的合作宣传等。

（2）以坚持循证理念的优秀医生全职加入：①诊所定位。专注于儿童健康领域，提供现代医疗服务的专业机构。以"规范行医"为从业理念，立足于当前的最佳医学证据并结合患者的特点、家长的意愿，为就诊者提供可靠的医疗服务。②经营模式。除了在互联网端提供家庭日常健康管理、家长育儿课程、健康咨询之外，线下门诊涵盖儿童内科、儿童保健科、皮肤科、耳鼻喉科、口腔科等专业。

（3）以家庭医生为主的医疗团队：①诊所定位。主要为 0~18 岁儿童提供高品质的疾病诊断、个性化治疗以及保健服务。提供儿童全科门诊、儿童保健门诊、儿童眼科门诊、儿童牙科门诊等服务，并与部分大医院合作，开展绿色转诊。②运营模式。门诊运用了线上管理手段，其独立开发的会员系统给每一位儿童建立个人档案，其中包括儿童的健康数据、家庭成员的病史、生活习性等，还开发了手机云端系统，帮助每位家庭成员随时查看健康数据，全天候提供各种咨询及预约服务，此举有利于与孩子和家长建立长期关系，也是其家庭医生落地的方式之一。

（4）以专业医学论坛为导引建立的医疗服务机构：①诊所定位。专业医疗服务机构，可为儿童、成人和老人提供常见病、多发病的诊疗及慢病管理服务。提供优质可信赖医疗服务的专业医疗机构，新型诊所人才培训、产品设计孵化基地。②运营模式。在诊所患者可通过微信进行门诊预约，免除排队挂号和候诊烦恼。为了提供更好的就诊体验，诊所还支持电子处方流转及第三方药品配送。诊所希望帮助大众提高个人健康管理意识，为公共医疗资源提供有益补充。

（5）以签约省儿童医院、省级综合医院、省（市）妇幼等知名三甲医院的儿科医生及健康顾问为团队：①诊所定位。中高端儿科诊所，致力于打造儿童健康成长的第三空间。以"医生和孩子"为双重心，联合数百位经验丰富的资深儿科医生齐心协力解决儿童与家长"就诊难、就医体验差"的问题。诊所使用中西医结合的诊疗方式，形成治疗闭环；从改善周围环境、预防疾病、合理营养、提高机体免疫力等入手，顺应儿童自然生长状态。可设置儿童内科、儿童营养、儿童保健、生长发育、儿童推拿、儿童过敏、儿童哮喘等科室，并提供绿色转诊通道、健康宣教等服务。②运营模式。主要有根植社区、专属健康顾问 7×24h 贴心陪伴、私人家庭医生、就诊预约制、医护诊后随访、三甲医院绿色双向转诊通道、线上线下课堂活动。

五、儿科病房及功能分区

情景导入

> 小萌了解到儿科门诊的一些基本概况，她决定再去儿科各个病房具体看一看。小萌首先来到了普通儿科病房，这里色彩丰富，还配置了专门的儿童游乐设施，充满了温馨的气氛。

1. 儿童普通病房临床布局及功能分区（表7-1） 儿童病房总体布局以及内部空间设计上，应注意以下方面：

（1）避免交叉感染是最重要的问题。

（2）在内部空间尺度、细部设计、空间私密性设计上能较好的符合儿童的生理尺度、行为特征以及心理需求，重视儿童群体的特殊性。

（3）内部空间的可视性、通达性不强，导致监护力度下降、医护路线增加，使患儿不能在最短的时间内得到最及时诊疗。

（4）保证良好的病房空间环境质量。

（5）护理单元病房内为家属提供的陪护空间能相对舒适。

表 7-1 儿童普通病房的功能分区

医疗子系统	医疗单元	功能
病房空间	患者区	疗养、休息
	卫生间	如厕、洗浴
	医护区	检查、诊断、治疗
	陪护区	休息、监护
护士站区	护士站	监护、接待、编写及存档病历、管理、呼叫等
	治疗室	消毒、洗手、治疗
	换药室	消毒、治疗
办公空间	医生、主任办公区	问询、查看病历、诊断、编写医嘱等
	护士长办公室	问询、管理
	值班室	休息
	示教室	教学、讨论
	更衣室及卫生间	更衣、洗浴、如厕
辅助空间	配餐室	食品加工、开水供应
	污洗间	洗涤、消毒
	污物处置间	消毒、隔离
	库房	存放医疗物品
公共空间	儿童游戏区	活动
	休闲共享区	家长及陪护人员活动
	晾晒区	洗涤、晾晒
交通空间	走廊	联系同层不同功能区域
	电梯、电梯厅、楼梯	联系其他部门及科室

（6）通过装饰色彩丰富的具有儿童特色的室内环境设计以及外在形象设计促进儿童疾病的康复及缓解医患关系。

2. 儿童家庭式护理病房

情景导入

> 小萌之前就在网络上看到儿科有非常人性化设计的家庭式病房，对于一些有特殊需求的儿童是非常必要的。小萌特别想去看一下，当小萌参观了其中一个病房后，简直不敢相信这个竟然是病房，环境设计非常好，每个房间都充满了爱的氛围，细节处体现了医护人员的专业和对患儿的关爱。

近年"家庭化"模式在病房楼护理单元中开始出现，其设计理念是为患者、医护人员、陪护人员提供集医疗康复、工作、生活等功能于一体的综合性场所，这在国外儿童医院病房楼设计中被广泛采用。因为儿童在生理、心理以及行为方面较不成熟，这种模式充分考虑患儿的需求，以人性化设计为主导。其护理单元采用了家庭式护理模式，配置单人病房，护理人员分散配置在各病房周边，以便最高效率对患儿实行监护；病房内部空间尺度、设施、装饰色彩都体现出了对儿童的关怀，还为家属单独设置了陪护区，提供了沙发床等家具，让患儿与家属感觉如同在家一样温馨、舒适（图 7-3）。

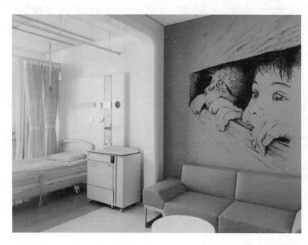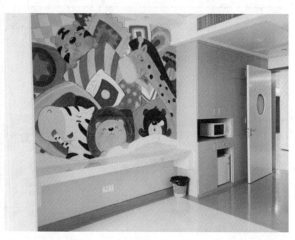

图 7-3　温馨的儿科病房

3. 新生儿重症监护病房布局　新生儿重症监护病房（neonatal intensive care unit，NICU）为独立病区（表 7-2），以邻近新生儿室、产房、手术室、急诊室为宜。室内光线温度 24~26℃、湿度以 55%~60% 为宜。声环境与光环境是 NICU 设计中最重要的建筑因素之一（图 7-4，图 7-5）。噪音污染、过强或过暗的灯光都会对患儿及医护人员产生不利的影响。

表 7-2　新生儿重症监护病房的功能分区

医疗子系统	医疗单元	功能
病房空间	患儿暖箱区	患儿接受治疗的区域
	吊塔装置	放置监护仪、输液泵、压缩空气及氧气接口、电源插座等
	辐射台	静脉穿刺，深静脉置管，诊断性操作等区域
	洗手池	洗手、消毒
	治疗车	常规护理用品及医疗耗材存放
	护士站	监护、编写及存档病历、管理、呼叫等
	隔离间	感染及传染性疾病患儿的单独隔离
办公空间	医生、主任办公区	查看病历、诊断、编写医嘱等
	护士长办公室	管理
	值班室	休息
	示教室	教学、讨论
	更衣室及卫生间	更衣、洗浴、如厕
辅助空间	配奶间	母乳存放及消毒、奶粉配制及存放、奶瓶及奶嘴消毒
	沐浴间	患儿洗澡
	污洗间	洗涤、消毒
	污物处置间	消毒、隔离
	库房	存放医疗耗材
	仪器间	存放医疗仪器设备
交通空间	走廊	联系同层不同功能区域
	电梯、电梯厅，楼梯	联系其他部门及科室

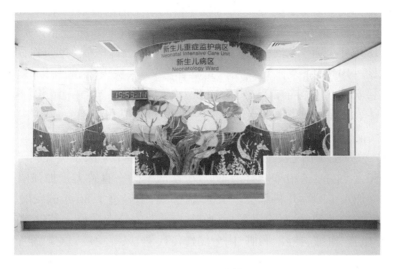

图 7-4 新生儿病房护士站

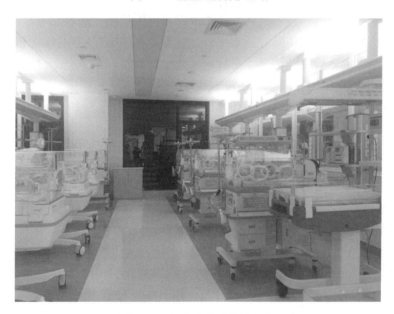

图 7-5 新生儿重症监护病房

（管亚飞 葛子济 陈 辉）

第二节 儿科的发展历程

一、儿科学的发展历程

情景导入

小萌觉得做一个好的儿科医生是非常不容易的,需要扎实的基础知识,敏锐的观察力,需要耐心、细心、责任心。中国儿科学的发展应该是离不开前辈们做出的努力。

15—16 世纪的欧洲文艺复兴使艺术与科学技术得到了空前的发展与繁荣,也促进了现代医学的发展。1801 年,法国建立了世界上第一家儿童医院。1805 年,牛痘接种技术传至中国,成为现代医学传入中国的开始。1835 年,美国传教士在广州开设了第一家西医医院(博济医院),早期儿科均在成人内科或妇产科就诊。1937 年,我国现代儿科先驱者富文寿、祝慎之、高镜朗、诸福棠教授等发起成立了中华医学会儿科学分会。同年,富文寿教授在上海建立了中国第一所儿童医院(现为上海市儿童医院),标志着儿科学已成为中华医学会门下的一门独立学科。1938 年,《中华医学杂志》开设儿科专号。

1943 年,诸福棠教授主编的《实用儿科学》出版。1947 年中华医学会儿科学分会召开了第一届全国儿科大会。1950 年创办了《中华儿科杂志》。中华医学会一直致力于加强国际联系,1973 年,中华医学会儿科学分会加入了国际儿科学会。中国现代儿科学经过了 80 年的发展,已分化发展为基础儿科学、发育儿科学、预防儿科学、社会儿科学、临床儿科学等分支学科。其中,临床儿科学又是由新生儿、呼吸、消化、心血管、血液、神经、肾脏、内分泌遗传代谢、风湿免疫、感染、重症、急诊、康复和青春期医学等亚专业组成的一门综合性学科。

我国儿科现有 7 个国家重点学科,40 个国家重点临床专科。13 万儿科医生以儿童健康为己任,克服工作繁重的压力,立足岗位做贡献,各专业都取得了巨大成绩。新生儿专业在新生儿窒息、新生儿黄疸等领域的临床救治已接近国际先进水平。呼吸专业在感染性疾病、哮喘和呼吸介入治疗方面也接近国际先进水平。心血管专业的儿童晕厥研究处于世界领先水平,先天性心脏病的筛查与诊治方面呈现与国际平行发展的态势。肾脏专业的 Alport 综合征(眼-耳-肾综合征)研究已达世界领先水平。血液病专业如上海交通大学附属儿童医学中心、首都医科大学附属北京儿童医院等对儿童各类型白血病的综合诊治水平已接近或达到国际先进水平。

儿科医生在常见传染病和严重传染病防治中冲在第一线,也冲在突发严重公共事件的第一线。儿童保健专业已在我国建立了国际上独一无二的专业体系,三级妇幼保健网可以覆盖到每名儿童。新生儿遗传代谢病筛查亦紧跟国际先进水平。

经过全体儿科医生的努力,我国儿童的营养状况有了显著改善。从 1975 年到 2015 年,每隔 10 年对北京、哈尔滨、西安、武汉、南京、上海、广州、昆明、福州 9 个城市儿童的体格发育情况进行调查。结果显示,我国经济发达地区儿童的生长发育水平接近或达到发达国家水平。随着儿童健康水平的大幅提升,婴儿与 5 岁以下儿童死亡率明显降低。2000 年我国婴儿死亡率为 29.20‰,5 岁以下儿童死亡率为 34.90‰,到 2015 年分别降至 8.10‰、10.70‰。随着婴儿及 5 岁以下儿童死亡率的下降,中国的人均期望寿命有了大幅度的提高。1949 年,中国的人均期望寿命只有 35 岁,至 2015 年,我国人均期望寿命已达 75 岁,接近欧美发达国家水平。其中,儿科医生功不可没。

我国的儿科学在几代儿科前辈的坚守和国家的支持下取得极大的发展,但也不可忽视还存在着很多问题,尤其是进入 21 世纪后,这些问题和社会经济技术的发展也给儿科的发展带来了新的机遇。

二、问题与挑战

1. 服务儿童多 中国人口基数大,尤其是二孩政策实行以后,每年新出生人口约 1 800 万。15 岁以下儿童约 2.44 亿,占全国总人口的 17.7%。

2. 儿科医生少 中国每千人口拥有的医院床位数已超过美国,医生人口比已接近美国,但儿科医生仍处于严重缺乏的状态。儿科每年实际招收人数均少于计划招收人数。预计到 2020 年,按每千名儿童 0.69 名儿科医生的配比计算,我国儿科医生缺少将近 9 万名。据全国儿科资源权威调查显示,2011—2014 年,中国儿科医生流失 14 310 名,而每年新招收儿科医生仅 5 000 名左右,越年轻的群体流失率越高。2016 年,全国儿科门急诊量 4.97 亿人次,占全国门急诊总数 9%,出院 2 195 万人次,儿科医生日均负担诊疗人次为 14.1 次(专科医院医生平均 6.2 次)。

3. 新学科、新知识、新技术不断涌现　　新学科如胎儿儿科学、发育儿科学、青春期医学、遗传儿科学、儿童微创诊疗、细胞治疗学、基因治疗学、循证医学等不断涌现。儿科医生不能满足于传统经验医学，应该不断学习、实践。

4. 儿科内涵建设有待提高　　儿科住院医生与专科医生的规范化培训制度尚未完全建立；儿科三级诊疗系统的建立尚需时日；儿科诊疗流程尚需规范，儿科院前抢救、转运和院内救治能力有待提高，尤其是基层医疗机构对危重患儿的救治能力尚显不足。

5. 儿科疾病谱正在发生改变　　新生儿疾病死亡在我国占了 51%。新发儿童传染病层出不穷。我国每年新增出生缺陷 90 万人，先天性心脏病发病率逐年上升，出生缺陷死亡占婴儿死亡的比例在 2000 年为 12.5%，到 2011 年上升为 19.1%。另外，与环境及生活方式有关的疾病、心理行为疾病正呈现较快的上升趋势。

三、机遇与展望

1. 知识呈现爆炸性增加　　进入 21 世纪后，在理念创新、知识创新、技术创新的驱动下，信息技术、分子生物学技术、新材料技术、人工智能技术等发展突飞猛进，随着这些技术的发展，人类的健康观念在改变，人类对疾病认识在深入。党和政府对儿科发展寄予厚望，因此中国儿科学面临着一个难得的发展机遇。

2. 加快儿科住院医生、专科医生的培养　　严格规范化的住院医生培养是一个医生走向成功的关键。经过 3 年的住院医生严格、规范的培训，使其达到以下核心职业能力：医学知识融会贯通的应用能力，独立诊治儿童常见病、多发病的能力，良好人际沟通能力和职业素养及团队协作精神，基于实践的学习与改进以及基于临床问题的科学研究能力。

3. 儿科分级医疗和转诊系统的建立　　随着基层儿科能力建设的加强，儿科分级医疗和转诊系统的建立是化解省市级儿科与儿童医院看病难、住院难的关键。远程会诊、医疗人工智能和互联网医院及各种移动端应用程序等，将助力解决儿科医疗问题。

4. 加强儿童危重症救治技术的研究与面向基层的推广还需持久发力　　在危重症救治中，生命拯救、脏器功能维持、脏器及组织修复、组织及功能再生的相关研究及脏器功能评估、功能恢复的随访等是研究的热点。

5. 继续关注国际热点研究　　以脑科学研究为例，我国政府提出了脑科学研究计划，生后 1 000d 是一生中最重要的阶段。儿童早期发展受到生物学与环境因素的风险影响，越来越多的研究表明，宫内与出生早期营养、环境的不良因素可导致成人期冠心病、高血压、糖尿病、代谢综合征等疾病发生率的增加。因此，关注成人期疾病的儿童期预防非常重要。

6. 加强儿科的基础与临床研究　　儿科科研工作要跟踪国际上重要研究机构的研究方向和战略计划，了解国际主要学术大会的议题变化，了解国际相关高影响力期刊文章的研究方向，紧跟我国中长期科技发展规划。

7. 要重视跨学科、跨专业的交叉　　在更大的时间与空间上实现多学科的综合。儿童处在发育过程中，很容易受到各种因素的影响，很多疾病的病因尚未明晰，因此，不能局限于微观研究和临床经验上，而要综合应用现代医学知识与技术更好地为儿童服务。

8. 加强儿科医学人文建设　　中国儿科医生的价值观为"德、勤、精、诚"四个字，作为全体儿科医务工作者的共同价值取向。中华医学会儿科学分会的口号——儿科强、儿童强、中国强，体现了中国儿科医生心系儿童健康，胸怀祖国强盛的心声。

（管亚飞　葛子济　陈　辉）

第三节 走进儿科

一、儿科门诊

Q:儿科门诊常见疾病有哪些,哪个年龄段发病率高呢?

A:从疾病种类来说,感染性疾病占儿科门诊疾病的80%以上,以呼吸道感染性疾病为最多,前三位主要是上呼吸道感染、气管支气管炎、肺炎;非感染性疾病,以消化系统疾病为多。传染性疾病不到10%,以病毒性传染病为主,主要有腹泻病(轮状病毒肠炎)、水痘、疱疹性咽峡炎、手足口病等(图7-6);就发病年龄构成比来说,近2/3发病年龄主要集中在3岁以内,其中又以1岁以内的婴儿居多,占了近1/4。

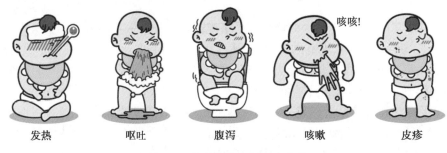

| 发热 | 呕吐 | 腹泻 | 咳嗽 | 皮疹 |

图7-6 儿科门诊主要疾病种类

1. 儿科门诊医生的接诊工作

小萌早上上班后跟随儿科主治医生坐在了1号诊室,医生的桌上放着压舌板、手电筒,竟然还有一个会发出声音的小黄鸭。小萌心想儿科医生真是可爱。准备就绪后电脑叫号的患者陆续进入诊室,患者好多啊,小萌几乎再也没能和带教老师说上一句话。儿科普通门诊的患者主要是呼吸道感染和肠道感染的患者居多,占了80%以上,还有一些传染性疾病比如水痘、手足口病,小萌上午就碰到了好几例。有的小患者一见到穿白大褂的医生本能的表现出恐惧,进入诊室后开始哭不停(图7-7),虽然小萌觉得今天带教的儿科医生和自己已经长得很有亲和力了,可惜小患者是不看颜值的,小萌发挥自己的搞笑本领去逗逗小患者,可是小患者哭的更厉害了,小萌倍感窘迫,此时带教老师很淡定的拿起桌上那只小黄鸭,按出嘎嘎的声音,小患者的注意力被吸引了,停止了哭声,然后只见老师迅速的完成了胸部的听诊。带教老师告诉小萌,肺部听诊对于呼吸道感染的孩子非常重要,如果孩子一直在哭,会听不清楚,所以要想办法让他们安静下来。期间儿科诊室内一直充斥着此起彼伏的哭声,新叫号的患者,查化验单回来的患者,家属与患者比例接近3:1,儿科诊室基本上水泄不通。带教老师连水都没来得及喝上一口,儿科门诊工作量真大。中午下班后小萌感觉自己身体快被掏空了。

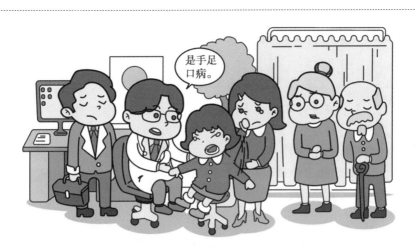

图 7-7　儿科患者接诊情景

2. 儿科急诊医生的接诊工作

情景导入

　　小萌下午跟着负责儿科急诊的带教老师,还来不及和老师寒暄几句,诊室就冲进来一个神色紧张,带着哭声的妈妈,怀里抱着一个 2 岁多的宝宝。"医生快救救我孩子,孩子没有反应了,一直在翻白眼!"老师起身一看,告诉家长孩子在抽搐,赶紧将孩子放在了急诊抢救室病床上,抢救室护士立即开始配合医生进行各种治疗措施的实施,接心电监护、生命体征的测量、抽血、开通静脉、给药,忙而不乱。带教老师一边记录各种指标的检测结果,一边指导护士上什么治疗措施,一边还与家属沟通并安慰极度焦虑的患儿家属。很快,孩子的抽搐控制了,根据各种检查结果,带教老师告诉患儿家属,考虑孩子是高热惊厥,需要收住入院后进一步完善检查和治疗。这个患儿处理后没过一会,又来了一个误服体温计里水银的孩子,然后又是误服奶奶降压药的孩子,哮喘持续状态的孩子……小萌来不及片刻停顿,一起和带教老师不停地穿梭在急诊抢救室和急诊诊室之间。

　　儿科疾病具有起病急、来势猛、变化快等特点,所以儿科急诊量大、病情重、病死率高。儿科急诊与成人相比,就诊条件、抢救流程、技术措施等有许多不同。

　　三级儿童专科医院应当设立独立的急诊科,可与儿科重症监护室、院前转运体系统一管理。三级综合医院儿科应设立儿科急诊室,要求相对独立,就诊流程便捷通畅,隶属于儿科管理。二级及以上其他综合医院的儿科急诊可以与儿科门诊一体化管理,或可与成人急诊科共享设施条件。儿科急诊室是医院儿科的一部分,应当设在医院内便于患儿迅速到达的区域,满足儿童急诊需求,并邻近大型影像检查等急诊医疗依赖较强的部门。

　　儿科急诊范围,包括心跳呼吸骤停、严重呼吸循环衰竭;严重咳嗽、呼吸急促、呼吸困难或呼吸窘迫、严重喘息、哮喘急性发作;各种原因引起的休克;心律紊乱、先天性心脏病伴缺氧发作、急性心功能不全;各种原因引起的惊厥、意识障碍或昏迷;严重呕吐、腹泻、腹疼、急性消化道出血;急性中毒、外伤等其他各种意外伤害;严重内环境紊乱;新生儿疾病及早产儿;高热(口表温度 ≥39℃,肛表温度 ≥39.5℃)或低体温(肛表温度 <36℃);其他需要急诊救治或监护的疾病或症状。

二、儿科病房

情景导入

> 小萌熟悉了儿科各个病房的布局及功能分区后,决定跟随一位工作3年的儿科住院医生,去系统地了解一下普通儿科病房一天的工作内容。
>
> 早晨7点半,初到儿科病房,小萌就惊呆了,还没有早交班,在病房此起彼伏的哭声和笑声中,儿科的医生和护士们已经在开始干着自己手头上的工作,非常的忙碌。他们具体都在做什么呢?小萌决定去探个究竟。

病区设病区主任1名,由具有副主任医师以上职称的医生担任,根据病床数分1~3个组(每组10~15张床位),每组设主治医生1名,住院医生2名,规培医生2名及若干实习医生。护理组设病区护士长1名,按床位数1:0.4配比护士数量。医生的排班有白班(早上8点至晚上5点半)、夜班(晚上5点半至第2天8点),有一值班(由低年资的医生担任)、二值班(病区主任或高年资的医生担任)。护理组的排班类似,只是夜班有上下半夜各一人。整个病区参与儿科的临床医疗、教学和科研工作。

(一)早交接班

情景导入

> 小萌进入儿科病房,发现虽然规定是8点早交班,但大家基本都提前半小时上班,都在忙着做早交班的准备,护士已经抽好了所有患者的血液样本,准备送检。值班医护已经查看过交班的患儿,写好交班报告。床位医生或在病房查看床位重点或重危患儿,仔细询问病情转归等各方面情况,比如晚夜间体温变化、大小便情况、咳嗽情况等,或在办公室查看患者前一天检查化验的结果,或在跟患儿家长沟通,对自己主管床位的患者各方面的情况做到心中有数。

8点钟一到,所有病区的医生护士都到会议室集合进行早交班:

1. 值班护士交班如下。

(1)总体情况交班,如在院患者总数、昨天入院人数、出院人数,从这个数字中你大概可以了解一下病区的收治患者概况。

(2)出院患者交班。

(3)转出患者交班。

(4)入院患者交班。

(5)转入患者交班。

(6)手术患者交班。

(7)危重及特殊患者交班。

(8)危急值交班等。

通过这个汇报你大概可以了解到病区收治患者病种及特点。

2. 一线值班医生交班内容如下。

(1)对护理交班进行补充,医生补充内容为:重点介绍新入院患者、危重患者、手术患者及夜间有病情变化并采取诊疗措施的患者的病情及处理措施,并告知白班医生应注意的患者及注意事项。

(2)汇报科室管理情况:会诊完成情况、危急值管理情况、病历书写情况、出院随访情况、不良事件情况。

（3）反馈医疗总值班查房内容和存在问题。

通过交班,病区的所有医护人员对病区患者情况都有一个较好地掌握。

3. 二线值班医生交班补充。

4. 护士长对交班情况进行点评,提出需要改进的问题,布置当日各班工作重点。根据情况进行晨会提问。必要时简要传达与护理工作有关的院、护理部会议精神。

5. 科主任总结前一日科室内医疗工作,布置和提出当日工作要求,传达贯彻院部指示和通报有关的重要事宜(图 7-8)。

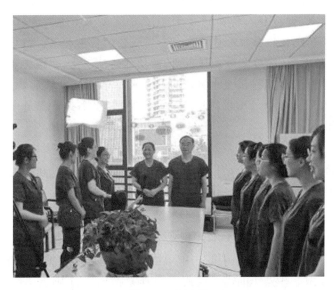

图 7-8　早交班

（二）早查房

接下来就是查房时间了,儿科普通病房的查房和内科是很相似的,但是儿科的患者比较特别,因为他们年龄跨度大,有很多小年龄的儿童不能配合常规的诊疗活动,在查房时需要先和他们进行一些情感的交流,以减轻患儿的恐惧感。主任在查房过程中,会由管床医生汇报患者的一般情况和相关检查结果,初步诊断、鉴别诊断和诊疗计划,主任听取汇报后,会根据需要再进行病史补充询问和必要的查体,提出一些诊疗意见,比如诊断和鉴别诊断有没有需要修改的地方,治疗方案是不是需要调整。

另外在结束早查房后(一般安排在上午 10 点),针对病区的实习医生和规范化培训的住院医生,就一些典型患者,还会进行教学查房(图 7-9),通过病史询问、查体、病史汇报等临床信息采集及事先的备课,来提高临床诊疗思维和该类疾病的规范化处理。

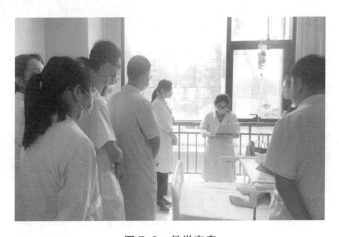

图 7-9　教学查房

查房是一个低年资医生学习和提升自己的非常好的机会,需要认真准备,多思考,多问问为什么,要基础结合临床,利用自己业余的时间再去查找文献资料。

(三)开立医嘱和实施治疗

情景导入

> 临床查房后,小萌正好有机会见习了一个急性淋巴细胞白血病的小患者需要做骨穿来评估治疗效果。小患者是个5岁的小男孩,因为长期接受化疗,皮肤苍白,两只大大的眼睛忽闪忽闪的,小萌看到这个小男孩,觉得让人特别的心疼,这么小就要承受这么多躯体上的疼痛。因为长期治疗,小男孩及家长和儿科的医护人员建立了和谐信任的医患关系,所以在骨穿时小男孩父母将孩子很放心地抱到治疗室,然后交给儿科医生,做操作的陆医生,快速完成了骨穿,就像打针那么简单的感觉。小萌看完,对儿科医生十分敬佩!小萌从治疗室出来后看见小男孩妈妈在门外默默地抹眼泪,可怜天下父母心。儿科的患者真的很特别,一个孩子就是一个家庭的希望,所以儿科医生真的责任重大。

查房完成后就是开医嘱了,开医嘱包括各种检查单的开立和护理、药物、治疗、营养、饮食等医嘱的开立。开医嘱需要特别细心,因为儿科患者的剂量是根据年龄和体重进行计算的,所以需要仔细核对和计算,以免出错。

虽然在儿童内科普通病房,不需要手术,但一些诊疗操作也是必须的,比如腰穿、骨穿、支气管镜等。诊疗操作是儿科患者住院诊疗过程中的一项艰巨和充满挑战的工作,因为患儿的年龄问题,有创的操作很难配合,所以在做这些操作前需要与患者及其家属充分的沟通,并得到家长同意,适当的镇静处理。操作地方一般是选择专门的治疗室,需要两三个医生进行辅助按压患儿,一般不允许患儿父母进来或参与,操作对儿科医生的技术要求也很高,需要在尽可能短的时间内,精准地完成操作和治疗(图7-10)。

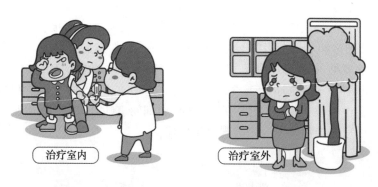

治疗室内　　治疗室外

图7-10　儿科患者治疗操作情境

情景导入

> 小萌今天特别开心,在儿科病房看到了温馨的一幕,儿科的小丑医生志愿者团队在活动(图7-11)。小丑天使们在病房里陪患儿读书,给他们变魔术,还给他们送去了一些小礼物,小朋友的脸上都洋溢着纯真的笑容,本来住院可能对孩子是个不太愉快的体验,但是这些志愿者们却给他们带来了美好的回忆。小萌心想自己也要赶快加入这个志愿者团队。

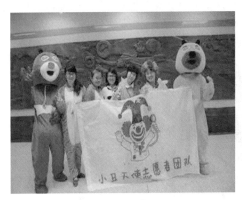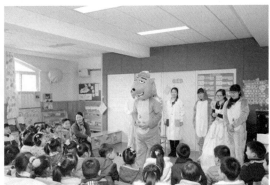

图 7-11 小丑天使活动

知识窗

医 疗 小 丑

　　医疗小丑在国外是一种职业,国外相关研究已证实,通过"小丑医生"的心理干预治疗,可以缓解患者及家属的紧张情绪,提高治疗效果,成为改善医患关系的润滑剂。

　　2015年南京医科大学第一附属医院(江苏省人民医院)儿科医生陈筱青在意大利进修,有感于国外"小丑医生"志愿文化,将其带回了国内。在院团委、社工办的组织下,医院面向全社会招募志愿者并开展专项培训,运用游戏治疗方法和"全人关怀"社工理念,策划了省内第一个"小丑天使"儿童关爱服务项目。

(四)会诊与多科合作

情景导入

　　今天小萌还在病房参加了一个发热待查患者的MDT,临床医生扎实的技术知识,缜密的逻辑推理,以及对先进诊疗技术的掌握,让小萌对他们的敬意油然而生。小萌也默默地给自己加油,希望以后也能像这些前辈一样,成为一名优秀的医学人才。

　　临床工作中势必会遇到一些表现不典型,诊断不明确,或者治疗效果不满意的患者。对这类患者,有的时候需要其他科室的会诊,甚至需要好几个科室一起进行讨论,形成新的诊疗方案思路,这也称为多学科综合治疗(MDT)。

(五)临床教学与见习

情景导入

　　小萌跟着住院医生一起参与了一个儿科肺炎患者的诊治,给小萌留下了深刻的印象。小患者才1岁多,因为发热伴咳嗽3d,但是门诊是诊断肺炎合并心力衰竭收入院的。小患者是由妈妈抱进病房的,护士很快就给宝宝上了心电监护,然后开了头罩吸氧。小萌观察到小患者面色苍白,呼吸急促,心电监护显示心率每分钟180多次,不由得紧张起来:儿科的小患者,病情变化是真的快,发热咳嗽3d就心力衰竭了,看来要成为一个儿科医生真的要特别的细致。

医科大学的附属医院,临床教学是必不可少的,除了教学查房外,专职的带教老师,每周会承担来自学校 2~3 年级的医学生的临床见习课(图7-12),一年级学生的初始临床实践课。而实习带教基本是贯穿在每天的医疗活动中。

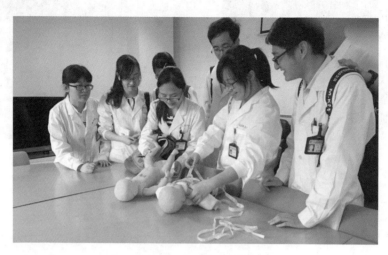

图 7-12　见习带教

(六)办理出入院

每天还有一件重要的事情就是办理出院,接诊新患者,当患者完成治疗疗程,病情好转后就要办理出院了,作为管床医生,需要写好出院小结,包括患者住院诊疗过程、检查结果、出院时情况、出院注意事项。其中特别需要关注的是出院注意事项,要详细告知患儿及家属回家后需要用哪些药,什么时候过来复诊,如何观察病情变化。

儿科病房是十分紧张的,门诊每天都有很多的患者在排队等待住院,一旦空床出来,很快就有新的小患者住进来。新患者入院后,先在护士站进行接诊和登记信息,随后护士会完成体温、体重的测量,然后带患者及家属进入病房,指导其熟悉病房环境及功能分区,随后会通知床位医生过来接诊患儿。床位医生很快进入病房进行接诊工作,需要询问病史、体格检查、制订一个初步的诊疗计划、签订谈话记录及知情同意书等,然后进行医嘱的开立及病历的书写,书写病历也是每天的基础日常工作,每个病例的首程(就是患者入院后的首次病程)中除包含患者入院的重要信息外还需要有病情分析、诊断及诊断依据、鉴别诊断和诊疗计划等,这样可以让医生在回顾患者病情的时候再次进行临床思维的培养与拓展,另外入院大病历对实习生和住院医生也是严格要求的,这样也是在继续加强锻炼临床基本功。

(七)业务学习

科室的业务学习也必不可少,医学的知识和技术是在不断发展和更新的,除了平时的自学,集体学习和讨论往往显得更加事半功倍,学习内容包括病例讨论,教学经验分享,进修汇报,新知识学习,新技术培训,也涵盖医学人文和医患沟通等。

(八)晚查房和交接班

忙碌了一天,白班的儿科医生们终于要下班了。夜班医生过来后,进行了交接班的工作,白班医生将病房的新入院患者以及危重患者、特殊患者进行交接,告诉夜班医生晚上住院需要注意的事情,另外一些特别危重的患者进行床旁交接班,保证医疗安全。

(九)科普和科研

看到跟随一天的儿科大夫陈医生交班了,小萌自己也准备回学校了,可是陈医生还是没有换衣服回家,反而在办公室默默坐下来,打开电脑在查阅资料、写什么材料,小萌好奇地问:陈医生在干吗? 陈医生告诉小萌:"一个是在检索一下自己准备课题的相关文献,为申请课题科研做准备,另外是在准备一个科普文章的约稿。据调查,现在老百姓获取医疗信息最多的渠道就是微信,所以科室会定期在医院的网络公众号上发布一些科普的文章,以帮助大众能够正确的做好疾病预防,做到疾病早发现、早治疗,并且能够到正确的地方进行治疗,这也是为我们的健康中国贡献一份力量吧。"小萌被深深地打动了,她对医生这个称呼有了不一样的体会。

(十)儿科医患沟通

情景导入

> 小萌在结束了一天的体验后,对儿科住院医生的工作内容有了比较全面的认识,病房每天的常规诊疗项目中与内科是比较相似的,但小萌也发现儿科医生在与患者家属的沟通中有很多与成人科室不一样的地方,儿科的患儿家属一般都比较焦虑紧张,小萌在今天的见习过程中也碰到了一些家长的抱怨责怪,比如有个发热4d患儿的家长,因为住院1d后体温仍然没有退,家长非常的焦虑,同时言语中也表达了对治疗效果的不满,好在经过查房时上级医生的沟通,患儿家长心情平复下来,并积极配合检查治疗。

医患关系是医疗人际关系中最主要的一种关系,是以医疗职业为基础,以道德为核心,以法律为准绳,并在医疗实践活动中产生与发展的一种人际关系,做好医患沟通是建立良好医患关系的重要一环。

1. 儿科医患关系中几个要素的特点

(1)患者特点:①自我表达能力差;②情感控制能力低,检查及治疗时不易合作;③对疾病的耐受力低,反应性强;④患病后性格改变;⑤自尊心强与心理承受能力的不相适应;⑥患病后依恋及依赖性增强;⑦家长的心理直接影响患儿的情绪;⑧防御能力差。

(2)家长心理行为特点:①过分紧张担忧;②治疗期望值高,不满意不信任;③医疗信息缺乏;④难沟通,过度反应心理;⑤对高年资医护人员较为依从。

(3)社会因素:①卫生资源配备不合理,高水平儿科医生集中在大医院,门庭若市;②儿科医生数量比值少,难以满足增长的医疗需求;③"三高一低"现象(高风险、高强度、高纠纷、低收入),综合医院儿科萎缩;④媒体不实误导。

2. 如何建立一种良好的医患关系 根据以上特点,利用有效方法和手段取得患者及家长的合作与信赖,在整个诊疗过程中逐步建立一种良好的医患关系。

(1)根据不同的患儿特点,采取不同的沟通方式:不同的年龄阶段心理发育不一样,患病时的反应也不一样。根据各年龄段的特点,采取不同的方式进行沟通(包括与家长的沟通)。①新生儿:语言和抚触,减少刺激;②婴幼儿:爱抚和亲近,消除陌生感和恐惧感;③学龄前期儿童:关怀和呵护,尽快适应环境变化;④学龄期儿童:平等、注意方式方法、适合的体检,安抚情绪,拉近距离,协助治疗。

(2)读解婴幼儿及儿童患者的体态语言:婴幼儿患病不能诉说感受,医务人员在接诊时,有时要以看和听的方式为主,解读病儿的体态语言。医务人员应从患儿的面部表情、动作、态度中进行细致的临床观察,及时发现病情变化。

(3)帮助患者及家属克服恐惧心理:疾病和各种诊疗操作、治疗带来疼痛刺激。年长儿认识力增强,开始关注疾病后果和对自身成长的影响,患儿与家长产生不安、恐惧感和心理冲击,作为医护人员在沟通过程中应面带笑容主动接近,和蔼可亲,细心照顾,鼓励关怀。

(4)与患儿家长有效沟通:有句俗语叫"病在儿身,痛在娘心",家长在医患关系中起着举足轻重的作用。与患儿的沟通在很大程度上讲是与患儿家长的沟通,对家长的沟通是诊断与治疗过程中非常重要的一部分。现代医学模式下,要求医务人员沟通时充分体谅患儿父母及亲属的心情,与之进行有效地沟通,在此基础上取得他们的信任。医护人员应该做到实事求是,真实、透明、准确交代病情,让家长充分知情。

（5）在儿科的医患沟通中尽量做到：

一个要求：诚信、尊重、同情、耐心。

两个技巧：倾听、介绍。

三个掌握：掌握病儿病情、治疗情况和检查结果；掌握医疗费用情况；掌握患者及家属的社会心理因素。

四个留意：留意沟通对象的受教育程度及对沟通的感受；留意沟通对象对疾病的认知程度和对交流的期望值；留意自己的情绪反应，学会自我控制；留意沟通对象的情绪状态。

五个避免：避免强求沟通对象即时接受事实；避免使用易刺激对方情绪的语气和语言；避免过多使用对方不易听懂的专业词汇；避免刻意改变对方的观点；避免压抑对方的情绪。

六种方式：预防为主的针对性沟通，交换对象沟通（换医生或家属）；集体沟通；书面沟通；协调统一沟通（诊断不明或疾病恶化时医护内部先讨论，统一认识）；实物对照沟通（实物模型或影视资料等）。

（管亚飞　陈　辉）

第八章　护　理

视频：护理导引

第一节　护　理　概　述

一、护理的定义

1979年美国护理学会对护理所下的定义是诊断和治疗人类对现存和潜在的健康问题的反应。这个定义指出：

（1）护理的服务对象不仅是单纯的疾病，而是整体的人，既包括患者也包括健康人，以及由人组成的家庭、社区和社会。护理的最终目标是提高整个人类的健康水平。

（2）护理研究的是人对健康问题的反应，包括在生理、心理和社会各方面的反应。

（3）此定义是和护理程序紧密联系的，通过护理程序这一科学工作方法，评估、诊断、计划、实施和评价，完成对护理对象健康问题反应的诊断和处理。

二、医院护理工作

（一）护理部与护理单元的构架

护理部负责全院的护理工作，包括护理人员管理、质量管理、信息管理、科研管理等，人员管理包括了在职人员岗位培训、人才培养、晋升晋级等。一般实行分管院长领导下的护理部主任 – 科（总）护士长 – 护士长三级管理体制。

护理单元指特定的场所、设施、设备和实现护理职能的护理群体，是组成医院建筑中病区的基本元素，需要体现"以患者为中心"的理念。一般每一个科室为一个护理单元；在一些中小型医院中，有些住院患者较少的科室也会由几个科室合并为一个护理单元；在大型医院中，一个科室也有可能分为数个护理单元。

护理单元包括：病房（特殊科室可以设定重症监护室）、护士站（图8-1）、患者卫生间、医护人员卫生间、污洗间、治疗室、医生办公室、男女更衣室、男女值班室、库房、配餐室和开水间等。其中，护士站是护士工作区域中至关重要的一部分，通常一个护理单元至少一个护士站，是护士接待患者开展日常护理工作的场所，包括入出院接待处理、患者信息的录入、医嘱处理。通过护士站可了解整个护理单元情况等。

（二）不同岗位护士的角色与工作内容

依据工作内容和性质的不同可将护理群体分为不同的岗位，常见的有护理管理岗位、办公岗位、治疗岗位、责任护士岗位等，各司其职，以保证护理单元的正常运转。

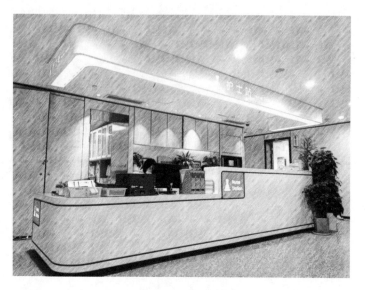

图 8-1 护士站

1. **病房护理管理岗位**　维持管辖病区的正常医疗秩序,通过护理查房、督查等形式对病区护士的临床护理工作进行指导、检查、评价;确保病区护理质量不断持续改进;分层次培训、考核、评价护士,提高护士的素质;协调好护士、医生、家属之间的关系;协调好各病区间、功能检查室间的关系,提高满意度;负责科室的各种物品、环境等的管理,参加医院、护理部等的相关会议,带领护士执行会议精神,并就有关工作提出改进建议。

2. **办公岗位**　包括为患者办理出入院、资料收集、传递信息、联系相关检查、打印各项医嘱等一系列计算机处理及病历整理、医嘱、床位管理事项(图 8-2)。

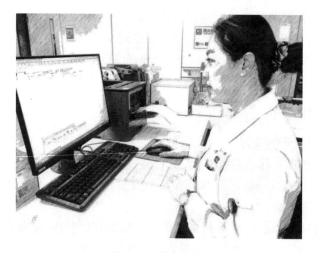

图 8-2 护士办公

3. **治疗岗位**　对与患者治疗相关的物品、药品的基数、使用、储存等环节负责,包括普通药品、贵重药品、毒麻药品等的管理;抢救物品、医疗器械、一次性耗材的管理;药物使用的配制、转床药品的变更、药品使用的核对、治疗相关的信息传递等相关的工作(图 8-3)。

4. **责任护士岗位**　对所管辖的患者从入院到住院直至出院进行全面的、协调的、系统的、个体化的护理,包括对患者的入院介绍,全面护理评估,病情观察与监测,执行治疗、基础及专科护理措施,提供健康教育、出院指导(图 8-4)。

经过以上的介绍,相信您对护理工作应该有了一定的了解,在此基础上希望在工作中和护士的合作也能够更加得心应手。

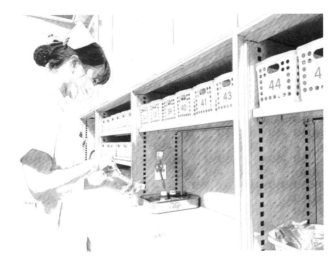

图 8-3 治疗护士配制药液

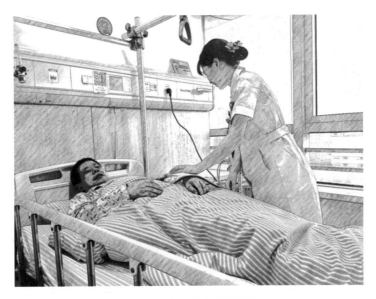

图 8-4 责任护士病情观察

三、医护合作方式

（一）医护合作的概念

医护合作是医生和护士在平等自主、相互尊重和信任的前提下,通过开放的沟通和协调,共同决策,分担责任,为患者提供医疗护理服务的过程。医生与护士之间在工作中分工而行,但又有相互合作共同为恢复患者的健康而努力奋斗的关系。因医生与护士的工作性质不同,医生负责患者的诊断与治疗,护士负责准确执行医嘱和照护,只有两者间紧密合作,才能使患者的生命、健康得到保证。近年来随着"以患者为中心"的服务理念及公立医院改革目标的确立,医疗护理工作现今更强调要为患者提供人文的、个体化的、延续性、高质量的全程医疗护理卫生服务。

国内学者认为医护一体化的内涵为:医护双方在具备一定专业知识与专业技能的基础上,遵循相互尊重、平等自主、彼此信任和互助的前提,通过双方主动、积极、高效的沟通和协作,共同做出临床医疗护理决策,分担为患者解决问题、恢复健康的责任,为患者提供医疗护理服务。医护共同参与患者的临床决策及社区家庭护理,有助于患者增强安全感,疾病自我管理能力和健康结局得到提高。

（二）医护合作的模式

随着近年来"以患者为中心"的服务理念及公立医院改革目标的确立,疾病共性的治疗和护理不再是医疗护理的唯一工作重心。医疗护理工作现今更强调要为患者提供人文的、个体化的、延续性、高质量的全程医疗护理卫生服务。

在医学领域,医疗和护理是相互独立却又紧密联系的两个主体,二者没有主次之分,在解除病痛、维护健康的过程中地位同等重要。20 世纪 50 年代,英、美等发达国家专科护士开始发展,在临床工作中采取护理服务与医疗服务相结合的工作模式,即医生、护士以团队形式共同为病患提供医疗护理服务。这种工作模式很好地提升了医疗护理服务质量及服务效率,满足了医护之间对彼此的角色期望,医护一体化工作模式由此逐渐被推广运用。

医护一体化临床护理模式在医生和护士之间构建起一座桥梁,使得医护间的沟通和合作更为快捷而高效,使双方形成积极的合作态度,促进医护合作行为的增加;能够快捷的实现患者相关信息的交换和信息共享,使得医护双方均能更全面的了解患者的需求和清楚患者的病情变化,有利于医护双方做出正确的临床医疗和临床护理康复决策,从而提高医护整体服务质量。

医护一体化工作模式的重要意义和效果可以分为对医护的作用和对患者的作用两大方面。从对医护的作用而言,医护一体化工作模式可以促进医护关系和谐,增进医护合作行为,护理工作的内涵得以拓展延伸,从而为患者提供高质量、高效率的医疗卫生服务。医护一体化合作行为的研究表明,医护一体化合作行为越积极,合作程度越高,护理质量越好。医护一体化有利于医生护士对患者的病情变化、治疗方案、护理计划、康复方案等方面达成一致,有效的减少和避免因医护沟通不良或对患者病情变化、诊疗方案了解不够而导致的主观判断的发生。医护共同查房、共同制订治疗及护理方案,医生针对患者特殊的病情为护士进行专业讲解,护士向医生提出自己不理解或有疑问的地方,正确理解掌握患者治疗护理要点,及时准确地为医生提供患者病情变化、治疗护理效果、心理状态等方面的资料,能更好地实施正确的临床决策,医护间达到最优化的协作与互补,医护的工作满意度也因此得到提高。

美国、日本等发达国家已经开始探讨建立医院 - 社区 - 家庭医护一体化康复管理系统,倡导医护积极合作,为患者提供从医院到社区到家庭的医护一体化优质无缝隙连接服务体系,主要运用于慢性病管理,如高血压、糖尿病、COPD 患者的疾病自我管理方面。医护共同参与患者的临床决策及社区家庭护理,患者安全感增强,疾病自我管理能力和健康结局得到提高。麻省总医院在其创新病房开展的"院前 - 院中 - 院后"医护一体化服务体系为患者提供优质的全程医疗护理服务,具有延续性和整体性。具体通过多学科间联合查房,参与查房的人员包括护理专家、主管医生、责任护士、物理理疗师、作业理疗师和护士长,整个团队从不同学科角度讨论患者的治疗、护理及康复过程中需注意的问题,提出患者病情观察、护理、康复要点以及患者出院后延续性护理中的注意事项。

国内四川大学华西医院率先于 2009 年 4 月在心胸外科实施医护一体化,这种工作模式在责任制整体护理的基础上加强了医护全方位深度合作,构建了"门诊 - 入院一体化,医疗 - 护理 - 康复一体化,医院 - 社区 - 家庭一体化"等无缝隙工作模式,取得了较好的效果。随后,国内部分医院陆续开始探索医护一体化的工作模式及不同的应用途径及应用领域。如哈尔滨医科大学附属第一医院建立医护一体化管理体系,通过成立不同的医护协同组、一体化的门诊住院系统、合作型的康复辅助等,构建医、护、患三位一体的崭新工作平台,提高护士个人能力、自身素质、专科技能水平,同时提升了患者对医院的赞誉度及满意度;湖北省肿瘤医院以单病种管理为切入点,依托专科临床路径的建设为抓手,实施单病种的高效管理,构建医护一体化工作流程、医护共同专科查房、共同参与业务学习和疑难病例讨论、医护配合紧急风险预案的情景演练,促进患者快速康复、提高护士临床实践能力及医护合作的满意度。泸州市人民医院将医护一体化管理模式应用于心力衰竭患者的疾病管理中,实施一体化入院评估、查房、健康教育、出院随访等,缩短了患者平均住院日,提高了患者随访依从性、满意度及健康教育知晓率。

医生与护士对彼此间的角色期望也包括了更多内涵。医生对护士的角色期望:护士能够正确理解医嘱并且及时准确的执行;有娴熟的临床专业技能;有丰富的急救知识,在紧急情况下能够做好应对;有敏锐的病情观察力并及时汇报医生;有较强的沟通能力;能够通过在护理工作中与患者及家属的沟通,根据护理经验对诊断和治疗提出建设意见和建议。护士对医生的角色期望:诊断明确,治疗得当,工作具有计划性；医嘱准确、简明、及时、具体、集中；共同做好患者心理疏导和进行必要的解释工作；尊重和肯定护士的工作,在患者和家属面前主动维护护士的威信；能够积极帮助护士提高医学知识水平。

（三）医护合作的技巧

改善医护关系的技巧主要有以下几个方面：

1. 正确把握各自的位置和角色　医生和护士虽然工作的对象、目的相同,但工作的侧重面和使用的技术手段是不相同的。医生主要的责任是做出正确的诊断和采取恰当的治疗手段；护士的责任是正确地执行医嘱,做好躯体和精神护理,向患者解释医嘱的内容,取得患者的理解与合作,但不是盲目地执行医嘱,如果发现医嘱有错误,有责任并主动地向医生提出合理化的建议,提醒医生修改、调整不恰当的医嘱。

2. 真诚合作,互相配合　医生和护士在为患者服务时,只有分工的不同,没有工作高低贵贱之分。医生的正确诊断与护士优质护理服务的配合是取得最佳医疗效果的保证。医、护双方的关系是相互尊重,相互支持,真诚合作,不是发号施令与机械执行的关系。

3. 互相关心,互相理解,建立友谊　医、护双方要充分认识对方的作用,承认对方的独立性和重要性,支持对方的工作。护士要尊重医生,主动地协助医生,对医疗工作提出合理化的建议,认真执行正确医嘱；医生也要理解护士的辛勤劳动,尊重护士,重视护士提供的患者动态情况,及时修正治疗方案,共同携手为解除患者痛苦,缩短病程,尽各自的职责。

4. 互相监督与制约,预防差错事故发生　任何一种医疗差错都会给患者带来身心健康的损害,甚至危及患者生命。因此,医护之间应该相互监督对方的医疗行为,以便及时预防和发现、杜绝或减少医疗差错事故的发生。一旦发生医疗差错,应该是不护短、不隐瞒、不包庇,要及时纠正,使之不致铸成大错。

综上所述,医疗和护理是医院工作不可缺少的两个重要组成部分,在处理具体的医护关系时只有遵循互相配合,互相尊重,平等合作的原则,才能建立互相协作,互相信任的新型、和谐的医护关系,只有这样才能充分发挥医生和护士的工作积极性,才能提高医疗和护理服务质量,发挥现代医院的整体效应。

（许　彬　谌　璐　谢晓峰）

第二节　护理的发展历程

一、护理学科的发展历程

翻开护理学的发展史,从家庭护理走向社会,出现宗教护理,形成早期护理的雏形。到中世纪后,教会垄断着文化思想和教育,主要形式是医院护理,由修女进行护理工作,工作内容主要是生活护理。再到文艺复兴时期（14~17 世纪）与宗教改革时期,护理摆脱了教会的控制,护理人员开始接受专门的护理教育。19 世纪中叶,英国的南丁格尔首创了科学的护理事业,标志着现代护理学的形成。

护理学的发展历经了以下三个阶段：

1. 以疾病为中心的阶段　此阶段护理特点是护理从属于医疗,护士是医生的助手,护理方法是执行医嘱和护理常规,忽视人的整体性。

2. 以患者为中心的阶段　1977 年美国医学家恩格尔提出"生物 - 心理 - 社会"这一新的医学模式。此阶段护理特点是医护双方是合作伙伴,按护理程序的工作方法对患者实施整体护理,强调护理是一门专业。

3. 以患者的健康为中心的阶段　此阶段护理特点是护士具有诊断和处理人类对现存的或潜在的健康问题反应的能力,在护理管理和临床护理工作中系统化地贯彻"护理程序"。

随着现代医学模式改变,从生物医学模式转向"生物 – 心理 – 社会"医学模式,护理主体从以疾病为中心移至以患者为中心(整体护理的核心),护士不仅仅需要治愈、帮助、安慰患者,更重要的是以患者为中心,为其提供全方位的治疗与照护。

二、护士角色的演变

比起以往护士承担的"打针发药"的角色,现代护士在疾病诊治、疾病转归、健康促进中都发挥着重要的作用。她们的角色演变也有较大改变,从医生的助手到如今的多种角色担当。她们是照顾者、计划者、管理者、教育者、协调者、代言人和研究者。

1. **照顾者** 这是护士最基本最重要的角色。当人们因疾病等原因不能自行满足基本需要时,护士应提供各种护理照顾,帮助护理对象满足基本需要,如饮食、排泄、休息、活动、个人卫生等。

2. **计划者** 护士运用护理专业的知识和技能,为患者制订系统、全面、整体的护理计划,促进患者尽快康复。在这个过程中要求护士具有深刻的思维判断、观察分析能力和果断的决策能力。

3. **管理者** 为了使护理工作顺利开展,护士需对日常护理工作进行合理的计划、组织、协调与控制,以合理利用各种资源,提高工作效率,为患者提供优质的服务。同时,护理管理人员还需与医院的其他管理人员共同完成医院的管理。

4. **教育者** 护士的教育者角色包括两个方面:一是对护理对象健康知识的教育和指导,提供有关信息,促进和改善人们的健康态度和健康行为;二是对实习护生和年轻护士的教育培养,帮助他们适应护理工作角色,发展其护理专长。培养年轻新一代护士也是护理事业延续和发展的需要。

5. **协调者** 护士在工作中需要与有关人员进行联系与协调,维持一个有效的沟通网,使诊断、治疗、护理工作得以协调进行,保证护理对象获得最适宜的整体医护照顾。在社区护理中,卫生保健工作的涉及面更广,护士更需要加强与社会各机构及有关人员的协调与配合。

6. **代言人** 护士是患者利益的维护者,有责任解释并维护患者的权益不受损害或侵犯,是患者的代言人。同时,护士还需评估有碍全民健康的问题和事件,提供给医院或卫生行政部门决策时参考。此时,护士又成为全民健康利益的代言人。

7. **研究者** 科研是护理专业发展不可缺少的活动,每一个护士,特别是接受过高等教育的护士同时又是护理科研工作者,在做好患者护理工作时,要积极开展护理研究工作,并将研究结果推广应用,指导改进护理工作,提高护理质量,使护理的整体水平从理论和实践上不断进步。

如今的护士具有现代化护理知识结构并且能够不断汲取、更新知识,适应社会对医疗护理的需求;她们运用先进知识与技术,掌握各项护理技能操作,能给予患者应对疾病、寻求恢复健康并保持健康的方法;同时,通过与患者有效地沟通交流,帮助患者克服心理障碍,树立积极的健康心态。总之,以人为本的整体护理,在患者苦于疾病所扰时,现代护士所承担的角色与发挥的作用在减轻患者痛苦,提高患者生存质量上发挥着重要的作用,如今的护士是生命的卫士,为患者的健康保驾护航。

(许 彬 谌 璐 孙国珍)

第三节 走进护理工作

情景导入

办公护士通知管床医生小萌,即将接诊一位"胃癌伴上消化道出血"患者。初次接诊,小萌应该注意哪些事项呢?

第一步：了解住院患者入院流程（图 8-5）。

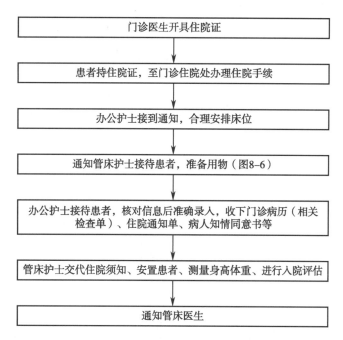

图 8-5 患者入院流程

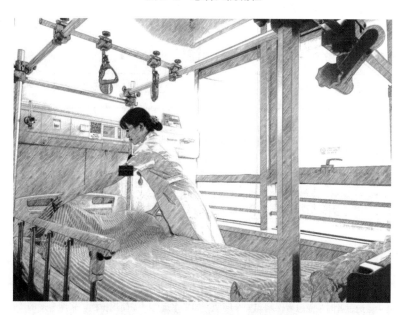

图 8-6 管床护士接待患者准备用物

第二步：了解住院患者病情，接诊患者。

小萌了解患者的住院流程，前往病房，预备了解患者病情，考虑患者伴胃出血，准备为患者测量血压了解出血情况、询问患者有无不适感。患者黄某吐槽道："刚刚护士才测完、问完，又来问同样的问题，做同样的检查。"原来管床护士已经为患者测量过血压并询问了相同的问题；那么，小萌接诊患者应该如何做呢？

患者入院后，管床护士会为患者测量身高、体重、生命体征（心率、呼吸、体温、血压）；询问患者病史（现病史、既往史、过敏史、家族史）、日常生活等方面（饮食情况、休息与睡眠情况、排泄情况、自理情况、嗜好及保健措施）、心理社会状况（精神状态、对疾病的认识、心理状态、性格与交往能力、家庭关系、经济状况）等。

小萌可以通过翻阅患者病历了解患者基本病情；与管床护士沟通，了解患者基本情况后再去补充询问病情，进行体格检查。如果没有时间冲突，建议责任护士和管床医生一起评估患者情况。

拓展：急诊入院患者与普通住院患者接诊流程一致吗？急诊患者入院流程见图8-7。

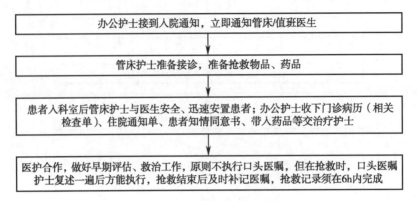

图 8-7　急诊患者入院流程

情景导入

查完房后，指导老师张医生让小萌给5床黄某开一个腹部增强CT检查，小萌开立好医嘱后立即将检查单送给患者家属，并去告知其现在做检查。不一会，家属拿着检查单来到护士站找到护士，让其带去做检查。护士查询后发现该检查单没有进行预约，于是在安慰好患者后，拿着检查单找到了小萌，告诉了她院内检查步骤（图8-8）。

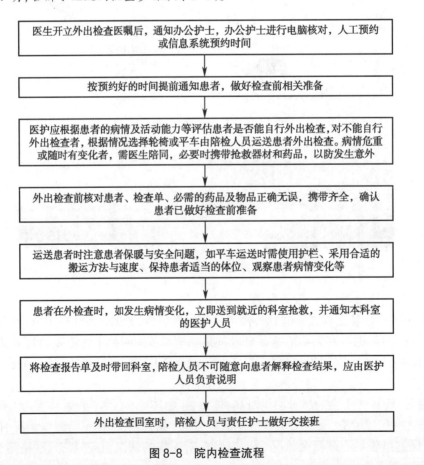

图 8-8　院内检查流程

情景导入

　　今天小萌夜班。交班时白班医生特别提醒她关注5床的患者。患者手术前曾出现过心力衰竭,最近常常主诉有喘憋,目前还在进行心电监护。夜班护士是小美,小萌交班后也特别跟小美交代了要注意5床。

　　晚上9点钟,小美报告5床下床活动后突然感到呼吸困难,喘憋加重。小萌立即赶到床边查看患者,发现患者口唇发绀,双肺布满湿啰音,心率100次/min,血氧饱和度85%。小萌立刻报告上级医生,并和小美开始抢救。小美立刻调高患者吸氧浓度,推来抢救车。小萌告诉小美要静脉推注呋塞米20mg,小美口头复述一遍抢救医嘱,小萌确认无误后小美立即给药,并在纸上记录下药品名称及给药时间。用药后,患者生命体征趋于平稳,血氧饱和度逐渐上升,维持在90%~95%,心率逐渐下降,维持在70~80次/min。此时上级医生赶到现场,指示抢救到位,继续密切观察病情。患者抢救成功后,小萌根据小美的记录补开医嘱,并书写抢救记录。

　　需要注意的是:抢救记录必须在6h内完成,要与医嘱、护理记录等一致,如药物名称、用药时间、患者发生病情变化的时间节点要与护理记录及电子医嘱一致。护士原则上不执行医生的口头医嘱。但是在紧急抢救患者的情况下,若执行口头医嘱,护士应向医生复述医嘱内容,取得确认后方可执行。

情景导入

　　胃外科病房,早交班,夜班护士小美交班5床患者于昨日14:30手术结束,安返病房。带回胃管1根,引出咖啡色液体20ml;鼻肠管1根;腹腔引流左右各1根,左侧血性液体20ml,右侧淡血性液体50ml;皮下引流1根,引出血性液体5ml;尿管1根,尿量400ml。血压(blood pressure, BP)110/80mmHg,脉搏(pulse, P)86次/min,呼吸(respiration, R)20次/min。医生小萌感叹护理交班十分详细,对护士交班的内容也比较感兴趣,于是问小美护士护理交班的情况。

一、护理交接班工作流程及内容

　　1. 交班前护士长提前到科室检查危重患者和新患者,医嘱执行情况,重点巡视危重患者和新患者的护理计划、基础护理执行情况。新入院患者,在交班时安排好护理工作。

　　2. 护士实行三班轮值,每班必须按时交接班,接班者提前到科室,清点交班物品及药品,交接班时要严肃认真,必须做到三清(口头交接班要说清、巡视患者要看清、交接班记录要写清),在接班者未明确交班内容前,交班者不得离开岗位。

　　3. 交班者必须在交班前完成各项记录及本班各项工作,整理好物品,用后的抢救物品及药品须及时补充,抢救器械保持备用状态。如遇到特殊情况,必须详细交班,并与接班者共同处理后方可离去。交班时必须交代清患者的总数、出入院患者、转出入人数、危重患者、手术前后患者、特殊检查、特殊治疗、高风险患者的病情及心理状况并做好床边交接班;同时还交代欠款患者、擅自外出的患者。

　　4. 凡规定需要每班清点交接的贵重物品、药物、毒、麻、限药品等均应交接清楚,接班者清点后应签名,上锁后保管好锁匙。

　　5. 接班者如发现病情、治疗、器械物品交代不清,应立即查问。接班时发现问题,应由交班者负责;接班后因交接不清发生问题、物品遗失,应由接班者负责。

　　6. 交班者应给下一班做好必需用品的准备,便于接班者工作的顺利进行。

　　7. 护士要符合护理人员礼仪规范要求。交班者声音洪亮、语句通畅、流利。交班内容有连贯性、运用医学术语、重点突出、简明扼要。

8. 交接班时,接班者应严肃认真地听取交班者的交班报告,要求做到书面、口头、床边交接清楚。凡重症患者,必须床边交接班。

9. 交班内容

(1)住院患者总人数、出入院人数、转出入人数、分娩手术、死亡人数、日班入院人数、夜班入院人数、危重患者数、当天手术人数、欠费、特殊感染、高风险患者等。

(2)新入院患者、危重患者、抢救患者、手术前后患者及特殊治疗、特殊检查、特殊用药、特殊护理患者的病情变化、处置过程及效果。根据病情、病种不同交代相关的症状、体征、睡眠情况等。

(3)交班者应向接班者交代清楚本班医嘱执行情况,对本班未完成以及下一班需要完成的医嘱任务进行详细接待。

(4)交、接班者共同巡视、检查病房,检查患者数是否齐、了解患者的活动状态、病房是否达到清洁、整齐、安静、舒适、安全的要求。

(5)床边交接班要交病情、输液的滴速及有无渗漏、特殊治疗情况,查看全身皮肤有无压疮等变化,各种管道有无脱落或阻塞、管道是否通畅、引流液颜色、性状、量,床单位是否整洁、安全(图8-9)。

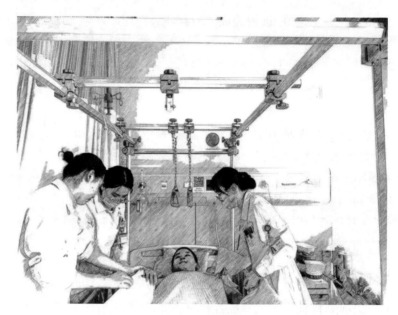

图 8-9　护理交接班

二、科室医护交班流程

科室医护交班流程见图 8-10。

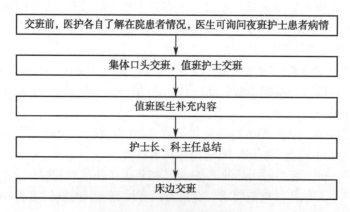

交班前,医护各自了解在院患者情况,医生可询问夜班护士患者病情

集体口头交班,值班护士交班

值班医生补充内容

护士长、科主任总结

床边交班

图 8-10　医护交班流程

早交班结束后,医生护士开始床边交班,小萌很疑惑为什么有的科室是医生、护士共同床边查房?

医护一体化查房(图8-11):围绕患者的病情进行讨论,确保了医护之间及时、有效、充分的沟通,在综合治疗和护理的基础上为患者制订出最佳的治疗方案,进而确保了患者安全,改善了患者的就医体验;医生护士共同查房,护士参与医疗护理康复决策的全部过程,能使护士更加清楚患者的病情进展和治疗康复方面的变动,可以有效减少医疗护理差错和风险事故的发生,使对患者的护理更具个体化,更符合医生、康复师的治疗计划和康复目标,医生对护士管理患者的质量进行评价反馈,对护理中存在的问题提出意见和建议。护士准确执行医嘱,严密观察患者的病情变化,并真实、完整、客观地记录,把患者的情况及时准确地反馈给医生,加强医护之间的沟通,以随时调整诊护方案。

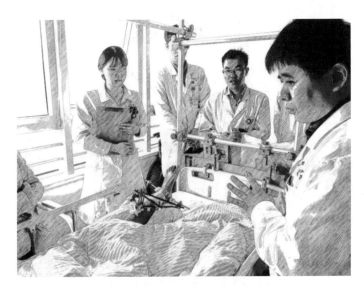

图 8-11　医护床边交接班

三、医疗机构感染预防与控制相关规范

小萌跟着指导老师张医生为5床的黄某换完药,张医生让小萌整理一下用物,把垃圾扔一下。小萌把用过的纱布、棉签、刀片、注射器、镊子放到用过的换药碗里,用一次性治疗巾一包,准备一起扔到黄色垃圾袋里,刚好被治疗护士小美看到了。小美赶快制止,告诉小萌不同的垃圾要分类放置,医疗垃圾扔黄色垃圾袋,生活垃圾放黑色垃圾袋,针头、刀片要放置锐器盒里,用过的无菌包内的物品要单独放置,集中送供应室消毒。千万不要把锐器扔到黑色或黄色垃圾袋里,否则处理垃圾的工人不小心被扎到了,就非常危险。

1. 医疗废物收集使用黄色带盖有"医疗废物"标识的医疗废物专用桶收集,内置黄色医疗垃圾袋。

2. 生活垃圾使用黑色垃圾袋收集　餐厨垃圾、纸类、未污染的输液软袋、塑料瓶等。

3. 感染性废物使用黄色垃圾袋收集　口罩、帽子、手套、隔离衣;注射器、输液器、输血袋、透析器管路、引流皮条及袋;呼吸管路、氧气面罩、雾化器、导尿管、吸痰管;实验室的塑料试管、滴管、离心管;压舌板、棉球、棉签、纱布、各种敷料等。

4. 损伤性废物使用锐器盒收集　针头、缝合针、针灸针、探针、各种穿刺针、各种导丝、钢钉等;玻璃安瓿、载玻片、玻璃试管等。

小萌听了小美的解释,心想原来垃圾分类也有这么多学问。于是她把治疗巾打开,逐一进行分类。她刚准备伸手去拿刀片,就听到小美说"等一下"。然后,小美用持物钳把刀片夹起来,扔到了锐器盒里。小美告诉小萌处理针头、刀片等锐器时一定要小心,千万不要直接用手拿,如果不小心扎到了自己要按照锐器伤处理流程进行处理(图 8-12、图 8-13)。

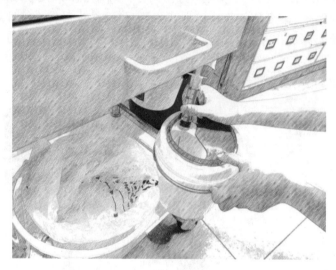

图 8-12　锐器处理

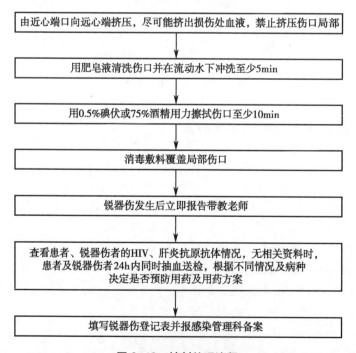

图 8-13　针刺处理流程

拓展案例

实习医生小萌今天跟着张医生参加科室的大查房。她发现每查完一个患者,就有一批人用床旁的免洗手消毒液洗手,就问旁边的护士小美怎么回事。小美告诉他,这是感控手卫生的要求,在接触患者前后要洗手,是为了预防控制病原体传播,降低医院感染发生率。感控专家还总结七步洗手法的口诀"内外夹弓大立腕"(图8-14)。

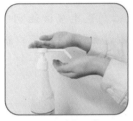
取适量洗手液于掌心

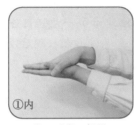
①内
掌心对掌心揉搓

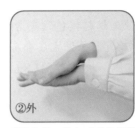
②外
手指交叉,掌心对手背揉搓

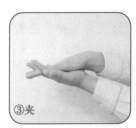
③夹
手指交叉,掌心对掌心揉搓

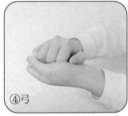
④弓
双手互握,相互揉搓指背

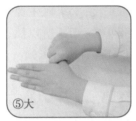
⑤大
拇指在掌中转动揉搓

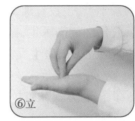
⑥立
指尖在掌心揉搓

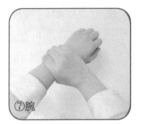
⑦腕
旋转揉搓腕部,直至肘部

图8-14　手卫生步骤示意图

世界卫生组织(WHO)提出手卫生的5个时刻:接触患者前、进行无菌操作前、接触患者后、接触患者体液后、接触患者周围环境后。

四、医护沟通的重要性

情景导入

小美护士在病房值班。中午,发现小萌医生开立了给患者采血的医嘱,但是对于何时采血以及其他相关信息没有备注。医生开立临时采血医嘱可以是3种情况,一种是治疗后及时需要了解效果,对患者的饮食、休息等没有特殊要求;第二种是患者有不适感,医生需要根据检验结果判断患者的病情;第三种是想到患者还需要做一些检查,顺便就把检查单开了。于是小美护士给小萌医生打电话询问,小萌回答说:"和明天需要抽血的一起抽。"小美翻阅了标本盒,患者确实有血要抽,所以她把血标签和明天的血标签放在一起。

但是,下午张医生一上班,就很生气的对小美进行了教育,说耽误了患者的病情,他们都在等这个患者的血液检验结果。小美很委屈地说问过小萌医生了,说了和明天的血一起抽。小萌医生说她想表达的意思是想将这个血和明天该患者的急诊血一起放在今天抽。

从上述案例中可以看出,针对抽血时间的问题,医生护士均有责任,虽然小美护士询问了医生,但是却没有实现"有效沟通",因为小萌医生的表述不是很清楚,护士小美也没有多问一句抽血时间,导致了这次错误的产生。

拓展案例

　　某市三甲医院神经内科收住一合并高血压、糖尿病、房颤的脑梗死患者,该患者长期口服自备降压药、降糖药。入院后,医生根据治疗方案,嘱患者暂停所有自备药,改为医院发的口服药。

　　小萌医生是当晚接待该患者的值班医生,在下医嘱时,他发现适合该患者的降糖药为医院月底限制性用药,暂时无法录入医嘱。正在这时,病房里又一位患者突发脑疝,所有医护人员便忙去抢救患者。待忙完一系列事情后,小美护士随后处理之前那位脑梗死新患者的医嘱时,也注意到该患者有糖尿病病史,但又想起接待该患者时,他拿出了一大包自备药,心想医生应该让他吃了自备降糖药吧。直到第二天上午张主任查房,才发现该患者入院后没有测过血糖,也没有口服降糖药,主任立即给予患者测随机血糖:21.8mmol/L,家属看到这个血糖值立刻怒火冲天,一起医患纠纷不可避免地发生了。

　　在上述纠纷中,虽然突发抢救状况限制了医护间有效的沟通,但医生护士均有不可逃避的责任。首先,医生下医嘱时发现药物录不上,也没有通知值班护士,上级医生监管不到位;其次,处理医嘱的护士遇到问题时不可想当然,应仔细询问医生,做到知其然,知其所以然;最后,发药的护士应了解患者病情,发现该患者无降糖药时应立即向医生反馈,不可盲目执行医嘱。总之,在这起纠纷中,问题的核心就在于医护沟通障碍。

　　医护沟通是一种以开放、积极的方式,通过一系列普通的符号、行为、语言、文字,为了积极的卫生保健结果而传播正确的、可理解的、一致的、平衡的、可重复信息的能力。医护沟通不仅是医生护士之间的信息交换,而是在医疗团队建立共同理解的基础上,围绕患者健康问题共同协作、决策,制订协作下的患者护理计划的过程,在实际团队中是一种跨专业间的互动。国际患者十大安全目标之一为确立在特殊情况下医务人员之间有效沟通的程序、步骤,正确执行医嘱。目前,在医院管理中医务人员与患者的沟通受到了普遍重视,而成员内部(如医护之间)的沟通没有得到足够的重视,成员内部的沟通交流对于团队合作具有重要作用。目前,医护沟通的现状不容乐观,改善医护沟通迫在眉睫。据报道,在影响患者安全的因素中,医护沟通障碍已成为60%以上警讯事件的主要原因之一,美国医联委员会和医疗认证机构也已确定医疗团队成员之间沟通障碍是医疗事故的主要原因。具体来看,医护沟通影响患者的病死率、住院时间、相关费用,且其引起的护理质量降低不容小觑。

　　有效的沟通是医院安全管理的基础,而医护人员间有效的沟通则是高效的医疗团队保证,医护人员作为一个团队,在工作上有着很多共同点,服务对象相同,工作目标一致,所以作为医疗组织中至关重要的两环节,医生和护士相互合作,交换意见、反馈患者相关信息并紧密配合与协助,良好沟通最终达成共识,是必要且至关重要的。对此,临床上也相继出现了标准化沟通方式[SBAR——situation(现状)、background(背景)、assessment(评估)、recommendation(建议)]、"医护间4+X""巴林特小组及相关培训"等方法促进医护沟通,保证患者安全。

五、医护一体化健康教育

　　在进行健康教育前,医护共同对患者状况进行全面评估,并对其现存的、潜在的、有危险的健康问题做出诊断,医护患三方共同拟定各阶段的健康教育目标及实施计划。医护一体化临床护理模式下的健康教育,以护士为主导,采用群体化和个体化相结合的方式对患者进行健康教育,群体化健康教育针对患者普遍存在的问题进行健康宣教,个体化健康教育则根据患者不同情况进行符合患者实际情况需要的针对性的健康教育。医护一体化健康教育贯穿患者整个住院期间及随访期间,而且每一阶段侧重不同。

六、出院流程及用药康复指导

情景导入

　　经过一段时间的治疗,5床患者黄某逐渐康复,今日早上张医生查房后,让小萌医生给黄某办理一下手续,明天出院。小萌在开立完出院证,交给患者家属后,就去忙其他事了。不一会,患者家属就拿着出院证来到护士站找到小美护士,表示自己一头雾水,不知道要干什么。

　　1. 出院流程　　小美护士给患者介绍了办理出院的流程后,找到了小萌医生,告知她患者的出院流程(图 8-15)。

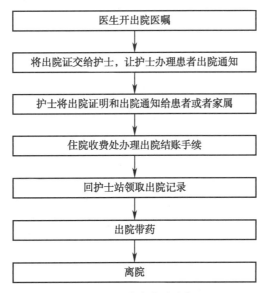

医生开出院医嘱

↓

将出院证交给护士,让护士办理患者出院通知

↓

护士将出院证明和出院通知给患者或者家属

↓

住院收费处办理出院结账手续

↓

回护士站领取出院记录

↓

出院带药

↓

离院

图 8-15　患者出院流程

　　小萌医生表示已了解患者出院流程,以后会严格按照步骤办理出院。5床患者在办理好全部手续后,拿到出院带药后再次提出对出院带药的作用不了解,对怎么服用也有疑惑。那我们医护人员在出院带药方面应该给予患者哪些指导呢?

　　2. 出院患者用药及康复指导

　　(1)用药指导:见表 8-1。

表 8-1　用 药 指 导

用药指导项目	具体内容
药物名称	告知药物通用名、商品名,尤其是零散药品的名称、规格、有效期
服用剂量	告知患者服用片、粒、支、袋等容易记忆的剂量单位
服用方法	告知最佳服药时间、途径、次数、间隔时间
服用疗程	告知药物发挥最佳作用的时间及所需疗程
药物相互作用	告知患者如何避免同时服用有不良相互作用的药物
不良反应	告知患者可能出现的药物不良反应及应采取的措施
注意事项	告知说明书中特别强调的内容,如避免驾驶、高空作业等
饮食禁忌	告知患者服用该药物时应避免与哪些食物同服
储存方法	告知患者药品储存温度、存放位置、开启后使用期限等

（2）饮食指导：嘱患者饮食上清淡，易消化。出血期间禁食，出血停止后应从流食、半流食逐步过渡到普通饮食等。

（3）康复指导：嘱患者进行适当的功能锻炼，严格作息制度，保证充足的休息和睡眠，同时根据气候变化增减衣物等。

（4）复诊指导等：嘱患者明确复诊时间，复诊时需要带的材料等。例如，该患者两周后复诊，复诊时需携带病历本和腹部CT检查片。

（陈 鹏 刘 梅 丁霞芬 谢晓峰）

第九章 康 复

第一节 康 复 概 述

一、康复的定义

小萌的疑问

Q: 康复是医院里常常听到大家说的"早日康复"的康复吗?

A: "早日康复"寄托的是我们对所关心的人的祝福,希望他们"早日恢复到健康"。虽然和"康复医学"的"康复"是相同的两个字,但是内涵并不完全一致。

康复的英文是 rehabilitation,不是 recovery。因此,首先从英文单词上就能看出,"康复"不等于"恢复健康"。

康复是一个社会学名词,有很多解释,也有很多误解。例如,在搜索引擎查询康复的定义时,往往得到的答案是"康复是指疾病痊愈,完全恢复健康,为疾病转归的最佳结局"。还有不少人以为,康复就是疗养、推拿按摩和休息,这些常见的误区在一定程度上阻碍了大众人群甚至医疗人员对康复医学真正内涵的了解。

世界卫生组织关于康复的定义经过多年的讨论,目前最普遍接受的定义是:通过综合、协调地应用各种措施,消除或减轻病、伤、残者身心、社会功能障碍,达到或保持最佳功能水平,同时改善患者与环境的关系,增强患者的自立能力,使其达到个体最佳生存状态并重返社会。换言之,康复是一种健康策略,使存在或可能存在健康问题的患者,通过积极的功能训练和综合措施,在一定的生活环境中能够获得或维持最佳的功能。

知识窗

康复医学的定义

综合协调地运用各种手段,包括力学因素和运动,也包括声、光、电、磁、热等物理因子,甚至工程学和心理学等各种治疗方式,对患者进行训练和再训练,尽可能恢复其身体和心理健康,使其可以恢复功能重返社会岗位的一门医学学科。

二、康复的服务对象

> **Q：既然"康复"不是让人人都"复原"，那什么样的人需要去"康复医学科"呢？**
>
> **A：**我们先听听医学界专家们是怎么说的。我国著名心血管病专家胡大一教授说："没有心脏康复的医疗不是完整的心脏疾病治疗方案。"著名骨科专家戴尅戎院士多次说过："手术一半，康复一半。"著名神经外科专家凌锋教授、神经内科专家崔丽英教授等也强烈呼吁要"提前康复介入的时间"。重庆第三军医大学烧伤科主任吴军说："烧伤不发展康复，不能体现它的医疗价值。"著名康复医学专家，美国医学科学院国际院士励建安教授说："临床没有哪个科室不需要康复。"

（一）康复医学的范畴

如果充分理解了康复医学的定义，那么不难认识到，康复医学所涉及的范畴主要是各种因素导致的功能障碍状态。这里所指的功能障碍，不仅是生物学含义上的躯体障碍，还包括心理、精神和社会能力的障碍。所以，从广义上，康复的范畴包括了疾病、损伤、先天畸形、老年人以及亚健康状态等。此外，康复还包括改善人与环境的适应性，将消极关系改变为积极关系。例如，建筑和道路环境改造、人们对残疾者的态度、残疾人就业政策、医保体系的康复医疗覆盖，社会对残疾者的容纳和支持、社会与康复医疗服务体系等。

（二）康复医学的服务对象

理论上常把康复的服务对象分为以下四类：

1. 残疾人 包括肢体残疾者，盲人和聋哑人等视、听器官残疾者，心、肺等内脏器官病变引起功能损害者，智力迟钝和精神异常致不能生活自理及从事正常职业和社会活动者。

2. 慢性病患者 很多心血管系统、呼吸系统、代谢系统慢性病患者，疾病与功能损害互为因果，使疾病趋向恶化。康复有助于切断这一恶性循环，控制病程，提高总的治疗效果。

3. 急性病、创伤及手术后患者 在全身基本情况稳定后，及早开始康复治疗，可加速罹患器官及全身的功能恢复，防止合并症和后遗症。

4. 老年人 老年人经历着一个身心功能衰退的过程，这种衰退主要由遗传因素决定，也和年龄增长时实际活动水平、习惯下降有关。保持适当活动有可能减缓心血管、代谢及肌肉功能的减退速度，保持较好的活动能力，使晚年愉快。

或许此时你会感觉到，康复总是和"伤病残疾"联系在一起。但是，从医学的角度讲，我们每一个人都是残疾人，因为找遍世界也不会有心理上一点问题没有、身体完完全全健康、社会能力上也绝对一点障碍都没有的人。举个例子，正如我们现在常说的所谓"亚健康状态"，没有器质性的病变，就是说还没有到疾病那么严重，但实际上已经有了一些功能障碍的状态。再比如，我们很多人都戴眼镜，离开眼镜，有近视的人就会觉得不适应、不舒服，戴眼镜也成了日常生活的一部分，并没有觉得有任何怪异的感觉。但实际上，眼镜这种装备，本身就是康复工程的内容，因此所有戴近视或远视眼镜的人，都在接受着康复治疗，从某个角度而言，都有一些"功能残疾"。因此，我们应该平静的面对"残疾"这个词。要明白，在我们的一生中，几乎每个人在生命的某一阶段都有暂时或永久的损伤，而步入老龄的人将经历不断增加的功能障碍。

"残疾"概念的转变大大增加了康复医疗服务的需求。事实上，康复医疗机构处理的对象大部分都不属于国家残联认定的残疾人，而是因为疾病、外伤等因素而导致功能障碍的人。因此，康复是和我们每个人密切相关的，它就在我们的周围。

知识窗

残疾的新概念

世界卫生组织和世界银行 2011 年颁布新的《世界残疾报告》（World Report on Disability），对残疾进行了重新定义：残疾（功能减弱或丧失）是人的一种生存状态。

残疾定义的重要更新，主要是重新阐述了人体功能和环境的相互关系（图 9-1）。从人与环境关系的角度，残疾指的是有某些健康状况（如脑瘫、唐氏综合征、抑郁症等）患者和环境因素之间的消极方面，例如患者积极性、无障碍设施、公众对于残疾人的态度、医保政策等。康复医疗就是要将这些消极方面转化为积极的方面。

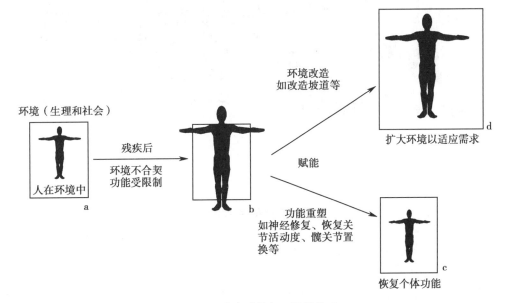

图 9-1 人类功能与环境的关系

引自 World report on disability（2011）.WHO.http：//www.who.int/disabilities/world_report/2011/report/zh/index.html，经翻译。

三、康复治疗手段

小萌的疑问

Q：现在我知道了"人人需要康复"。那医院里"康复"究竟可以帮患者做什么呢？"康复"＝"好好休息"？

A：康复绝对不是"休息"，也不是完全依赖"吃药、打针"，康复强调综合手段，改善功能、提高患者生活自理能力和改善生存质量。因此，康复是"动起来"，是想方设法让患者早日回到家中、回归社会。

广义上，由于康复涉及人的生物属性、心理属性和社会属性，因此康复强调综合手段，包括医学、教育、工程、职业、社会等手段，分别称为医疗康复（medical rehabilitation）、教育康复（educational rehabilitation）、康复工程（rehabilitation engineering）、职业康复（vocational rehabilitation）、社会康复（social rehabilitation），从而构成全面康复（comprehensive rehabilitation）。

医疗康复措施针对的是身体功能和结构、活动和参与、环境因素和个人因素的功能障碍（图9-2）。这些措施有助于个体在与环境相互作用过程中获得及维持最佳功能状态，并产生良好的结局，包括预防功能的丧失、减缓功能丧失的速度、改善或恢复功能、代偿丧失功能和维持现有的功能。

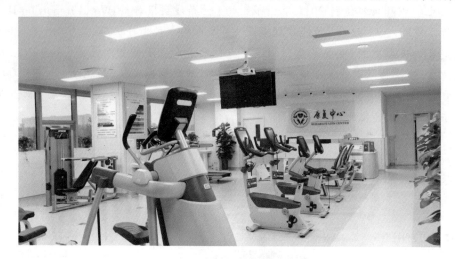

图9-2　康复中心

知识窗

康复治疗的基本路径

康复治疗的路径包括改善、代偿、替代和环境改造。

1. 改善　通过康复训练和其他措施，如肌力训练、关节活动训练、平衡训练、心肺功能训练等，改善生理功能。这条路径在生理功能可望恢复的情况下，应该作为首选。但是，许多患者的生理功能彻底丧失，因此需要通过下面的路径来实现康复的目标。

2. 代偿　通过各种矫形器和辅助具，如助听器、各种矫形器、拐杖、助行器、生活辅助具等，使减弱的功能得到放大或增强。这种方式可以直接提升患者的功能，在康复医疗中有重要价值。

3. 替代　通过某些器具，如轮椅、假肢等，替代丧失的生理功能。康复机器人的发展使得完全瘫痪的患者可以通过外骨骼机器人，完成马拉松全程（42.195km）的行走，就是突出的例证。

4. 环境改造　这里包括硬环境和软环境。硬环境主要是无障碍设施、医疗服务等；而软环境则指公众态度和政府政策（例如医保）等。

四、康复医学与临床医学

小萌的疑问

Q：励建安教授说："临床没有哪个科室不需要康复"，那么康复和临床到底是什么关系呢？

A：医学包括四大部分——预防医学、临床医学、康复医学和保健医学。各部分之间相互融合、相互支撑。从治"人"的角度出发，很多时候很难从时间线上区分临床医学和康复医学。因此，康复医学的理念，应该是渗透到整个医疗系统，包括预防、早期诊断和评定、门诊和住院患者的医疗计划以及患者的出院计划等。应植根于所有医疗人员心中，并付诸行动，使患者实际受益、社会受益。

世界卫生组织（WHO）提出，现代医学包括预防、临床、康复与保健四个支柱。国务院2009年《中共中央国务院关于深化医药卫生体制改革的意见》和《中华人民共和国国民经济和社会发展第十二个五年规划纲要》提出要发展康复医疗，要求预防、治疗、康复同步发展，防治康三结合成为我国卫生发展的重要国策。

我国卫生部门领导多次提出，康复医疗是医学体系的基本组成，是我国医疗卫生的短板，如果不弥补这个短板，我国的医疗卫生体系就是不完善的体系。从宏观医学层面，康复与临床医学、预防医学并行；从综合医院管理层面，康复医学科纳入一级诊疗科目，与内外妇儿等临床学科并列；从专科医院角度，康复医院是独立的医疗实体。教育部目录中，临床医学是一级学科，康复医学为二级学科。

综合医院的康复医学科，是在康复医学理论指导下，应用功能测评和物理治疗、作业治疗、传统康复治疗、言语治疗、心理治疗、康复工程等康复医学的诊断、治疗技术，与相关临床科室密切协作，着重为病伤急性期、恢复早期的有关躯体或内脏器官功能障碍的患者，提供临床早期的康复医学专业诊疗服务，同时也为其他有关疑难的功能障碍患者提供相应的后期康复医学诊疗服务，并为所在社区的残疾人康复工作提供康复医学培训和技术指导。

康复医学与临床医学的区别见表9-1。

表9-1　康复医学与临床医学的关系

类别	核心理念	行为模式	治疗对象	评价方式	治疗目标	治疗手段	工作模式	家属介入
临床医学	以疾病为中心	生物学模式	各类患者	疾病诊断和系统功能	强调去除病因，挽救生命，逆转病理过程	药物+手术	专业化分工模式	不需要家属介入
康复医学	以功能障碍为中心	生物-心理-社会模式	功能障碍和残疾者	躯体、心理、日常生活和社会功能	强调改善、代偿和替代的途径提高功能，提高生活质量，回归社会	非药物，训练和再训练	团队模式	需要家属直接介入

五、康复医学在临床实践中的价值

小萌的疑问

Q：我以前常常听说，康复医学科在医院中常常"不受待见"，但从上面了解的信息，我又似乎觉得康复医学是临床治疗中不可或缺的一部分，那么康复医学科在医院中的价值到底是什么呢？

A：小萌我问你，你觉得患者什么时候能够"出院"呢？或者，你觉得什么才是"治好病"？如今多数疾病的转归已经不可能简单地以治愈为结局。大多数疾病的发病原因与环境、心理、行为、遗传、衰老等有关，其病因并非可以轻易去除，其病理和病理生理改变也并非可以彻底逆转。此时，减少患者的功能障碍即成为主要矛盾，这就是康复医学的价值所在。

长久以来，医疗价值都以"治愈"为标志，以挽救生命、去除病因、逆转病理和病理生理为主要目标。为此将病情转归分类为治愈、好转、不变和恶化。但是历史的车轮在不停地滚动，医疗价值的基本理念也不断地升华。

1. 功能康复是医学的永恒目标　运动功能是生物活性的标志，也是人体脏器、组织和系统功能最突出的外部表现。临床医学针对的是疾病,强调去除病因,逆转病理或病理生理异常。但是多数疾病难以彻底去除病因和逆转病情。在无法改变病因、病理和病理生理状态时,临床治疗就基本结束了。由于缺乏主动积极的功能锻炼,临床治疗效果受到影响,甚至由于过多地静养,导致不必要的功能障碍,形成恶性循环。

康复医学针对的是功能障碍。康复医学诞生的土壤就是临床医学的局限性。许多疾病去除病因困难,或已经形成严重功能障碍,即使病因去除,其功能障碍也不一定能自动克服。各种文明病、老年病、身心疾病等的功能障碍与缺乏运动有关。在生理功能不能恢复时,如截肢、完全性脊髓损伤等,临床医疗并无特殊有效的方法,而康复医疗则大有作为,是最关键的医疗服务之一,也是对临床医疗十分重要的扩充和延续。

2. 康复医疗的社会价值　康复医疗的价值首先是解决临床医疗所难以解决的问题,包括长期的功能障碍或丧失。如对于完全性脊髓损伤患者,康复医疗采用矫形器使患者改善或恢复步行能力;采用轮椅训练使患者行进较长的距离和适应较复杂的地形;采用作业治疗使患者恢复生活自理能力;采用心理治疗恢复患者的自信心和自立能力。

康复医疗的价值还体现在减少临床治疗负荷和提高疗效。如急性心肌梗死患者早期进行康复活动,是帮助患者尽早出院的基本措施之一;高血压病和糖尿病患者的运动锻炼可以减少药物使用量;髋关节置换术后合理的康复训练将是减少合并症、延长假体寿命和提高患者活动能力的必要手段。

康复医疗的价值也表现为弘扬人权。许多残疾人并不能像我们一样参与社会,同时享受社会给我们的回报。残疾人往往是孤立而不能独立的。康复医疗是社区卫生服务的基本组成。通过康复服务使许多残疾人的心理状态显著改善,参与社会活动的主动性提高,使患者恢复尽可能正常的社会生活,充分体现残疾者的人权。康复医疗不是基本医疗的额外附加,而是重要的基本组成。

有许多不同程度、不同类型的功能障碍者,经过康复医学的早期、持续介入,取得了很好的成效,如 2004 年因车祸导致腰椎以下截肢的患者彭水林,被民间称为"半截人",经中国康复研究中心的精心医治和康复训练,于 2007 年 9 月安装功能假肢后独立行走。

知识窗

康复是一项有益的投资

患者角度:康复能够培养人的能力,保护人的尊严,不仅使其有机会创造社会经济价值,也可以通过减少陪护,减轻家庭和社会负担。

医疗角度:康复医学与其他医学(尤其是临床医学)的有机结合不但可以提高医疗资源的有效利用率,还可降低患者残障发生率,改善其生活质量,从宏观上也能降低总医疗费用。

(胡筱蓉　孟殿怀)

第二节　康复医学的发展历程

一、东西方康复医学内涵的历史演变

小萌的疑问

Q：都说康复医学是一门新兴学科，那么康复医学究竟起源于哪里呢？康复医学也分东西方医学吗？我常常听人说，康复医学就是针灸、按摩、拔罐？

A：原始康复从图腾崇拜和宗教中走来。人类诞生之初，就在与疾病、自然灾害和战争的斗争中，运用各种手段康复罹患病痛者的身心。人们客观地探讨自然、生命现象，形成了最初的、没有地域区别的康复认识。

一般认为现代康复起源于第二次世界大战，为了让伤员尽快恢复健康，重返战场，大力发展了这个医学分支，利用物理因子治疗再配合各种方法练习来加快伤病的治愈速度。经过这么多年的发展，康复已经发展成一个独立的医学学科，有了一套完整的诊疗体系。

大家都知道，东方医学的特征是强调整体，强调动态平衡，强调哲学指导，强调临床观察。我们传统的康复手段，比如按摩、导引、类似于医疗体操的五禽戏等，目前也是现代康复的一个重要组成部分。随着文明的发展，东西方医学走向不同的发展道路，具备了相对的特征，但是并没有绝对的地理与文化边界。

（一）西方发展的康复医学特征

1. 西方医学起源中的康复内涵——生命在于运动　我们都知道西医以人体解剖学、实验生理学等学科为基础。2 400年前，希波克拉底拉开了西方医学的序幕，在体液生理、病理学、解剖学方面的积极探索，使之成为西方医学的奠基之作；Herodicus和他的学生阐述了运动在治疗疾病中的应用，反映了康复的概念。

2. 从自然疗法到战争医学　普遍采用来源于自然现象，包括电、声、光、热、磁和力，以及各种类型的运动的物理疗法。希波克拉底十分重视运动与自然疗法，提出了用矿泉、海水、日光和运动等方法治病。两次世界大战直接推动了康复医学的迅速发展。19世纪40年代Dr.Rusk和Dr.Krusen为物理医学与康复专业的形成做出了贡献，主张综合运用各种手段改善功能状态，以循证医学为依据进行临床决策，促使战争后的伤残人员回归家庭和社会。

3. 西方康复医疗机构的演变　1917年，美国为了对受伤的军人进行康复治疗，在纽约成立了"国际残疾人中心"。20世纪40年代，美国的康复医院和综合医院康复医学科以及社区层面的康复医疗得到蓬勃发展。以长期看护和康复为特征的各类护理院也顺应而生。在欧洲则以福利为模式的康复医疗服务为特征，提供全民普及的康复医疗服务。

（二）东方发展的康复医学特征

1. 东方医学起源中的康复内涵——《黄帝内经》　东方康复基于中医哲学，以不同的方式发展。2 300年前中国的《黄帝内经》提出"天人合一"的整体观和"阴阳辨证"观，详细介绍了针灸、导引、按摩等方法，用于治疗瘫痪、麻木、肌肉痉挛等各种病症，奠定了东方康复医学的理论基础。

2. 揭示康复的根本内涵——"天人合一"的整体观　祖先们对砭石的运用催生了针刺康复，从火的应用找到了灸和熨的治疗方法，祭祀舞蹈启发了"导引术"。1 900年前，华佗模仿五种动物的动作，创造了医学体操——五禽戏，加上其后发展的太极拳等中国传统运动方式，一直沿用至今。东方康复强调整体医学模式,认为人是一个有机的整体,人和环境、社会融为一体。人体健康亦如阴阳消长,处于动态的平衡之中。在治病时,更加关注在疾病和功能障碍时人与环境的主动功能关系,强调辨证论治,要根据疾病、个体、环境的不同,制订康复的原则和方法,通过调和阴阳,恢复机体平衡,最终帮助患者达到生命的"形神合一"。

3. 中国康复机构的演变 公元 618 年,中国诞生了世界上第一所具有社会福利性质的官方康复机构"养疾坊",但是由于各种因素,康复医疗机构没有有效地传承和发展。近年来,中国以综合医院为龙头,康复医院为重点,社区康复服务为基础的康复医疗服务体系建设正在迅猛发展。

知识窗

东方 VS 西方康复内涵

西方康复方法强调从外到内,从细分到整合对人体进行干预。西方康复的研究强调生理学、生物力学、细胞学、分子生物学等高科技手段。西方的康复治疗包括物理治疗、作业治疗、言语治疗、康复工程、心理治疗和社会工作,覆盖了神经康复、骨科康复、心肺康复、儿童康复、老年康复和疼痛管理。西方康复医生与治疗师的训练除医学基础之外,强调物理学、化学和工程技术的知识和技能。

相比于西方康复,东方康复强调从内到外调整人体状态。东方康复医生与治疗师的培训除了医学素养之外,更加强调哲学和艺术思想的熏陶。近年来,东方康复不断吸取西方康复治疗的优点的同时,通过现代科学的研究方法进行更深入的研究。如对针灸和传统运动康复的作用机制及其应用的研究。东方和西方的交流推动了国际物理医学与康复医学的发展。例如,太极拳被越来越多的西方人称为"新时代的传统能量"。

(三)康复医学没有地域与文化边界

长期以来,国内外习惯地将东方医学(以中医为典型代表)称之为替代医学(alternative medicine)、补充医学(complementary medicine)或者传统医学康复(traditional rehabilitation),而将目前发达国家采用的康复医学体系称之为现代康复医学。这种观念有失偏颇。东方医学不是西方医学的补充和代替,应该说,凡是现在实用并不断发展的,都是现代的。东西方康复医学的内涵和内容融合在一起,才是现代康复医学。国际康复医学的发展趋势就是通过合理地整合东西方的康复理论和方法,促使东西方康复理念和技术逐步融合,实现全球化,是中国康复医学的使命。

二、物理医学与康复医学的概念演变

小萌的疑问

Q: 我经常看到很多书本上写到"物理医学与康复医学",什么是物理医学? 什么是康复医学? 到底应该用什么名字?

A: 学科名称的争端持续了约半个世纪。现在大家都已经全面接受了"物理医学与康复医学"的概念,并不断深化本学科的深度和广度,学科名称的争端已经逐步消逝。

(一)物理医学的奠基

物理医学于 17 世纪逐步形成,即以力学和物理学解释生命现象,并基于当时的机械论(力学的)生命观建立起来的医疗体系。物理医学是把物理学的原理和方法应用于人类疾病预防、诊断、治疗和保健的交叉学科。

狭义的物理治疗就是运动疗法和理疗法,对疾病有治疗或缓解的功效。常用的物理因子有力（运动）、声、光、电、磁、热等。广义的物理医学是许多现代诊疗技术的先驱,例如肌电图和电生理学、超声医学、激光医学等都是源自物理医学。

物理治疗现在仍然是康复医疗最重要的技术手段之一。但是物理医学的核心思路是基于生物医学模式,没有考虑患者的心理和社会属性。物理医学也无法涵盖不断发展的作业治疗、言语治疗、假肢矫形或者康复工程的内容,因此学科的内涵必然开始延伸。

（二）康复医学的兴起

20 世纪中期,康复的概念在美国和欧洲国家开始提出,作业治疗、言语治疗、假肢矫形或者康复工程快速发展。国际物理医学学会的首任主席 Frank Krusen 于 1952 年在伦敦举行的首届物理医学国际学术大会的发言中,引用了参会者达成的共识,称"康复作为新兴的医学学科已建立,它以恢复身体残疾者的正常生活为目的;在面对慢性病或残疾时,医务人员应避免绝望或消极的态度;采取积极的方法让患者恢复自我满足、自我尊重和幸福;医生不仅要关注患者寿命的延长,还要提高患者的生活质量;在接诊患者时,应同时考虑心理和生理因素对疾病的影响。"在美国,物理医学专家与康复专家经过磋商,决定将这两个概念整合,以"物理医学与康复"作为新的学科名称。1950 年建立了国际物理医学与康复联盟（International Federation of Physical Medicine and Rehabilitation, IFPMR）。

20 世纪许多亚洲国家采用康复医学作为正式的学科名称。例如,中国、日本。此外,美国的部分康复机构以及欧洲的诸多国家也采用了康复医学作为学科名称。

（三）国际学会名称的统一

1968 年成立了国际康复医学会（International Rehabilitation Medicine Association, IRMA）。其内涵包括了物理医学与康复医学的内容,但是为了文字表达的简洁,而采用康复医学作为正式的学科名称。为了加强学科内涵建设,促进国际学术交流与团结,1999 年 IFPMR 和 IRMA 决定合并,成立国际物理医学与康复医学学会（International Society of Physical and Rehabilitation Medicine, ISPRM）。至此全球形成了统一的学术组织。

（胡筱蓉　孟殿怀）

第三节　走进康复科

情景导入

> 小萌初到康复医学科,参加早晨交班时惊呆了,医生办公室挤满了医务人员,除了医生和护士外,还有一些医务人员的名牌上写着物理治疗师、作业治疗师、言语治疗师等。交班时,不再是千篇一律的患者生命体征汇报,他们讨论的都是患者昨天能否自己起床、能扶拐杖走多远、能否自己独立吃一顿饭。查房时,围在患者床边的除了医生,还有他们的治疗师和护士,有时还有营养师和心理治疗师。

一、康复团队

康复医学科与其他临床科室最大的差别是,康复科常以康复团队的方式来进行工作。康复团队是为了帮助患者实现康复目标而紧密协作的一群人,其成员包括康复医生、康复治疗师（物理治疗师、作

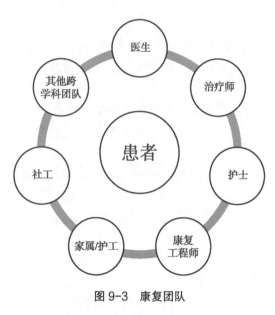

图9-3 康复团队

业治疗师、言语治疗师、心理治疗师)、康复护师、康复工程人员、患者家属(护工)、社会工作者等(图9-3)。在康复过程中,因为患者往往会伴有一些临床问题,因此还会组建跨学科团队的方式来提供全面的康复服务。

康复医生通常是团队的协调者,应该熟悉所有相关的治疗方法、治疗形式和治疗机制,及这些治疗可能带来的益处和潜在风险,以便最好地提供各治疗专业需要的具体治疗措施来帮助达成患者预期的治疗目标。要开出合适的治疗处方和注意事项,应清楚地了解辅助设备的用途、益处、危险性及其对提高日常生活活动自理能力,改善运动、交流,维持文娱活动及减轻疼痛等方面的作用。康复医生应督导治疗过程,能够提出合理的预防措施并监督转介和医嘱执行。治疗计划是动态的,需根据患者病情变化和阶段评估情况经常进行调整、更新和修正。要加强团队成员的协调和沟通,形成有凝聚力的团队。

二、团队会议

康复团队的工作内容以患者为中心,为患者制订个性化和目标导向的康复计划和目标,尽可能提高患者的功能水平,改善患者生活质量,促进患者回归家庭和社会。因此,康复治疗计划应基于患者陈述的喜好和诉求,包括对康复目标的期望,经过医生、治疗师和护士共同完成康复评估(运动功能、日常生活能力、社会参与能力、营养、心理状况等),分析患者目前存在的主要康复问题(运动功能、日常生活能力、社会参与能力),讨论影响患者康复的有利因素和不利因素,确定患者治疗目标(周目标、出院目标、长期目标),最终制订现阶段康复计划或出院康复计划、辅助具需求情况及家庭环境改造问题。

情景导入

> 小萌发现,在康复科里,病床总是空空荡荡。人呢?后来发现,在康复科,还有些神奇的地方,叫作康复治疗室。
>
> 小萌来到治疗室,被眼前琳琅满目的仪器设备惊呆了。物理治疗室内摆满了平衡架、功率自行车、跑步机,以及各种机器人辅助设备。患者们在物理治疗师帮助下,正在训练翻身坐起、站立和走路。作业治疗室布置得像家一样,患者们正在作业治疗师的指导下,训练穿衣服、扣纽扣,练习着使用毛巾、锅碗瓢盆。言语治疗室里,言语治疗师正在耐心地一个字一个字教患者练习说话,还有些人正在准备各种各样的食物,准备患者的吞咽训练。还有个秘密小工厂,里面有各种颈椎护具、腰椎护具、鞋垫,各式轮椅、助行器、拐杖等。
>
> 更有趣的是,不管哪个治疗室,都充满了动感十足的音乐和患者们的欢声笑语。

三、康复医学科主要工作内容

康复医学科的日常工作内容主要包括康复评定和康复治疗两大方面。

(一)康复评定

没有评定就没有治疗。临床检查是康复评定的基础,但评定不同于诊断。康复评定不是寻找疾病的病因和诊断,而是客观地、准确地评定功能障碍的原因、性质、部位、范围、严重程度、发展趋势、预后和转归,为制订康复治疗计划、评定康复治疗效果提供客观依据。康复评定是康复治疗的基础,是制订康复计划的前提和基础,也是评定治疗效果的工具。

根据康复对象是住院治疗还是门诊治疗,可以在不同的时间进行评定,并间隔一定的时间再次评定。在时间上可以分为初期评定、中期评定、后期评定。中期评定的目的是了解功能有无改善及其程度,判定治疗效果,并决定是否要对原有的目的和/或计划进行适当调整。因此,对恢复速度比较快,早期或住院患者,可每1~2周评定1次,对恢复速度比较慢,病程比较长或门诊患者,可3~4周评定1次。

康复评定主要包括躯体功能、认知功能、言语(交流)功能、心理功能及社会功能(图9-4)。

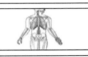
躯体功能
包括人体发育、姿势、关节活动、肌张力、肌肉力量、平衡和协调、步行功能、心肺功能等

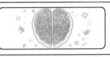
认知功能
包括注意力、记忆力、逻辑思维、计算力、时间和空间的定向力等

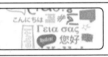
言语(交流)功能
包括口语、手语、书面语、身体语言、书写功能等

心理功能
包括行为、智力、人格、情绪等

社会功能
包括社会交流、人际交流、组织和策划能力等

图9-4 康复评定

(二)康复治疗

医院中,康复医学范围涉及神经科、骨科、儿科、老年病、心肺、风湿、精神康复、疼痛康复、癌症康复等诸多方面。但通常将康复治疗方法分为以下几个方面(图9-5)。

物理治疗	● 通过主动和被动运动训练、各种物理因子(如电、光、声、磁、冷、热、水、力等)来治疗疾病、恢复与重建功能的治疗方法
作业治疗	● 通过特殊的作业活动来治疗躯体和精神疾病,使患者的功能达到最佳水平
言语和吞咽治疗	● 通过各种训练,使患者借助于口语、书面语言、手势语来实现个体之间交流的治疗;目前吞咽评定和治疗也纳入言语治疗师的工作范畴
心理辅导与治疗	● 运用心理治疗的有关理论和技术,对心理障碍患者进行的治疗
中国传统治疗	● 包括中国传统医学的运动、导引、手法和药物治疗等
康复工程	● 包括制作假肢、矫形器、辅助器等
康复护理	● 针对患者功能障碍进行的护理工作,除了一般护理之外,还强调体位摆放、皮肤处理、进食训练、早期活动、神经源膀胱和神经源肠的处理等

图9-5 康复治疗方法

实际临床中,不是所有的患者都需要上述治疗方案。务必记得,康复医疗是以"人的功能障碍"为核心,以"患者期待的出院目标"为主要矛盾,综合运用图 9-5 中列出的治疗方法来改善、代偿或替代功能,同时帮助他们改造家庭、工作和其他社会环境。

情景导入

> 小萌听说,在康复科还存在着这样一支队伍,他们背着各式康复秘密武器,游走在神经科、骨科、心脏科、肿瘤科,甚至 ICU 里,帮助还在临床急性期治疗的患者们保持床上或床边活动。

20 世纪康复医疗的重点在疾病稳定期和恢复期。而 21 世纪的发展趋向是将康复医疗介入的时间点前移到疾病的急性期。目前,全国许多大型综合性医院大力推行康复医疗早期介入,在缩短平均住院日、提升医疗质量、加强多学科合作方面取得了积极的成效。急性期康复模式强调多学科合作模式,将康复医疗触角延伸到临床各个学科。

早期康复介入的关键目的之一是减少制动带来的并发症。制动是指身体活动的限制,是一种临床十分常用的保护性治疗措施。临床上常见的制动有三种基本形式:①局部制动,如骨折后的肢体石膏固定;②全身制动,如卧床休息;③运动不能,如神经瘫痪。尽管临床上应用制动措施有充分的理由,但是往往忽视其负面影响,延误治疗和康复进程,甚至继发功能障碍和合并症。在临床中,早期康复介入可以打破制动带来的弊端,不仅可以增加患者的主动运动和被动运动,对心血管、胃肠道和膀胱等并发症也有防治价值。

制动与活动对机体的调节过程极为复杂,既受神经体液、肌肉、骨骼及脏器功能相互作用的影响,也受环境(包括自然环境和社会环境)等因素的影响。虽然目前仍存在许多无法明确的问题和解决的方案,作为未来的临床一线医生,仍需要不断探索,结合循证医学依据,指导临床康复决策。

（胡筱蓉　孟殿怀）

第十章 医技科室

第一节 走进医技科室

小萌的疑问

Q: 小萌回想着看病的经历,医生时常会让患者去做一些检查,有抽血,有拍片,看完病还会拿药。这些检查是什么科室来承担的呢? 检查科室在医院有着怎样的地位与功能呢? 跟临床是怎样分工的呢? 好像每个检查的程序又是不一样的,各科室之间好像相互独立,但又密不可分,这里面有什么诀窍吗?

A: 这就是临床医技科室的功能了,带着这些疑问,我们来了解一下医技科室。

一、医技科室的定义与范围

医技科室曾被称为辅助诊疗科室,是指运用专门的诊疗技术和设备,协同临床科室诊断和治疗疾病的医疗技术科室,具有为患者实施检查从而协助诊断的功能。曾因为不设病床,不收患者,故也称为非临床科室。

按工作性质和任务,可将医技科室分为以诊断为主的或以治疗为主的科室,以及以供应为主的科室。因而其范围也相对较广,包括了医学影像、超声诊断、临床病理、医学检验、药学、临床医学工程、消毒供应中心、临床输血等,也被称为"支撑科室"。

二、医技科室的分类与功能

（一）医技科室的分类

1. **以辅助诊断为主,部分涵盖治疗的科室** 主要有放射科(含普通放射、CT、磁共振等)、超声医学科、临床病理科、检验学部、核医学科。

2. **以治疗为主的科室** 主要有康复治疗科、放疗科等。

3. **以供应为主的科室** 主要有临床输血科、消毒供应中心、药学部、临床医学工程处等。

4. **其他科室** 随着医疗技术的发展,有些科室已经将医技科室与临床科室的功能进行结合,在进行医技检查的同时,立即进行相应的治疗。如介入放射科、心脏导管室、消化内镜室等。

（二）医技科室的功能

1. 检验学部　配合临床医疗工作,承担医院临床诊疗的常规检验项目,采用多种形式为临床科室提供临床检验信息服务。

2. 病理学部　负责在临床医疗过程中,运用活体组织检查、脱落和细针穿刺细胞学检查、尸体剖检以及免疫、分子病理等方法,实现对疾病的研究和病理诊断。病理诊断报告可指导临床的下一步工作,如治疗原则、估计预后以及解释临床症状和明确死亡原因。

3. 医学影像科　主要是利用影像成像设备,如 X 线、CT、MRI、发射型计算机断层成像(emission computerized tomography, ECT)、正电子发射体层成像(positron emission tomography, PET)、数字减影血管造影(digital subtraction angiography, DSA)、超声等,对人体疾病进行诊断与治疗的学科,包括放射影像科、核医学科、超声医学科。

（1）放射影像科:是利用 X 线、CT 及磁共振、DSA 对疾病进行诊断和治疗的学科。包括影像诊断科和 DSA 影像介入治疗科。

（2）核医学科:是利用放射性核素及相关技术开展疾病诊断、治疗和预防的专科。其功能包括放射性核素体内显像诊断和体外分析检测、放射性核素治疗等内容。近 10 年来,核医学科的发展非常快,主要表现为正电子发射计算机体层显像仪(positron emission tomography and computed tomography, PET/CT)、PET/MRI 等设备进入临床使用。

（3）超声医学科:包括超声诊断与超声介入微创治疗。超声诊断主要是腹部、浅表器官(甲状腺、乳腺等)、心脏和血管、肌肉骨骼系统、妇产生殖系统、产前胎儿超声筛查等超声诊断,其中四维超声、断层超声、超声造影、微血管成像、弹性超声等新技术对病变的早期发现和良恶性的鉴别诊断具有很高的价值。超声介入是超声医学科发展的新方向,是影像学引导下的微创诊疗的一个重要分支,在很多疾病的诊疗中具有非常重要的意义。

4. 放射治疗科　放疗被称作放射肿瘤学。手术、放疗、化疗并称为肿瘤治疗的三大方法。在肿瘤患者中,超过 50% 都需要接受放射治疗。以临床治疗室、放射物理室和放射生物室为主要组成部分的放射治疗科。临床分为头颈、胸部和腹部肿瘤三个专业组。

5. 输血科　主要负责保障临床血液供应和治疗。需要严格掌握临床输血指征,实施全面血液保护措施,保证科学合理用血。明确术前备血、急诊输血、特殊血型输血、血体输血及单采治疗申请的临床管理程序,配合临床开展输血相关的治疗工作。

6. 临床医学工程处　是医院不可或缺的医疗设备管理部门。随着其功能的演进,临床医学工程处的工作已经由保障医疗设备良好运行逐步转向医疗设备的全生命周期管理,形成医疗设备由始至终完整的多元化管理模式。自申请审批开始,在原有的采购、维修工作基础上,增加了如设备质量控制与计量管理、预防性维护、设备资料归档等与各环节相关的工作内容。

7. 药学部　是医院服务体系的重要组成部分。药学部门不仅仅提供发药和配药服务,而是集药品调配、提供用药咨询、设计用药方案、开展药物研究、临床药学监控等为一体的药学服务。药学部的工作人员不仅仅要在药房幕后从事调配工作,还要走到临床一线,与医生、护士一起合作,制订和实施给药方案,为患者提供最优临床药物治疗,开展用药合理性监测;对患者开展用药教育,指导患者安全用药,宣传合理用药知识;为了提高药物治疗水平,药学部还需进行临床药物研究,为临床治疗提供科学依据。

8. 消毒供应室　主要对医疗器械进行回收、清洗、消毒、检查等工作。消毒供应室服务工作不仅覆盖临床各个科室,还涉及就诊患者的利益,其工作质量的高低与治疗效果存在密切关系。若器械的清洗、消毒、灭菌、发放等环节出现问题,极易在治疗中出现交叉感染,甚至会对医务人员及患者的生命健康和安全构成威胁,进而影响医疗工作的顺利开展。

三、医技科室的工作特点

1. 以临床为中心　医技科室业务工作主要是为各临床医疗科提供诊疗依据,或配合治疗,直接或间接为门诊、急诊和住院患者提供技术服务,同时也为全院的科研和教学服务,承担医院的科研和教学职能。临床各科室对医技科室,特别是对拥有先进的现代化诊疗设备的医技科室有着较强的依赖性。医技科室技术水平的高低、工作质量的优劣、检查报告结果是否准确及时,直接影响对疾病的诊断和治疗,同时还影响着全院医疗、科研和教学工作的效果。医技科室的每一个具体检查项目,关系到相关临床科室的诊疗质量。

2. **专业化,独立性** 各医技科室有自己明确的专业分工,并有着自己的工作特点和规律,如放射科与药学部。放射科是将影像设备各自安装在不同的单独房间里,从操作到出报告都是由自己的技师和医生独立完成,具有工作的独立性;药学部则是根据临床医生的处方,给患者提供药品,同时对药品的使用方法进一步向患者解释说明。

3. **对仪器设备的依赖性日趋增多** 医技科室借助专用仪器设备和专门技术开展业务工作,为患者诊断治疗提供客观依据。随着医学科学技术的发展,许多新仪器、新设备不断涌现及更新,这就为医技科室各项工作的深入发展创造了有利条件。目前,大部分医技科室都必须借助仪器设备开展工作,对仪器设备的依赖性日趋增多,所以仪器设备的性能、状态直接影响着医技科室的工作质量,从而影响到临床的诊疗水平,体现到整个医院对病人的服务质量方面。性能良好的高新设备,无疑将大大提高临床工作效率与水平,反之,如果仪器设备故障不断或技术设备老化,则直接影响到临床工作质量。在科学技术迅猛发展的今天,这一特点显得尤为突出。

4. **诊疗仪器设备多、更新周期短、要求条件高** 医技科室的仪器设备是医院现代化的物质基础和重要标志。随着现代化科学技术的发展,诊疗仪器操作自动化、遥控化和电子计算机化,构成了医技科室仪器设备快速更新换代的特点。而且每台仪器设备都有特定的环境、建筑和保养的要求,因此,应有相应的专门技术人员操作和维修管理。

5. **临床指导性日趋增强** 医技科室与临床科室紧密相连、相辅相成。医技科室一般是以临床为中心,根据患者的需要而确定自身的业务工作内容、范畴,决定其检查项目或治疗手段的开展及实施。随着医学技术的发展和科学技术的进步,医技科室借助于仪器设备和技术发展,对一些疾病诊断治疗的水平已从参考和辅助进入确诊和特效治疗的更高层次。医技科室对临床科室诊疗工作的不断介入和对疾病诊疗指导水平的日益提高,不仅大大提高了临床的疾病诊断治疗质量,也使临床医生日趋依赖于医技科室。

6. **医技科室技术人员专业技术水平和知识更新的快慢,是医技科室工作质量的重要因素** 当前形势下,多学科的人才优化组合日趋完臻,医技科室因其工作的特殊性和技术的复杂性,决定了人才队伍构成的多样性和合理性。目前,医技科室技术人才队伍的构成主要有:诊断、治疗系列,即受过较高层次系统医学教育的各级医生;技术系列,由经过系统医学教育和专业技术培训的各级技师组成;工作系列,是指受过良好的技术教育,能够保证医技科室日常工作顺利开展的各级工程师;护理系列,随着医技科室临床化趋势的发展,需配备少量特殊作用的护师。这些人才的优化组合,正在走上正轨,随着新的人才涌入,将会日趋完臻。

7. **医技科室的质量控制技术日趋完善** 医技科室由于专业种类各不相同,技术项目繁多、复杂,工作过程中每一具体环节都体现不同科室的特点,而任何一个质量影响因素,都关系着医技科室整体的工作质量。各医技科室应十分关注质量控制工作,并将此作为医技科室建设的重要内容,不断完善质量控制技术。

8. **学科专业跨度大、分类多,是人才优化组合的难点部门** 医技科室的学科专业跨度大,分类多,需要人才队伍的构成多样性,并且技师队伍所占比例较大。如何解决好各类人员的组合搭配,并能根据所承担的任务和发展变化,适时调整比例结构,是医技科室面临的重要任务。

9. **医技科室既是理工医结合的科室,也是人 - 机结合的复杂系统** 仪器设备的进步对医技科室的发展有着举足轻重的作用。没有先进的仪器不行,有了先进仪器没有高素质人才也不行;只解决购买设备,不解决维修配套及更新办法不行,不解决人才的合理配置更不行。只有高新技术设备与高素质人才的合理搭配,才能发挥医疗仪器设备的最佳作用。

10. 医技科室的服务对象既面向临床,又面向患者 工作质量影响着全院的工作效率。医技科室不仅为患者提供直接服务,而且为临床诊治提供检测数据及检诊报告,服务同时面向临床和患者。因此,医技科室技术水平的高低与服务质量的优劣,直接影响医院的医教研工作,有些诊断直接影响患者病情的转归。

四、医技科室与临床的相互关系

医技科室与临床关系极为密切,为临床诊断和治疗提供科学的依据。医技科室的质量高低,直接关系到临床医生对疾病的分析、判断和对治疗措施的选择,在医院里占有重要的地位。医技科室是为临床服务的,同时也是临床的基础,基础不扎实,临床难以提高。医技科室必须树立服务于临床的观念,更需要加强临床科室之间的有效沟通,及时协调解决工作中存在的问题与矛盾,进而为患者提供优质、高效的服务。

目前医技科室借助先进的仪器设备和技术发展,对一些疾病的诊疗已经从参考和辅助进入了精确和确诊的更高层次,鉴于工作有其特殊性和技术的复杂性,从业者如何更好地为临床科室及患者服务提出了更高的要求。因此,医技科室人员必须加强学习,不断提升诊疗水平,以满足临床与患者的需求。

临床科室和医技科室都是医院的重要组成部分,职责均是更好地为患者服务,没有高低、主次之分。应该从以下方面来更好地处理这中间的关系。

1. 医技科室服务主要面向临床医务人员和患者,其工作质量的好坏及技术水平的高低将直接影响到全院医疗、科研、教学工作的效果及患者病情的转归。医技科室一切从工作需要和患者的利益出发,关心患者,研究疾病,通过积极有效的和谐沟通,增进合作,能对临床医生提出的疑问及时做出合理的解释,共同提高医技科室诊断水平和准确率,减少漏诊误诊,不断提高技术水平及诊疗质量。

2. 在加强为临床服务的意识的同时,也需要加强医技与临床之间的顺畅沟通,可以在医技科室与临床科室的临床诊治活动中搭建用以提供咨询、建议的互动平台。定期组织临床、医技科室座谈会,安排业务讲座,向临床医生介绍某项检查的基本原理、方法、适应证、特异性、敏感性,告知检查条件及出现假阳性、假阴性结果的原因等,从医院层面致力营造良好的院内学术交流氛围。

3. 积极推广以疾病为中心的学科建设,开展多学科联合诊疗,让医技科室共同参与诊疗方案的制定。如肺癌多学科联合门诊,则可以请放射科、病理科一起参与进来,这样面对患者时候,片子、是否穿刺、病理报告、免疫组化等都可以现场得到解答。

4. 临床医生应紧跟科技发展的步伐,而且其迫切性可能比医技科室本身更强。随着先进医疗设备的运用,临床医生对医技科室检查结果依赖程度越来越高,临床医生希望能够更加迅速、便捷地获得准确、客观的检查结果,为临床诊疗提供参考依据。因此,医技科室同样需要根据临床医生及患者需求,进行有效的科室管理及工作安排,尽可能地将各项检查及时、高效完成。

5. 顺应科技发展的要求,必须提高医技科室的业务内涵。一方面,临床和医技科室要提高认识,加强合作与沟通,让临床医生了解新技术、新进展,以便其合理选择应用。另一方面,提升医技科室业务水平和服务意识。医技科室工作人员不仅要精通自己的专业知识,而且要熟悉临床相关知识,准确把握学科前沿,不断提高专业化水平。

6. 医技科室与临床科室接口多是医疗服务流程的关键性环节。医技科室与各临床科室工作接口多,环节复杂,质量管理与控制难度大,有些环节的调整涉及面广、矛盾多,很多事项涉及跨科的协调,如标本的容器、标本的标识、标本的传输、门诊患者的拍片流程等,因此,需要不断优化流程,强化环节,注重质控。

7. 医技科室发展至今,业务既注重诊断又要兼顾治疗,医技科室对临床治疗的介入日趋突出。随着先进仪器设备的广泛应用,新检查手段的开展及实施,医技科室的内涵更加丰富,外延不断扩大,不仅能为临床提供诊断依据,而且能发挥仪器设备的特有功能对患者进行系统治疗,充分显现了微创治疗的优势。医技科室应处理好诊断与治疗的关系,要在做好辅助诊断工作的基础上,充分发挥仪器设备的优势,稳步开展治疗工作,依托专业特色在微创治疗领域取得突破。

五、医技科室在医院的布局

医技科室在医院中的布局是非常有讲究的。总的来说,医技科室由于其功能的特殊性,导致其与门诊、急诊、住院等空间产生了紧密联系。合理组织医技科室与其他功能单元的关系,使不同门诊科室、急诊和住院的患者可以方便快捷地到达相应位置,从整体上就提高了医院的运行效率。来看看主要医技科室的布局吧。

1. 影像诊断　多设在首层。由于影像诊断与急诊、门诊、住院均有较密切的联系,且由于其设备较重,需要做防护处理,改扩建可能性较大。大型医院会在门诊、急诊、住院等区域的一楼分别设置。

2. 特检科室　如心电、脑电、肌电、超声检查、内镜检查等部门,往往成立功能检查科,与各科室均有较大关联性,常在内外科中间设置,或者在方便到达的区域。

3. 检验学部　是利用物理、化学、生物学等方法,对人体的血、尿、便及各种体液标本进行相关检验,从而揭示致病因素或病理变化特征,阐明机体功能情况,为诊断、治疗提供客观依据。内科患者常常依赖于检验学结果,因而中心检验与内科诊室之间的联系相对更多一些,故中心检验最好与内科诊室同层或邻近设置。虽然检验学部与住院同样联系密切,但因住院患者的化验标本有专人采集送检,而门诊患者的标本需自行送检,所以中心检验一般适当靠近门诊。

六、医技科室的发展

随着医学科学技术的发展,医技科室已在很大程度上突破了原有的局限,由辅助地位逐渐向主导地位转化,并以其专业种类多、工作范围广、技术更新快和投入产出多为特点,直接影响了医院的整体水平和技术进步,在现代化医院中占据着越来越重要的地位。随着医疗技术的进步,医技科室与临床科室的结合也是越来越紧密,检查与治疗往往同时进行,有些科室已经很难进行区分是临床科室还是医技科室。随着大量科技成果被应用于医学技术领域,医技科室的内涵和外延也在不断扩大。

1. 诊疗技术和仪器设备自动化　先进医疗技术和设备逐步代替手工操作,设备更新换代的周期越来越短,功能多用途、操作自动化、技术效应快速、准确、超微量和无损伤的诊疗手段应运而生。

2. 知识结构多元化　医技科室涉及生物医学工程技术、电子计算机技术,除具备基础科学和应用科学知识外,还涉及许多边缘科学知识和技术,除需要医学人才外,还必须有工程技术人才。

3. 管理中心化　医学科学技术的发展表现出高度综合和高度分化的特点,使医技分工日益精细,业务项目日益扩张,趋向高度专业化和管理中心化。

当今社会,高科技成果在医技领域得到了广泛应用,医技科室不仅能为临床提供诊断依据,而且能运用现代化治疗手段完善对患者的系统诊治。而且,医技科室在为患者提供更直接服务方面有着广阔的发展前景。医技服务功能也在不断拓展,大量的科技成果在医学技术领域的应用,使得医技科室的内涵更加丰富,外展不断扩大,并得到长足的发展。随着医技科室技术发展和专业增加,医技各科在诸多方面表现出许多交叉点,并向群体综合,形成多学科联合的优势学科或中心。如核医学科、超声诊断科、放射科、放疗科会共同组建成医学影像中心,它们分别从矢状面、冠状面、平面的不同角度,为临床提供影像学诊查的信息,并以此为依据为患者选择最佳的检查手段和诊治方案。这种既分化又综合的特点,既有利于各学科形成特色,又能集中人力,物力完成医疗、教学、科研等任务,推动医技科室的更进一步发展,从而引领医技科室进入一个新阶段。

医学技术高速发展和医疗设备的不断更新,使医技科室由简单的光学仪器、机械设备,发展为复杂精密的光电、电子智能设备。电子仪器设备的技术和功能换代已大大短于其使用年限,计算机的换代已以月计。代表高新技术的大型设备或精密仪器的价格也数倍增长。

此外,医技科室对临床诊疗工作的不断介入,大大提高了临床疾病诊断治疗水平。医技科室应着眼未来发展需要,在巩固已有优势的基础上,瞄准本学科发展前沿,在学科交叉处找准结合点,在学科边缘部寻求创新点,以军事斗争准备为龙头,通过理、工、医结合,重点抓一批科研课题和成果,通过高水平的科研技术带动医院医技科室的建设和发展。

医技科室与患者、与医生都密不可分,在患者的就诊过程中,医技科室是不可或缺的一部分,贯穿了整个医疗过程,与医疗活动紧密衔接、不可分割。当今医学科学的发展,加速了医疗设备的更新换代,大大提升了各种检验检查的灵敏度,从而推进了疾病的检出率不断增高,使得人民群众的早诊、早治变得更加可能,医技科室的发展,将为人民的健康做出极其重要的贡献。

(虞海平)

第二节　医学影像科

一、医学影像科概述

小萌的疑问

> Q:"医学影像科"是不是拍片子的,就像照相馆的师傅一样? 在影像科工作是不是辐射很大,容易得肿瘤?
>
> A:答案是都不是! 那么医学影像学究竟是什么呢? 医学影像学是利用医学成像设备对人体疾病进行诊断和在影像监视下进行疾病治疗的一门新型交叉学科,是现代医学领域发展最快、涉及范围最广的学科之一,包括影像诊断[X线、计算机断层成像(CT)、磁共振成像(MRI)]、介入医学、超声医学和核医学。本学科属于基础与临床的交叉学科,在医院里一般设有放射科(X线、CT及MRI)(图10-1)、超声医学科、核医学科及介入科四个科室。

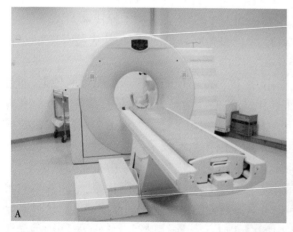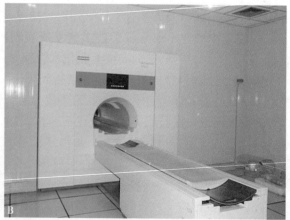

图 10-1　影像设备

A. 双源 CT;B. MRI。

从事医学影像的医生不仅是借助超声、CT、MRI、核素显像等影像设备进行临床诊断的医生,也是可以从事介入及核素治疗的临床医生。所以他们不是拍照的师傅,他们是医生(图10-2)。

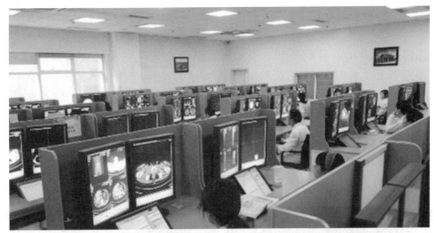

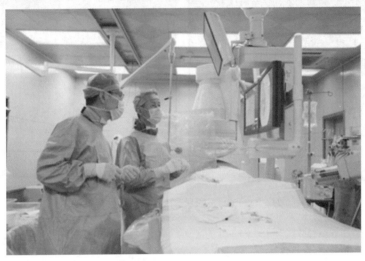

图 10-2　影像诊断和介入医生的工作场景

那么医学影像是否有辐射呢？这个问题要辩证看待：影像科医生会接触 X 线,大剂量 X 线是会对人体产生射线损伤,甚至导致人类罹患癌症等疾病。但是现在所有影像学检查室,其面积、结构及防护等必须是符合标准的。比如墙体应达到足够厚度、使用含铅水泥或使用铅皮等来满足要求；门窗玻璃是含铅的、介入医生在手术中可以穿防护衣等。影像科医生平时做好防护,接触到的射线和天然本底射线类似,不会对身体造成伤害。会对人体产生射线损伤这种担忧是杞人忧天。并且超声及 MRI 本身就是没有射线的,很多放射科前辈年近 80 岁还在充满热情地工作,所以辐射问题是不用担忧的。

二、医学影像科发展历程

1895 年德国物理学家威廉·康拉德·伦琴(Wilhelm Röntgen)发现 X 线(又称 X 光),从此开启了医学影像崭新的一页。在此之前,医生想要了解患者身体内部的情况时,除了视触叩听就是直接解剖身体了,但这两种方法都有一定的风险,且不够精确。伦琴本人也于 1901 年获得首届诺贝尔物理学奖。其后 X 线检查日臻专业化,出现了很多 X 线医生。1930—1970 年间,大型 X 线机开始出现,断层摄影和特殊造影、影像增强器、介入放射学开始兴起。1969 年,英国的电子工程师亨斯菲尔德(Hounsfield)发明了 CT,这是医学影像史上又一个重要里程碑。目前 CT 技术中所使用的表示图像亮度的 CT 值单位就是以他的名字 HU 来命名的,他也于 1979 年获得诺贝尔医学奖。1973 年,美国伊利诺伊大学的保罗·劳特伯尔(Paul C.Lauterbur)和英国诺丁汉山大学的彼得·曼斯菲尔德(Sir Peter Mansfield)发明 MRI。由于其在磁共振研究中的重大贡献,他们共同获得了 2003 年诺贝尔生理及医学奖。20 世界 70 年代以后,血管造影、实时超声及 PET/CT 等医学影像检查技术相继问世,初步形成医学影像学这门学科。

三、走进医学影像科

因为医学影像诊断会出现异病同影（不同疾病影像表现类似）、同病异影（同一种疾病在病程不同阶段影像表现各异），各项X线、CT、MRI检查需要临床医生详细填写申请单进行检查，里面要有患者详细病史信息。急诊患者随到随检发布即时报告。各种特殊检查，如CT、磁共振（magnetic resonance, MR）及造影检查，应事先预约。放射科目前也按照人体器官系统，如消化、呼吸、心血管等进行分系统建立扫描及报告书写规范。放射科拍摄医学图像除了对患者疾病进行诊断、治疗前决策、治疗后评估及预后评估外，还可以进行CT引导下穿刺诊断和治疗（图10-3），如肿瘤术前定位、穿刺获取组织进行诊断、肝肾囊肿引流、注入无水酒精介入治疗等。

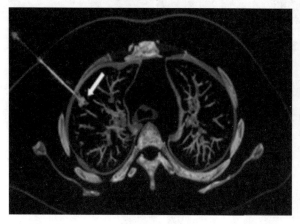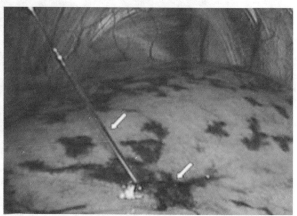

图10-3　CT引导下肺部肿瘤穿刺活检及定位术

作为一名专业医生面对那么多影像检查方法应该如何选择呢？让我们看看影像科的各种检查手段都有哪些"神通"吧。

1. X线检查　这是影像科最古老的检查。这项检查简单、快速、便宜，在肌骨、呼吸及胃肠造影中应用广泛。其成像原理是X线透过人体时人体各组织因为厚度、密度不同而在X线图像上呈现黑白不同的图像，一般你看到密度较高的如骨骼是白色，密度较低的气体就是黑色了（图10-4）。但X线图像由于是前后重叠影像，无法观察到病变细节，目前一般作为疾病初筛手段，如果发现或者怀疑病变还是需要进一步检查。

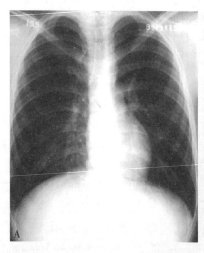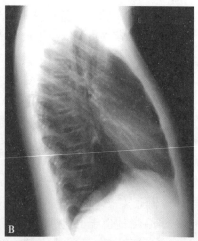

图10-4　X线胸片
A. 正位；B. 侧位。

2. CT　通过对人体进行断层成像,就可以更细致地观察解剖及病理改变,目前分辨率已经达到毫米级别,还可提取图像特征进行影像组学分析,帮助判断良恶性肿瘤(图 10-5)。把造影剂经静脉注入体内,可进行"增强"检查,造影剂一般为含碘造影剂,其密度较高,可以反应组织或病变的血供情况。CT 还可利用能谱技术对物质成分进行分析,更加精准诊断疾病。此外,在 CT 引导下进行穿刺活检及囊肿、肿瘤的治疗也越来越多。

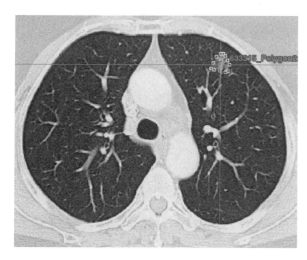
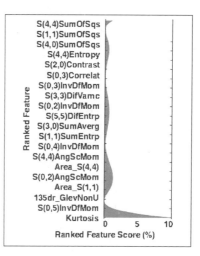

图 10-5　肺部 CT 发现左上肺肿瘤,并对肿瘤进行影像组学分析

3. MRI　是利用体内氢原子核在强磁场内发生磁矩,用射频发生共振提供能量,改变磁矩;停止射频,恢复磁矩,释放能量,产生信号,经计算机处理而形成的图像。因此,MRI 是没有射线的。MRI的优势在于可以对人体多方位、多参数成像,其软组织分辨率较高,在神经、消化、肌骨及泌尿生殖系统有较大优势。此外,MRI 不但可以解剖成像,还可以采用功能序列对人体正常或病变组织生理、病理功能进行分析,例如头颅血氧水平依赖成像(blood oxygen level-dependent, BOLD)可以反映大脑哪些区域处于活跃状态,帮助检测病变位置(图 10-6)。

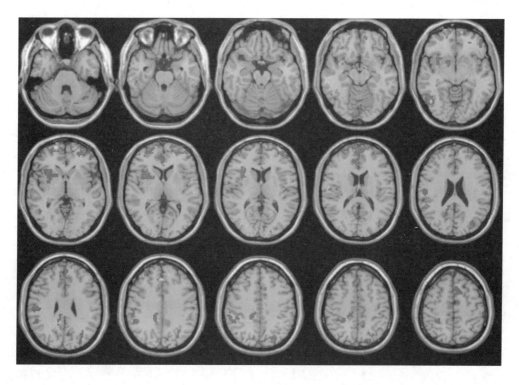

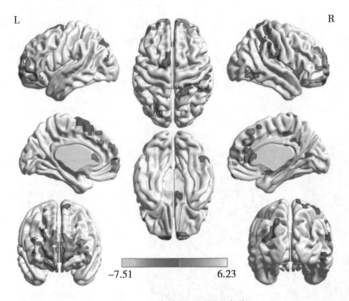

图 10-6　脑功能磁共振成像

　　那么你知道一位患者从影像检查申请单开始到拿到胶片和报告的过程是什么吗？首先是临床医生根据病情需要开立影像检查申请单，患者缴完费用就到影像科登记处进行预约登记。预约检查通知单上有检查的时间、地点，更重要的是附有检查注意事项，包括检查前的准备事项。尤其是注意增强检查需要空腹，可能有不良反应；磁共振检查需要去除金属物品；盆腔检查需要膀胱充盈等。然后在预约的时间地点去做相应检查，一般影像科会进行叫号，如果是增强检查还需要放射科护士先打留置针。检查时放射科医生会告知检查注意事项，如合适体位、屏气配合等。检查完需要观察半小时，没有造影剂不良反应才能离开检查室。放射科医生会在图像存储与传输系统（picture archiving and communication system，PACS）上对患者检查的图像进行图像后处理重建，根据他们的经验书写报告。除非急诊，一般CT、MRI 检查报告都需要 0.5~1 个工作日之后才能拿到。现在很多医院取影像报告和胶片都可凭借二维码自助打印（图 10-7），甚至有的医院已经可以把影像图像及报告推送到手机上了。

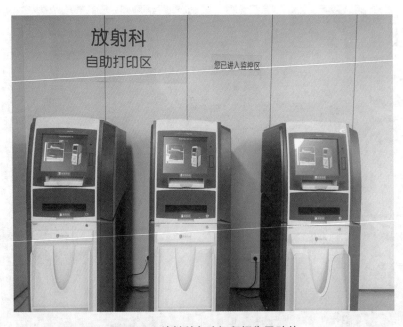

图 10-7　放射科自助打印报告及胶片

（祝因苏）

第三节　临床病理科

一、临床病理科概述

临床病理科对于大多数人来说都非常陌生,由于他只接收患者身体的一些器官、组织或细胞进行检测从而发布病理诊断报告,就像黑匣子一样不为大家所知。甚至有人认为病理诊断如同用机器分析血液中的细胞成分一样,把组织块放入机器中诊断结果就出来了。实际上临床病理诊断的工作并不是这样,当患者的组织或细胞送到病理科进行检查时,病理医生需要经过大量的体力和脑力劳动方可辨认该标本的病理变化以及疾病本质,并生成病理诊断报告。与其说患者在等待一个检查结果,不如说在等待病理医生做出最终诊断,而临床医生只有在获得这份明确的病理诊断报告之后才能对患者的疾病进行有针对性的治疗。

病理医生是医院中一群特殊的医生,他们不拿手术刀、不戴听诊器,很少与患者直接接触,但他们的工作却非常重要,他们借助取材刀、切片机、显微镜发布最具权威性的病理诊断报告(图 10-8)。

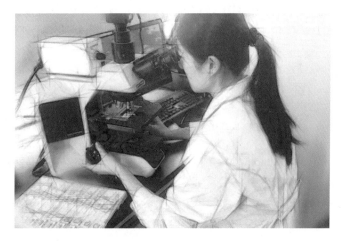

图 10-8　病理医生通过显微镜做出病理诊断

病理医生不仅需要完全熟悉他自己的领域,而且还必须具有丰富的临床医学背景,需要充分理解临床医生的要求并做出相应的反应。对于病理医生来说,仅仅回答病变是良性还是恶性是不够的,还必须准确地告诉临床医生疾病累及的范围、恶性程度的分级、手术切除是否充分、疾病预后的判断以及后续治疗用什么药物最为合适。因此,病理医生被称为"医生的医生",是疾病的最终诊断者。

小萌的疑问

Q:病理医生是病理诊断的决定人,那么病理诊断跟临床有什么关系呢?

A:病理诊断能够为临床工作提供诸多方面的指导,比如明确疾病的良恶性质、判断恶性肿瘤的分期、提供预后的判断、手术切除范围是否足够以及指导临床治疗方案的选择,尤其是对于肿瘤患者,病理诊断起着举足轻重的作用。

外科医生在手术的过程中最常应用术中快速病理诊断,例如他们通过体格检查触摸到一个乳房肿块,肿块究竟是恶性还是良性仅凭着临床经验判断是有巨大的风险,往往会造成过度的切除或切除不充分,从而给患者造成不可挽回的后果。因此他们会在术中取出一个小组织块送到病理科,经过半个小时左右的快速病理流程,病理医生通过显微镜观察,给出一个术中病理诊断。如果是癌,外科医生马上采取下一步的治疗方案,比如乳腺癌行根治手术,割掉乳房;如果是良性病变的诊断,那么就可缝合切口,立刻结束手术。再比如对于恶性肿瘤患者,根治手术之后是否要采取进一步的化疗或放疗,这都要由病理医生给出准确判断。临床医生需要根据病理诊断报告决定该用什么样的治疗方案最为合适,采用哪些化疗药物效果更好。可以说,病理医生确实是"医生的医生"。

目前肿瘤治疗最热门的靶向治疗和免疫治疗都需要由病理医生进行判断并签发报告以指导临床医生进行治疗方案的决策。正所谓诊断失之毫厘,治疗谬以千里。这就要求病理医生发布的病理报告必须精准无误。此外,在临床要求下,经家属同意,病理医生需要进行临床病理尸体解剖学检查,做出尸检病理诊断意见,并同临床联合组织临床病理讨论会,以总结临床诊治经验及教训。

虽然医学检验、内镜、影像学等诊断技术突飞猛进,但迄今为止,在医疗工作中活体组织检查仍然是诊断疾病最可靠的方法。很多疾病的最后结论都需要对病变组织进行直观观察的病理诊断。不管化验仪器多精密、手段多先进,病理医生的作用是无法替代的。美国著名医生和医学史专家威廉·奥斯勒称"病理学为医学之本",钟南山院士曾经提到"临床病理水平是衡量国家医学质量的重要标志",德国病理学家鲁道夫·魏尔啸称病理学为"医学的灵魂"。因此,病理诊断是疾病诊断的"金标准"。

知识窗

临床病理学的定义

临床病理学(clinical pathology)又称诊断病理学(diagnostic pathology)或外科病理学(surgical pathology)。是以肉眼观测病变器官或组织的大体改变(巨检),镜下观察组织结构和细胞的改变(镜检)为基础,并密切参考临床病史以及各种辅助检查,必要时利用免疫组化、原位杂交、分子基因技术等辅助手段而做出临床病理诊断的一门临床专业性学科。

知识窗

病理学与临床病理学的不同

病理学是研究人体疾病发生的原因、发生机制、发展规律以及疾病过程中机体的形态结构、功能代谢变化和病变转归的一门基础医学课程。病理学一直被视为是基础医学与临床医学之间的"桥梁学科"。

临床病理学属于临床医学,其主要的任务是对疾病的科学研究和临床病理诊断。临床病理学运用活体组织检查、尸体剖检等方法来回答临床医生不能做出的确切诊断和死亡原因等问题。通常情况下,临床医生借助病理医生发布的病理诊断报告指导下一步临床工作,因此病理诊断被视为带有宣判性质的、权威性的诊断结果。

二、临床病理学发展历程

Q: 几千年来, 医学的发展总是跟病理密切相关的, 病理是怎样诞生的呢?

A: 病理学的诞生可以追溯到古罗马时代, 凯尔苏斯所编著的《论医学》被认为是第一部专科病理学, 后来经过器官病理学、细胞病理学、微观病理学、免疫病理学、分子病理学等发展历程。

(一) 原初阶段

病理学的诞生可以追溯到古罗马时代, 凯尔苏斯 (公元前 25 年—公元 50 年) 所编著的《论医学》被认为是第一部专科病理学书目。之后经过近 2 000 年的发展, 直到 18 世纪中叶欧洲文艺复兴运动促进了病理学进一步的发展, 意大利医学家莫尔加尼 (1682 年—1771 年) 最重要的著作《疾病的位置与病因》问世, 从而创立了器官病理学 (Organ Pathology), 这是病理学大体形态标志的开端。安东尼·列文虎克 (1632 年—1723 年) 发明了世界上第一台显微镜, 从而把人类的观察带进了微观世界。19 世纪中叶, 德国病理学家魏尔啸 (1821 年—1902 年) 在显微镜的帮助下, 于 1858 年出版了重要著作《细胞病理学》, 被誉为 "病理学之父", 直到今天, 他的学说还继续影响着现代医学的理论和实践。

我国秦汉时期的《黄帝内经》、隋唐时代巢元方的《诸病源候论》、南宋时期宋慈的《洗冤集录》等世界名著, 对病理学的发展做出了很大的贡献。值得一提的是《洗冤集录》内容非常丰富, 详细记载了人体解剖、尸体检验、勘察现场、死伤原因鉴定、自杀或谋杀的各种现象、各种毒物和急救、解毒方法等十分广泛的内容, 它区别溺死、自缢与假自缢、自刑与杀伤、火死与假火死的方法, 至今还在应用, 现共有英、法、荷、德、韩、日、俄、匈八国语言版本, 影响极为深远, 宋慈开创了新的医学分支——法医病理学。

(二) 飞速发展

Q: 似乎很多疾病都是以人名命名的, 这是为什么呢?

A: 借助于显微镜的发展, 人们对疾病的认识不断深入, 现在的很多疾病都是在 19、20 世纪被人发现, 为了纪念各位医学家的工作, 就以他们的名字命名了, 比如霍奇金等。

借助于显微镜的发展, 1832 年托马斯·霍奇金报道了 7 例以淋巴结和脾肿大为特征的病例, 故以其名命名为霍奇金淋巴瘤。魏尔啸在 1847 年首先描述了脊索瘤等。1874 年詹姆斯·派杰首先描述了乳腺湿疹样癌 (Paget 病)。

20 世纪初恩斯特·鲁斯卡发明电子显微镜, 从而创立了超微病理学, 使得科学家能观察到像百万分之一毫米那样小的物体。随后免疫组织化学促进了免疫病理学的形成。大量的疾病开始被真正的认识并命名, 大量的病理大师也陆续诞生, 例如乔治·巴帕尼古拉、劳伦·阿克曼、胡安·罗萨伊等。

免 疫 组 化

免疫组织化学是临床病理最常用的诊断技术之一。应用抗原与抗体特异性结合的免疫学基本原理,使标记抗体的显色剂(荧光素、酶、金属离子、同位素)显色来确定组织细胞内抗原(多肽和蛋白质),从而对其进行定位、定性或相对定量(图10-9)。

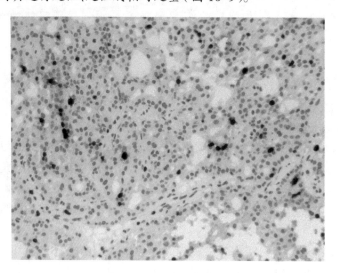

图10-9 免疫组化染色

半个多世纪以来,我国现代病理学也在不断飞速的发展,对长期以来严重危害我国人民健康的地方病和寄生虫病(如克山病、大骨节病、黑热病、血吸虫病等)、肿瘤(如肝癌、食管癌、鼻咽癌等)以及心血管疾病(如动脉粥样硬化症、冠心病等)等常见病、多发病、进行了广泛深入的研究,获得了丰硕的成果。

(三)迈入新时代

从器官病理学概念的提出到《细胞病理学》一书的问世经历了约200年,直至20世纪70年代初,随着细胞生物学和分子生物学的发展,病理学也形成了新的亚专业——分子病理学。它运用分子和遗传学方法对肿瘤进行重新分类,让我们对疾病的本质有了更深层次的认识,分子病理学还能够发现异常的基因所造成的肿瘤易感性、预测治疗反应、疾病预后以及潜在的治疗靶点等信息。

精准医疗给肿瘤患者的诊断和治疗模式带来了革命性的转变,也对病理诊断提出了更多、更高的要求。在与各学科紧密联系的同时,病理的核心价值也日益凸显,病理医生逐步从幕后走向前台,不光能在形态学给予临床回答,还能够从更微小的分子水平进行病理诊断,区分肿瘤亚型、指导临床用药,帮助医生判断肿瘤复发、转移的概率,实现更为精准的个体化治疗。如今,数字显微镜、数字切片扫描、云存贮、人工智能已经问世,临床病理学正发生更为深刻的变革,病理学逐步走向信息病理学时代。

三、走进临床病理科

小萌第一天到病理科,发现了不一样的工作场景……

清晨,静悄悄的病理学部传来脱水机的滴滴报警声,这标志着病理标本的处理已经完成等待着下一步分处理,病理窗口等待会诊的人群也已经排起长队,病理科开始了忙碌的一天……

（一）病理取材室掠影

六点半刚过，为医院工作了几十年的物业师傅赵阿姨已从手术室满载而归，运送回一整箱沉甸甸的病理标本。每一份标本都要经过严格的扫描验证，重新编号登记。接收完成的标本等待着病理医生一天的劳动——标本处理与取材。取材室最具突出的特点就是能闻到"催人泪下"的甲醛气味，病理医生站在取材台前，被口罩帽子隔离衣层层武装，但依然挡不住甲醛溶液味道的刺鼻，熏得人"泪眼朦胧"（图10-10）。每一个标本都要进行详细描述并记录其形状大小、颜色、质地，有无异常，每种器官都依照特定的规范取材，丝毫不能马虎。取好的标本被放入包埋盒中继续浸泡在甲醛溶液里，直至固定足够时间进入下一步的脱水环节。

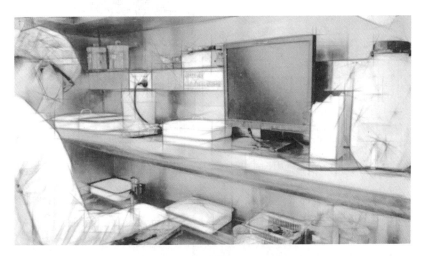

图 10-10 一名正在取材的病理医生

知识窗

病 理 取 材

病理取材是病理诊断中极为重要的一个工作环节，不同标本有着不同的取材要求。取材过程中病理医生要反复核对标本的送检信息，防止出错，对于取材的组织块无论大小、厚度都有着严格的要求。取材要充分满足病理报告的要求，比如肿瘤、肿瘤与正常交界、正常对照组织、切缘、淋巴结都要取材。

（二）如何制作一张病理切片

离开取材室，小萌又被另一个忙碌的场景所吸引——病理技术室。这里正在完成病理切片的制作，紧张而忙碌。

制作一张病理切片不是一件简单的事，标本取材结束后，取好的组织得到充分的固定之后，先要在脱水机中处理大概十几个小时，然后由病理医生进行石蜡包埋制成蜡块（图10-11），整个上午，是病理医生最忙碌的时刻，两位年过半百的老师一上午就要处理接近上千个组织块。包埋好的蜡块经过粗修、细修、切片、捞片、烤片、脱蜡、染色、封片等十几道流程才能制成一张病理切片。

除此之外，病理医生还要将患者的胸水和灌洗液等通过离心沉淀、压制染色，制作成五彩缤纷的脱落细胞涂片。有些标本还要进行免疫组化染色或是先进的分子测序及荧光染色，让可疑细胞原形毕露，无所遁形。病理医生们或调试仪器，或录入数据，或检验试剂，或在通风橱提取 DNA 和肿瘤异常蛋白，检测肿瘤基因，为的就是一份准确的病理报告及时发布。

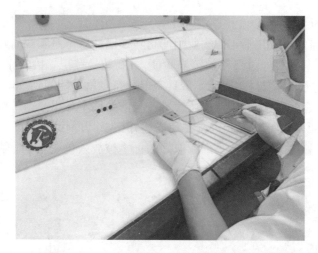

图 10-11　一名正在进行组织包埋的病理技师

知识窗

苏木精 - 伊红（hematoxylin-eosin）染色法

　　这是病理切片制作最常用的染色方法,简称 HE 染色法。这种方法对任何固定液固定的组织和应用各种包埋法的切片均可使用。苏木精是一种碱性染料,可使组织中的嗜碱性物质染成蓝色,如细胞核中的染色质等;伊红是一种酸性染料,可使组织中的嗜酸性物质染成红色,如多数细胞的胞质、核仁等在 HE 染色的切片中均呈红色。

（三）病理报告的诞生

　　小萌走到了病理诊断办公室区域,发现每一位病理老师都在认真观察病理切片,静静的书写病理诊断报告。

　　一张病理切片,在多少双手中流转,最后送到病理医生的手里,病理医生旋动显微镜,40 倍、100 倍、200 倍、400 倍不断的仔细观察,反复推敲,将病理诊断意见录入电脑中,每位医生都如同头悬利剑、如履薄冰。诊断不会一帆风顺,也常遇到疑难杂症,这就需要举行科室会诊,由高年资的病理医生深入探讨,一份看似简洁的报告其实是经过激烈的讨论和审慎态度才确定的最终结果（图 10-12）。

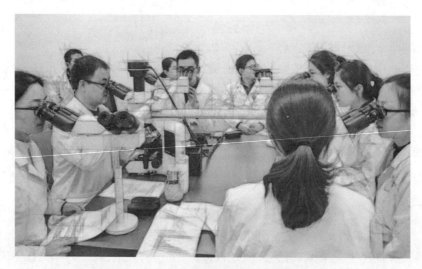

图 10-12　高年资病理医生带领下的科室病理讨论会

这份沉甸甸的病理报告对临床医生和患者是至关重要的,因为是否做治疗或做什么样的治疗就取决于病理报告的结果,薄薄几页纸,字里行间承载着数不尽的责任和无数家庭的苦与乐。

知识窗

病 理 报 告

病理报告只有病理医生才有权发布,其书写严格遵守病历的书写规范要求,一般包括抬头、患者送检信息、正文、落款以及页码信息等部分,正文部分主要包括肉眼所见、镜下所见以及病理诊断,这是病理报告最核心的部分。

（刘 冲 张智泓）

第四节 医学检验科

小萌的疑问

Q:检验科医生很少出现在患者或医生面前,他们平时做什么呢?

A:检验科医生的战场在显微镜下、在仪器轰鸣声中、在一份份标本前。在医院里,他们与医生一道,在抗击疾病的战壕里并肩作战,在一份份标本中、在微观世界里寻觅真凶,默默耕耘。检验科的工作为医生诊断病情提供了重要的依据,为临床科研提供了准确的数据。可以这么说,没有检验科的工作,医生的临床、科研工作很难完成,小到每一份报告,每一份数据,大到对患者的治疗,都有着至关重要的影响。

一、医学检验科概述

检验医学(laboratory medicine)是以预防、诊断、治疗人体疾病或评估健康状况为目的,对取自人体的样本(血液、体液、分泌物和排泄物等)进行实验检测的学科,是医学的重要组成部分。从事医学检验工作的临床实验室就称作医学检验科,包括血液学检验、体液检验、生物化学检验、微生物学检验、免疫学检验和分子生物学检验等亚专科。

战场上,侦察兵是指挥员的眼睛,为了胜利,他们冲在最前线。医院里,检验师就是医生的眼睛,他们用精湛的技术为临床提供精准的报告,好比机智勇敢的临床侦察兵。

二、检验医学的发展历程

一般认为,检验医学的起源与显微镜的发明紧密相关。1590 年荷兰人 Hans Jansen 设计制造了最原始的显微镜,1673 年被 Leeuwenhoek 改进。意大利人 Malpigh 用原始的显微镜首先观察到了红细胞。显微镜的问世把人类的视觉从宏观引入到了微观,了解到人和动物体内的细微结构,给医学界以极大的帮助,为检验医学中的细胞形态学、微生物及寄生虫学检验奠定了基础。

19 世纪以来,一些化学家利用化学分析手段实现了对人类体液、血液中生化指标的定量分析,如血糖、尿素氮等,继之又逐渐建立了一些酶活性的测定方法。19 世纪 70 年代,微生物学奠基人之一德国学者 Koch 用固体培养基将细菌从患者排泄物标本中分离成单一菌落,便于对各种细菌的深入研究。后来,Koch 又创造了染色和感染实验性动物的方法,为发现各种传染病的病原体提供了有利条件。1903 年,美国宾夕法尼亚州州立医院成立了第一个专门的检验科,成为检验医学历史上的重要里程碑。到了 20 世纪初,检验科已经能够开始观察外周血涂片,并进行一些临床化学实验。

世界工业革命的发展促进了临床实验室检测仪器制造技术的发展,各种医学检验仪器逐步开始出现。20 世纪 40 年代末,美国工程师 Coulter 根据微小粒子通过特殊的小孔时可产生电阻变化这一现象,制造了世界上第一台血液细胞计数仪。1957 年,美国医生 Skeggs 发明了临床化学自动分析技术。20 世纪 60 年代,单通道和多通道自动生化分析仪问世。70 年代,出现了美国杜邦公司的自动临床分析仪以及各种类型的离心式自动生化分析仪。1971 年 Engvall 和 Perlmann 建立了酶联免疫吸附试验(enzyme linked immunosorbent assay, ELISA),随后化学发光免疫测定也发展起来。1985 年,美国 PE-Cetus 公司的 Mullis 发明了具有划时代意义的聚合酶链反应(polymerase chain reaction, PCR)技术,使得检验医学进入分子水平。

近 30 年来,检验医学的发展尤为迅速。一方面,全自动流水线(图 10-13)和智能审核的应用,大大提高了检测的准确性和效率。另一方面,新一代测序、质谱和微流控等高新技术的应用,为精准医疗提供了技术支撑。

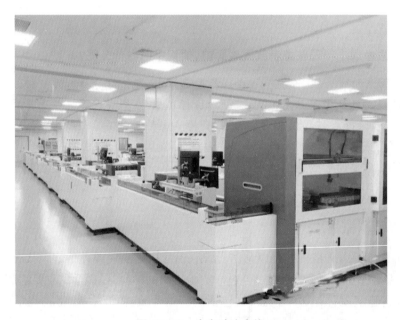

图 10-13　全自动流水线

三、检验医学与精准医疗

小萌的疑问

Q: 精准医疗是近年很火的概念,它是什么? 检验科在其中有什么作用呢?

A: 精准医疗(precision medicine)强调基于患者个体化的遗传信息,有针对性地选择最佳治疗方案。因此,精准医疗离不开精准检验。精准的分子生物学检验能够提供与肿瘤等疾病相关的基因信息,指导临床个体化用药,从而改善预后。

　　精准医疗就是针对患者的健康信息进行精准的解读,从而给出个体化的精准治疗方案。精准医疗依赖于精准的实验室信息,尤其是精准的基因检测信息。而这些数据信息的获得必须通过检验医学。

　　新一代测序(next generation sequencing, NGS)是一种新型的分子生物学检验技术。新一代测序技术显著提高了基因检测的效率和准确性,并大大降低检测成本,为精准医疗的实验提供了技术保障。同时,检验实验室的自动化和智能化,进一步提升了检测质量和效率,满足了精准医疗时代临床对检验的要求。没有精准检验就没有精准医疗。

四、走进检验科

　　检验科有着严格的管理规范和许多精密仪器,非工作人员禁止入内。平时,患者只能隔着大大的玻璃窗,看到一台台设备整齐排列,检验人员认真操作仪器的场景。今天小萌带着大家近距离了解检验"侦察兵"的一天。

　　早晨8点,检验师们就开始忙碌起来。有的记录当日室内温湿度、有的检查各仪器运行情况、有的添加试剂、有的完成当日质控。8点半左右,处理间的标本已堆成了小山。大伙儿一刻也不闲着。标本收集、离心、排号、核收、上机,伴随着机器嘈杂的工作声,一切井然有序地进行着(图 10-14)。

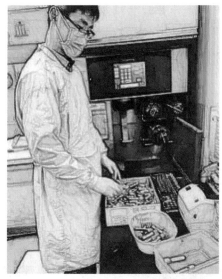
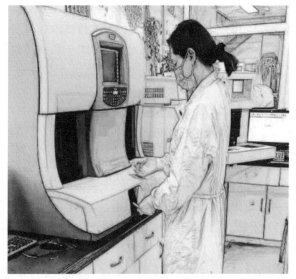
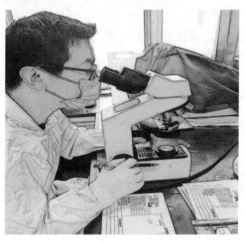

图 10-14　在不同岗位认真工作的检验师们

每份标本检测完成后,结果都会传送到实验室信息管理系统中,检验师们将对结果逐一审核,最后发出报告。报告审核发出后,会以电子的形式通过网络传送到医生工作站和自助查询机。门诊患者可以凭借条码自助打印报告。有的医院可把电子报告推送到患者手机上了。

(刘京萍 徐 建)

第五节 药 学 部

小萌的疑问

Q: 在医院看完医生后去药房拿药,那里过去都称为药剂科,为什么这些年都称作药学部了呢?他们平时做什么呢?

A: 医院的药学部是集药事管理、临床药学服务、药品调剂供应保障、教学科研于一体的专业技术科室。以前我们对医院药学的理解就是药房,对药师的理解就是药品的搬运工,但是现在可不同了,随着医院药学的发展,他们除了保障药品的供应,还可以提供专业的临床药学服务,凡是有什么用药问题都可以随时咨询药师。他们在临床上也和医生护士一起并肩作战,提供药物应用的最新信息,为患者治疗过程中的药物精准选择提供自己的专业意见,因此,对于一部分药物,如果没有治疗药物监测提供准确信息,医生和药师就无法把握它的给药剂量,发挥药物的最大治疗作用,减少毒副作用。因此,药师的作用非常重要。

一、药学部概述

医院药学(hospital pharmacy, HP)是以医院为主体而展开的药学服务,是以患者为中心,以有效、安全、经济、合理的用药为目的,研究并实施最佳的药品和用药方案,实现对患者疾病的治疗、诊断和预防的一门应用性综合性交叉学科。医院药学工作一般由药剂科室开展,该科室的主要职责是保障全院医疗、教学、科研的药品供应、制剂调配、药学教学和药学科研等,是属于医学技术和医疗后勤保障科室。

医院药学部是医院服务体系的重要组成部分,与医疗部、护理部构成医院的三大主要部门。那么医院的药学部又是由哪些具体的部门组成呢?在传统观念里,药学部门被认为仅仅包含门诊药房、急诊药房、住院药房等药品调剂部门。其实除了上述部门之外,医院药学部还包括中西药库、静脉输液调配中心、医院制剂室、药学信息中心、药品质量检验室、临床药学室、临床药理研究室等部门。

那么这些下设部门都是干什么,又能够发挥什么样的作用呢(图10-15)?

1. 药品调剂部门 由门诊中药房、门诊西药房、住院药房、急诊药房组成,承担着全院临床科室及患者的药品保障和药学服务工作,为患者提供药品调剂、处方审核、用药咨询等药学服务。

2. 中西药库 负责制定全院的药品采购计划和药品采购、保管、发放等工作,对药品进货、储存质量、账务管理严格把关,确保购进药品的合法性和药品质量,保证全院药品的及时、准确、安全供应。

3. 静脉输液调配中心(pharmacy intravenous admixture services, PIVAS) 是指在符合国际标准、依据药物特性设计的操作环境下,经过药师审核的处方由受过专门培训的药技人员严格按照标准操作程序进行全静脉营养、细胞毒性药物和抗生素等静脉药物的配制,为临床提供合格的输液和药学服务。

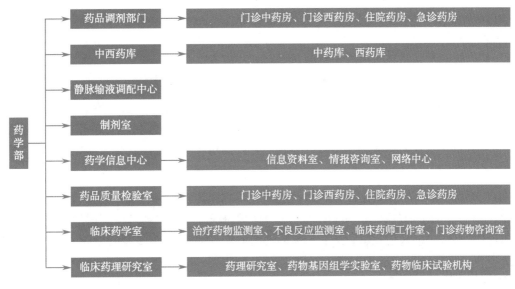

图 10-15 药学部的组织构架

4. 医院制剂室 是指根据本单位临床、科研需要,参照国内外药品的新进展、新工艺、新剂型,坚持为医疗、科研、教学服务的方向,以自用为原则,配置资质疗效确切的制剂。

5. 药学信息中心 由信息资料室、情报咨询室、网络中心等部分组成,负责及时收集并更新药学情报资料,并积极主动向药学部门和临床部门提供药品相关资料信息,利用信息系统进行医院的药事管理、临床药学服务以及临床药学专业实践教学,为科研、教学和治疗用药等提供咨询服务。

6. 药品质量检验室 是指对医院药品使用进行质量监督检验工作的部门,负责医院自制制剂的质量检验工作,以及医院所有药品包括化学药品以及中草药的质量监控抽检工作,确保药品质量。

7. 临床药学室 由治疗药物监测室、不良反应监测室、临床药师工作室以及门诊药物咨询室组成,将药学与临床相结合,直接面向患者,以患者为中心,以合理用药为目的,以药物与机体相互作用为核心,研究和实践药物临床合理应用方法。协助制定药物治疗方案,监护患者用药情况,随时提出改进措施,指导安全、合理用药,提高药物治疗水平。

8. 临床药理研究室 由药理研究室、药物基因组学实验室、药物临床试验机构等部门组成,根据医疗、教学、科研的需要,进行试验药物药理学研究,开展临床试验工作,承担医疗机构新药临床试验任务,对各专业药物临床试验过程进行严格协调和监控,确保临床试验质量,并为药学学科发展、人才培养、科学研究、服务患者等提供了学术和技术支撑。

总之,上述各科室之间通过紧密合作和精益求精的工作,共同完成医院的药品供应、制剂调配、药事管理等工作,同时也开展临床药学相关的教学和科研等工作。

二、临床药学的发展历程

在中国古代有"神农尝百草知药性"的故事,传统中医是"医药不分家",即集医学药学知识于一体,从而可以根据患者的病情随时调整药物。但是,随着医药科技的飞速发展,现代药物制剂上市品种的极大丰富,促使了医药内部的技术分工越来越专业化,具有药学专长的临床药学学科开始逐渐发展起来。

临床药学是在 20 世纪 50 年代中后期首先由美国提出并创建,发展至今已近 70 年。当时新药大量开发并获批上市,伴随临床药品种类的增加,不合理用药情况日趋加重,药品不良反应(adverse drug reactions, ADR)屡见不鲜,患者常受到 ADR 损害而造成严重后果。这引起医药卫生界的高度重视,纷纷提出在医生开具用药处方之外,需要让药学专业技术人员加强处方审核,参与临床用药管理,促进合理用药,减少药源性损害,进而促使了临床药学的发展。

Q：如果我的家人感觉服药后不舒服，该怎么办呢？

A：一般来说，任何人如果怀疑自己服药后不适，这种不舒服与服药的时间和剂量有一定的关系。比如停药好些，再次服用又出现不适等这种相关性时，就需要考虑是药物的不良反应。在药物的说明书上一般会注明该药品的不良反应。此时患者需要带着药物立即去医院看相关科室的医生，也可以来医院的药物咨询门诊。药物的更改需要执行医生的医嘱，切不可私自进行。

我国自20世纪80年代起，逐步在各级医院建立了临床药学学科和临床药师队伍，如今临床药学人员立足于以患者为中心的模式，开始了全方位的药学服务，即不仅为来医院就诊的患者，也为社区居民提供药学服务，协助和指导患者接受最佳的药物治疗，帮助患者恢复身心健康。

三、走进临床药学部

在工作日中，上午各位专科临床药师一般会到各自负责的专科病区，如心血管病区、呼吸病区、肿瘤病区等，和医生们一起查房讨论，查看患者的用药情况。通过和医生一起的临床查房，关注患者的用药是否合理。临床药师们也会独自进行药学查房，包括患者的用药监护、出院患者的用药教育、用药咨询、书写记录患者的药历等环节。通过临床药师参与药物治疗、用药医嘱或处方审核，可以及时发现和纠正医生处方、用药医嘱以及护士给患者用药的不规范、不适宜等用药错误之处。

小萌跟随着临床药师去重症病区查房，她一路上小心翼翼的，因为这里的每个患者周围都有很多仪器滴滴作响，他们的病情看起来都很严重。临床药师查看好几位患者用药情况，看着患者病情在好转，小萌慢慢开心起来。这时他们来到一位胸外科术后感染的患者床边，他还在持续发热，经过血培养发现是耐甲氧西林金黄色葡萄球菌感染。这是一种超级细菌，看来只能用比较强的抗生素才能把这种细菌给杀灭，医生已经使用万古霉素了，但是患者体温还是很高。这时只听药师告诉主治医生："王医生，临床药物监测室报告的万古霉素血药浓度数据刚送过来，患者万古霉素的峰浓度达标了，谷浓度还是比较低，我们需要调整药物的剂量，从1g每日两次调至0.5g每日4次。"主治医生说："好的，就按你的建议办。"患者的医嘱迅速调整好。小萌有些不解，似乎这个患者每天注射的万古霉素总剂量还是不变的，为什么进行这样的调整呢。等李药师查完房，小萌把心中的疑问告诉了她。李药师笑呵呵地表扬了小萌："你还真是一个细心的孩子，发现了每日注射的万古霉素的总量是不变的。不同的抗生素有不同的特性，分为时间依赖型和浓度依赖型抗生素。根据万古霉素的性质，它是一个时间依赖型抗生素，而且这个患者是峰浓度达标谷浓度未达标，所以需要增加给药频次，减少给药的时间间隔，这样能让药物谷浓度迅速达到杀菌浓度，帮助患者战胜感染。"小萌感叹道："原来一个药物应用起来还有这么多的知识呀，将药物知识用于治疗患者的疾病，真是有趣，我以后一定要好好学习。"小萌又想到一个问题："增加给药频次可以提高药物的浓度，按理说增加剂量也可以提高血液中的药物浓度，为什么没有采取这种方案呢？"李药师赞到："真是一个爱思考的好孩子。这与万古霉素的不良反应有关。峰浓度就是药物进入体内后最高的那个浓度，如果因为给药剂量的增加而持续峰浓度增高，万古霉素可能会造成患者的耳肾毒性，需要避免这种情况发生。"小萌点点头，并称这的确是最佳方案。她对药物临床应用知识充满兴趣，对李药师的工作和学识也倍感钦佩，临床药师的确是医疗团队中不可或缺的一员。

下午李药师还专门带小萌参观了临床药物血药浓度监测室,就是上午提供需要浓度报告的地方。这个大房间里摆满了液相、质谱等大型仪器(图10-16),是用现代仪器分析监测血药浓度,很多情况下由于药物的治疗窗口比较窄,容易产生毒性反应或患者自身的疾病状况很复杂,我们研究药物在体内的分布、代谢情况,特别是此刻药物的浓度和药物代谢酶的基因型,为患者个体化定制给药方案,使用更科学方法实现临床合理用药。

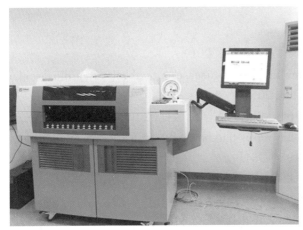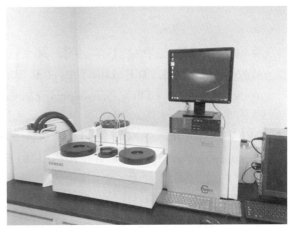

图 10-16 临床药物浓度检测仪器

小萌路过临床药学办公室的时候,发现很多药师坐在电脑前工作。原来随着信息技术的发展,医院药学工作大幅迈入信息化时代,他们的电脑里有很多和药学相关的系统,比如药房调剂自动化与物流管理系统、ADR监测反馈系统、PIVAS静脉用药调配中心信息系统、临床药师信息系统等。

临床药师信息系统可以增强临床上合理用药的管理,使临床药师参与到治疗的环节当中,做到积极参与建议,及时反馈。临床药师们还会对用药的合理性进行处方点评,包括点评用药适应证、药物选择、给药途径、用法用量、药物相互作用、配伍禁忌等环节的合理性。不仅如此,药师们还有处方专项点评,比如抗生素、激素、中药注射剂、抗肿瘤药等。这些都是重点监控的药物。一旦发现用药不合理的情况,药师们会和医生及时反馈讨论并及时纠正用药不合理的问题。

ADR监测反馈系统会及时填写上报药物不良事件(adverse drug events, ADE),这些信息最终汇总到国家药品不良反应监测中心。一般有专门的药师负责药物不良反应的监测、登记、搜集整理报告工作,防范减少院内ADE的发生。

（牛一民　徐华娥）

参考文献

［1］葛均波,徐永健,王辰.内科学.9版.北京:人民卫生出版社,2019.

［2］MANN D L, ZIPES D P, LIBBY P, et al. Braunwald's heart disease: a textbook of cardiovascular medicine. eleventh edition. Philadelphia: Elsevier Inc, 2018.

［3］蔡柏蔷,李龙芸.协和呼吸病学.2版.北京:中国协和医科大学出版社,2011.

［4］OKI M, SAKA H, ASANO F, et al. Use of an ultrathin versus thin bronchoscope for peripheral pulmonary lesions: a randomized trial. Chest, 2019, 156 (5): 954-964.

［5］于皆平,沈志祥,罗和生.实用消化病学.3版.北京:科学出版社,2019.

［6］曹建新.从哲学走向临床的心身医学.中华诊断学电子杂志,2016 (4): 194-197.

［7］罗伊·波特.剑桥医学史.张大庆,译.长春:吉林人民出版社,2000.

［8］陈孝平,汪建平,赵继宗.外科学.9版.北京:人民卫生出版社,2018.

［9］吴肇汉,秦新裕,丁强.实用外科学.4版.北京:人民卫生出版社,2017.

［10］谢幸,孔北华,段涛.妇产科学.9版.北京:人民卫生出版社,2018.

［11］黄荷凤.实用人类辅助生殖技术.北京:人民卫生出版社,2018.

［12］庄广伦.现代辅助生殖技术.北京:人民卫生出版社,2005.

［13］黄国宁.辅助生殖实验室技术.北京:人民卫生出版社,2014.

［14］乔杰,马彩虹,刘嘉茵.辅助生殖促排卵药物治疗专家共识,生殖与避孕,2015, 35 (4): 211-220.

［15］陈少敏,刘欣,王秀会,等.妇科手术微创化趋势的人文思考.医学与哲学,2010, 31 (22): 72-73.

［16］王卫平,孙锟,常立文.儿科学.9版,北京:人民卫生出版社,2018.

［17］张秀春,赵正言.中国儿科学学科发展与展望.中华儿科杂志,2019, 57 (2): 84-86.

［18］陈仲武.我国现代康复医学事业的发展历程.中国康复医学杂志,2000, 15 (5): 261-265.

［19］励建安.新年寄语.中国康复医学杂志,2013, 28 (1): 102-103.

［20］WALTER R F. Delisa's physical medicine & rehabilitation: principle and Practice. 5th ed. Philadelphia: Lippincott Williams and Wilkins, 2010.

［21］World Health Organization. World report on disability. Geneva: WHO, 2011.

［22］LAINS J, GIMIGLIANO F, LI J, et al. The international society of physical and rehabilitation medicine: the past, present, and way forward-Ⅲ. Journal of International Society of Physical and Rehabilitation Medicine, 2019, 2 (1): 1-11.

［23］吴毅,岳寿伟,窦豆.中国康复医学科学研究的发展历程.中国康复医学杂志,2019, 34 (9): 1009-1013.

［24］孙启良,周谋望.中国康复医疗服务体系的发展历程.中国康复医学杂志,2019, 34 (7): 753-755.

［25］燕铁斌,敖丽娟.中国康复医学教育体系的构建与发展历程.中国康复医学杂志,2019, 34 (8): 881-884.

53检